危重病急救与监护技能

主　编　曹　丽　于小玉　张海俊
　　　　邱凤杰　王荣芝　孙俊伟

四川科学技术出版社

图书在版编目(CIP)数据

　　危重病急救与监护技能/曹丽等主编. —成都：
四川科学技术出版社，2022.7
　　ISBN 978 - 7 - 5727 - 0621 - 9

　　Ⅰ．①危… Ⅱ．①曹… Ⅲ．①险症—急救②险症—监
护(医学) Ⅳ．①R459.7

　　中国版本图书馆 CIP 数据核字(2022)第 116370 号

危重病急救与监护技能

WEIZHONGBING JIJIU YU JIANHU JINENG

主　　编　曹　丽　于小玉　张海俊　邱凤杰　王荣芝　孙俊伟

出 品 人　程佳月
责任编辑　李迎军
封面设计　刘　蕊
责任出版　欧晓春
出版发行　四川科学技术出版社
　　　　　成都市锦江区三色路 238 号　邮政编码 610023
　　　　　官方微博：http://weibo.com/sckjcbs
　　　　　官方微信公众号：sckjcbs
　　　　　传真：028 - 86361756
成品尺寸　185mm×260mm
印　　张　14
字　　数　330 千
印　　刷　成都博众印务有限公司
版　　次　2022 年 7 月第 1 版
印　　次　2022 年 7 月第 1 次印刷
定　　价　68.00 元

ISBN 978 - 7 - 5727 - 0621 - 9

邮　　购：成都市锦江区三色路 238 号新华之星 A 座 25 层　邮政编码：610023
电　　话：028 - 86361770

本书编委会

主　编　曹　丽　于小玉　张海俊　邱凤杰　王荣芝　孙俊伟

副主编　刘　芸　肖玮琪　张丽莎　王　杰　张海芹　韦冉冉
　　　　周艳艳　戚丰磊　方　爱　陈文渊　颜靓靓　吴华凤
　　　　周俊华　刘　燕　韩玉珍　王　云

编　委　刘琳琳　毕潇潇　陈　晨　刘　风　吴平霞　孙亚平
　　　　韩　楠　李凤莲　李凤玲

前　言

　　危重病患者病程长、病情复杂多变、护理难度大，这就对医护人员提出了较高的要求。近年来，随着医学科学技术的突飞猛进，新型诊断和治疗技术不断出现，并成为危重病诊断急救的新内容，这对医护人员也是一种新的挑战。为了适应危重病诊断急救的发展，满足危重病患者监护的需要，特编写《危重病急救与监护技能》一书。

　　本书共分九章，对临床常见危重病急救与护理进行了较全面而系统的阐述，涵盖专科危重病急救与护理各论，突出专科基础及核心技术的应用和护理管理技能，并包含专科急救与护理的最新研究进展。全书内容新颖，理论与实践密切结合，实用性、可操作性强，可作为 ICU 医护人员、各医院从事危重病急救与护理人员继续教育及自学的教材及工作参考，可供医学院校师生参考。

　　本书在编写过程中，得到了多位专家的大力支持和帮助，在此表示衷心感谢。由于我们的水平所限，书中难免存在不妥之处，敬请各位读者批评指正。

编　者

2022 年 2 月

目　录

第一章　急危症状

第一节 高 热

当机体在致热原的作用下或体温调节中枢功能障碍时，产热增加，散热减少，体温升高超过正常范围，称为发热。人体平均温度（口腔温度）为 37.0 ℃，波动范围 36.3～37.2 ℃。口腔温度高于 37.2 ℃，肛温高于 37.7 ℃，腋下温度高于 37 ℃，或一日体温变动超过 1℃ 即为发热。发热既是患者的主诉，又是一个客观体征。由于发热的病因很多，几乎涉及全身每个系统，因此诊断较为困难。

一、病因

（一）感染性发热

感染性发热为常见的病因。病毒、肺炎支原体、立克次体、细菌、螺旋体、真菌、寄生虫等各种病原体所致的感染，均可引起发热。

1. 传染病

多数急症患者的高热是由传染病引起，其中多半是上呼吸道感染，如普通感冒和流行性感冒、细菌性痢疾、疟疾、伤寒、传染性肝炎、粟粒性肺结核、急性血吸虫病、传染性单核细胞增多症、流行性脑脊髓膜炎、流行性乙型脑炎等均可引起发热或高热。

2. 组织器官感染性炎症

常见有急性扁桃体炎、鼻旁窦炎、中耳炎、支气管炎、肺炎、脓胸、肾盂肾炎、胆管感染、肝脓肿、细菌性心内膜炎、败血症、淋巴结炎、睾丸或附睾炎、输卵管炎、丹毒、深部脓肿等。

（二）非感染性发热

1. 结缔组织疾病及变态反应

如系统性红斑狼疮、皮肌炎、风湿热、荨麻疹、药物热、输血输液反应等。

2. 无菌性坏死

如广泛的组织创伤、大面积烧伤、心肌梗死、血液病等。

3. 恶性肿瘤

如白血病、淋巴瘤、恶性网状细胞增多症以及肝、肺和其他部位肿瘤等。

4. 内分泌及代谢障碍

如甲状腺功能亢进（产热过多）、严重失水（散热过少）。

5. 体温调节中枢功能障碍

如中暑、重度安眠药中毒、脑血管意外及颅脑损伤等。

二、护理评估

发热的原因复杂，临床表现千变万化，往往给诊断带来困难，因此，对一些非典型的疑难病例，除仔细询问病史、全面的体格检查和进行一些特殊实验室检查外，还应注意动态观察，并对收集来的资料仔细进行综合分析，才能及时得出确切的诊断。

（一）病史

现病史和过去史的详细询问，常常对发热性疾病的诊断要点能提供重要的线索。例如黑热病、血吸虫病、丝虫病、华支睾吸虫病等有相对严格的地区性；疟疾、流行性乙型脑炎、流行性脑脊髓膜炎、细菌性痢疾等有一定的季节性；麻疹、猩红热、天花患者痊愈后有长期免疫力；食物中毒多见于集体发病，有进食不洁食物史者；有应用广谱抗生素、肾上腺皮质激素、抗肿瘤药物及免疫抑制剂病史者，经抗生素治疗无效，要考虑二重感染的可能性；有应用解热镇痛药、抗生素、磺胺等药物，要警惕药物热；如果同时有皮疹出现，药物热的可能性更大；输血后发热时间长，要考虑疟疾、病毒性肝炎、巨细胞病毒感染的可能性；既往有肺结核或有与肺结核患者密切接触史者，要警惕结核或结核播散的可能；有恶性肿瘤史，不管是手术后或化疗后，再次发热不退要警惕肿瘤转移。例如，有1例患者，10年前有鼻腔恶性肉芽肿，经化、放疗后，10年后出现高热不退，多种抗生素治疗无效，最后证实是恶性组织细胞病。

（二）体格检查

详细地询问病史和细致的体格检查对大部分高热均能做出正确的判断。病史中考虑到的疾病，还要重点检查有关的系统或脏器，阳性体征的发现对高热的病因诊断有重要参考价值。

1. 一般情况

若一般情况良好，而无其他阳性体征，对急性感染性高热，应考虑呼吸道病毒感染。

2. 皮肤、黏膜、淋巴结检查

如皮肤黏膜有黄疸表现应考虑肝、胆疾患。淤点对流行性脑脊髓膜炎、败血症、血液病等的诊断有帮助。对有特殊的淋巴结肿大、明显压痛者，应考虑附近器官的炎症等。

3. 头面部

应注意检查巩膜有无黄染，鼻旁窦有无压痛，外耳道有无流脓，乳突有无压痛，扁桃体有无红肿等。

4. 胸部

应注意乳房有无肿块，肺部有无啰音、胸膜摩擦音、心脏杂音等。

5. 腹部

注意有无压痛、反跳痛及肌紧张，有无固定明显压痛点，如右上腹压痛常考虑胆囊炎，女性下腹部压痛应考虑附件炎、盆腔炎等。还需注意有无肿块及肝、脾、肾脏等情况。

6. 神经系统检查

注意有无脑膜刺激征及病理反射等。

（三）实验室及其他检查

1. 血常规

以白细胞计数和分类计数最具初筛诊断意义。白细胞总数偏低，应考虑疟疾或病毒感染；白细胞总数增高和中性粒细胞左移者，常为细菌性感染；有大量幼稚细胞出现时要考虑白血病，但需与类白血病反应相鉴别。

2. 尿粪检查

尿液检查对尿路疾病的诊断有很大帮助。对昏迷、高热而无阳性神经系统体征患者，应做尿常规检查，以排除糖尿病酮症酸中毒合并感染的可能。对高热伴有脓血便或有高热、昏迷、抽搐而无腹泻者，在疑及中毒性细菌性痢疾时应灌肠做粪便检查。

3. X 线检查

常有助于肺炎、胸膜炎、椎体结核等疾病的诊断。

4. 其他检查

对诊断仍未明确的患者，可酌情做一些特殊意义的检查如血培养、抗 "O"、各种穿刺及活组织检查，还可依据病情行 B 超、CT、内镜检查等。

5. 剖腹探查的指征

如果能适当应用 CT 检查、超声检查以及经皮活检，一般不需要剖腹探查。但对 CT 的异常发现需要进一步阐明其性质，或制订准确的处理方案，或需做引流时，剖腹术可作为最后确诊的步骤而予以实施。

6. 诊断性治疗试验

总的说来，不主张在缺乏明确诊断的病例中应用药物治疗，但是，如果在仔细检查和培养后，临床和实验室资料支持某种病因诊断但又未能完全明确时，诊断性治疗试验是合理的。

1）血培养阴性的心内膜炎：有较高的死亡率，如果临床资料表明此诊断是最有可能的，抗生素试验治疗可能是救命性的，常推荐应用广谱抗生素 2~3 种，联合、足量、早期、长疗程应用，一般用药 4~6 周，人工瓣膜心内膜炎者疗程应更长，培养阳性者应根据药敏试验结果给药。

2）结核：对有结核病史的患者，应高度怀疑有结核病的活动性病灶，2~3 周的抗结核治疗很可能导致体温的下降，甚至达到正常。

3）疟疾：如果热型符合疟疾（间日疟或三日疟）改变，伴有脾大、白细胞减少，在流行季节或从流行区来的患者，而一时未找到疟原虫的确切证据，可试验性抗疟治疗，或许能得到良好的疗效，并有助于诊断。

4）疑为系统性红斑狼疮，而血清学检查未能进一步证实的患者，糖皮质激素试验性用药可获良效而进一步证实诊断。

由于多数不明原因的高热是由感染引起，所以在未获得确诊前常规地使用一般抗生素以观疗效。

三、急救

（一）一般处理

将患者置于安静、舒适、通风的环境。有条件时应安置在有空调的病室内，无空调设备时，可采用室内放置冰块、电扇通风等方法达到降低室温的目的。高热惊厥者应置于保护床内，保持呼吸道通畅，给予足量氧气吸入。

（二）降温治疗

可选用物理降温或药物降温。

1. 物理降温法

利用物理原理达到散热目的，临床上有局部和全身冷疗两种方法。

1）局部冷疗：适用于体温超过39 ℃者，给予冷毛巾或冰袋及化学制冷袋，将其放置于额部、腋下或腹股沟部，通过传导方式散发体内的热量。

2）全身冷疗：适用于体温超过39.5 ℃者，采用乙醇擦浴、温水擦浴、冰水灌肠等方法。

（1）乙醇擦浴法：乙醇是一种挥发性强的液体，擦浴后乙醇在皮肤上迅速蒸发，吸收和带走机体的大量热量；同时乙醇擦拭又具有刺激皮肤血管扩张的作用，使散热增加。一般选用25%～35%的乙醇100～200 mL，温度为30 ℃左右。擦浴前先置冰袋于头部，以助降温，并可防止由于擦浴时全身皮肤血管收缩所致的头部充血；置热水袋于足底，使足底血管扩张有利于散热，同时减少头部充血。擦浴中应注意患者的全身情况，若有异常立即停止。擦至腋下、掌心、腘窝、腹股沟等血管丰富处应稍加用力且时间稍长些，直到皮肤发红为止，以利于散热。禁擦胸前区、腹部、后颈、足底，以免引起不良反应。擦拭完毕，移去热水袋，间隔0.5小时，测体温、脉搏、呼吸，做好记录，如体温降为39 ℃以下，取下头部冰袋。

（2）温水擦浴法：取32～34 ℃温水进行擦浴，体热可通过传导散发，并使血管扩张，促进散热。方法同乙醇擦浴法。

（3）冰水灌肠法：用于体温高达40 ℃的清醒患者，选用4 ℃的生理盐水100～150 mL灌肠，可达到降低深部体温的目的。

2. 药物降温法

应用解热剂使体温下降。

1）适应证：①小儿高热，因小儿高热易引起"热惊厥"；②高热伴头痛、失眠、精神兴奋等症状，影响患者的休息与疾病的康复；③长期发热或高热，经物理降温无效者。

2）常用药物：有吲哚美辛、异丙嗪、哌替啶、氯丙嗪、糖皮质激素如地塞米松等。对于超高热伴有反复惊厥者，可采用亚冬眠疗法，静脉滴注氯丙嗪、异丙嗪每次各2 mg/kg。降温过程中严密观察血压变化，视体温变化调整药物剂量。

必要时物理降温与药物降温可联合应用，注意观察病情。

（三）病因治疗

诊断明确者应针对病因采取有效措施。

（四）支持治疗

注意补充营养和水分，保持水、电解质平衡，保护心、脑、肾功能及防治并发症。

（五）对症处理

如出现惊厥、颅内压增高等症状，应及时处理。

四、护理要点

1. 做好患者皮肤、口腔等基础护理，满足患者的基本需要，尽可能使患者处于舒适状态，预防并发症的发生；做好发热患者的生活护理，如发热患者的衣被常被汗液浸湿，应及时更换。

2. 患者由于疾病和高热的折磨，容易出现烦躁、焦虑等心理变化，需要更多的关心、抚慰和鼓励。护士要多接近患者，耐心解答患者提出的各种问题，给予患者精神、心理上的支持。

3. 给予高热量、高蛋白、高维生素、易消化的流质或半流质饮食，注意补充足够的液体，必要时静脉输液。

4. 观察生命体征、意识状态、液体出入量、体重等，必要时吸痰以保持呼吸道通畅。

5. 病室室温维持在 16～18 ℃，湿度以 60% 左右为宜，注意通风、避免噪声。

6. 降温措施可采用物理降温和药物降温，高热伴惊厥者，应用人工冬眠疗法治疗，应注意观察人工冬眠患者的生命体征，注意做好皮肤护理，防止冻伤。

7. 了解药物的作用、用法、剂量、时间和不良反应等，严格按规定用药。

（吴华凤　王云　韩玉珍）

第二节　昏　迷

昏迷是严重的意识障碍，按程度不同可分为轻度昏迷、中度昏迷和深度昏迷 3 个阶段。轻度昏迷也称浅昏迷，患者的随意运动丧失，对声、光刺激无反应，但对强烈的疼痛刺激患者有痛苦表情或肢体退缩等防御反应，吞咽反射、咳嗽反射、角膜反射及瞳孔对光反射仍然存在；中度昏迷指对周围事物及各种刺激均无反应，对于剧烈刺激或可出现防御反射，角膜反射减弱，瞳孔对光反射迟钝；深度昏迷指全身肌肉松弛，对各种刺激全无反应，腱反射、吞咽反射、角膜反射及瞳孔对光反射均消失。

一、病因

昏迷的病因复杂，常见于下列疾病。

（一）颅脑病变

1. 脑血管疾病

脑循环障碍（脑缺血、脑出血、脑栓塞、脑血栓形成）、脑肿瘤等。

2. 颅脑外伤

脑震荡、脑挫伤、硬脑膜外血肿、颅骨骨折等。

3. 感染

由病毒、细菌、原虫所致的颅内感染,如脑炎、脑膜炎、脑型疟疾等。

（二）脑结构以外的病变

1. 内分泌与代谢障碍

如糖尿病酮症酸中毒、尿毒症、肺性脑病、肝昏迷等。

2. 急性感染性疾病

如败血症、中毒性细菌性痢疾、感染性休克等。

3. 化学性中毒

有机磷农药中毒、一氧化碳中毒、乙醇中毒、安眠药中毒等。

4. 物理因素和其他

中暑、电击、妊娠高血压综合征、严重创伤等。

二、护理评估

（一）病史

要注意详细询问发病过程、起病缓急、昏迷时间及伴随症状。如突然发病者见于急性脑血管病、颅脑外伤、急性药物中毒、CO 中毒等;缓慢起病者见于尿毒症、肝昏迷、肺性脑病、颅内占位性病变、颅内感染及硬脑膜下血肿等。昏迷伴有脑膜刺激征见于脑膜炎、蛛网膜下隙出血;昏迷伴有偏瘫以急性脑血管病多见;昏迷伴有颅内压增高者见于脑出血及颅内占位性病变;昏迷伴抽搐常见于高血压脑病、子痫、脑出血、脑肿瘤、脑水肿等。此外,要注意有无外伤或其他意外事故,如服用毒物、接触剧毒化学药物和煤气中毒等;以往有无癫痫发作、高血压病、糖尿病以及严重的心、肝、肾和肺部疾病等。

（二）昏迷程度

可分为轻度昏迷、中度昏迷和深度昏迷。轻度昏迷,为随意运动丧失,对周围事物及声、光等刺激全无反应,但强痛刺激（如压眶上神经）时患者有痛苦表情、呻吟和下肢退缩等反应;中度昏迷,对各种刺激均无反应,对强烈刺激可有防御反应,但较弱;深度昏迷,为意识全部丧失,对各种刺激均无反应。

（三）昏迷发生的急缓及诱因

昏迷发生急骤且是疾病首发症状者,见于颅脑外伤、急性脑血管病、外源性中毒、日射病、中枢神经系统急性感染;昏迷发生缓慢者,见于代谢障碍（如肝、肾性昏迷）、脑肿瘤、低血糖;高温或烈日下工作而突然昏迷者,考虑日射病;高血压、动脉硬化的老年人突然发生昏迷,考虑由急性脑血管病或心脏疾病所引起。

（四）伴随状况

昏迷前伴有发热者考虑颅内、外感染;昏迷伴有深而稍快的呼吸见于糖尿病或尿毒症所致的代谢性酸中毒;昏迷前有头痛或伴呕吐,可能是颅内占位性病变;昏迷伴脑出血患者,出现鼾音呼吸伴患侧颊肌如风帆样随呼吸而起落,脉搏慢而洪大,伴呼吸减慢提示颅内压增高；吗啡类药物中毒昏迷者，呼吸过慢且伴叹息样呼吸。瞳孔改变是昏迷患者最重要的体征；昏迷伴偏瘫见于脑血管疾病、颅内感染、颅脑外伤、颅内占位性病变等；昏迷伴颈强直见于脑膜炎和蛛网膜下隙出血。

（五）实验室及其他检查

1. 一般常规检查

一般常规检查包括血、尿、大便常规，血生化，电解质及血气分析等。

2. 脑脊液检查

脑脊液检查为重要辅助诊断方法之一，脑脊液的压力测定可判断颅内压是否增高，但应慎重穿刺，以免脑疝形成。

3. 其他检查

脑电图、CT、脑血管造影等检查可出现异常。

三、急救

昏迷患者起病急骤，病情危重，应尽快找出引起昏迷的原因。针对病因采取及时正确的措施是治疗昏迷患者的关键。但在急诊时针对昏迷所引起的一些严重并发症首先采取防治措施，也十分重要。

（一）病因治疗

积极治疗原发病，属低血糖昏迷者，立即用50%葡萄糖注射液80~100 mL静脉注射。糖尿病昏迷者，则给胰岛素治疗。肝昏迷者，用谷氨酸钠2~4支（5.75 g/20 mL）加入10%葡萄糖注射液500 mL，静脉滴注；或用左旋多巴5 g加入100 mL生理盐水，1次鼻饲或口服，也可灌肠。尿毒症昏迷有肾衰竭者，应考虑用透析疗法，必要时做肾移植手术。大出血者，要输血和用止血剂等。

（二）对症处理

1. 呼吸衰竭者，宜充分给氧，尽可能维持正常的通气和换气，保持呼吸道通畅，并使用呼吸兴奋剂。

2. 循环衰竭者，补充血容量，合理应用血管扩张剂或收缩剂。纠正酸中毒。

3. 促脑细胞代谢药物的应用，选用葡萄糖、三磷酸腺苷、细胞色素C、辅酶A等药物。

4. 降低脑代谢，减少脑氧耗量，头部置冰袋或冰帽，对高热、躁动和抽搐者可用人工冬眠。

5. 控制脑水肿，应用高渗脱水剂如20%甘露醇、呋塞米、地塞米松。如患者深昏迷，颅内压监测提示颅内压大于15 mmHg*或伴有不规则呼吸，应尽早气管插管，使用人工呼吸机过度通气，维持动脉血二氧化碳分压（$PaCO_2$）在30~35 mmHg，颅内压在15 mmHg以下。因过度通气可使脑血管收缩，降低颅内压，改善脑血流。

6. 必须积极控制原发或由昏迷并发的感染，及早做鼻、咽分泌物及血、小便甚至脑脊液培养，以选择适当的抗生素。

---

* 1 mmHg = 0.133 kPa。

7. 恢复酸碱和渗透压平衡，代谢性酸中毒会导致心血管功能紊乱，碱中毒会抑制呼吸，低渗和高渗对脑均不利，应在 24 小时内纠正。

8. 开放性伤口应及时止血、清创缝合；注意有无内脏出血。

9. 疑有糖尿病、尿毒症、低血糖、电解质及酸碱失衡者应抽血检查。

10. 对疑有服毒、中毒者洗胃，并保留洗液送检。

11. 有高热或低温，则对症处理。

12. 有尿潴留，则进行导尿等处理。

13. 抗癫痫药物治疗，一旦有癫痫发作，用苯巴比妥钠 0.1～0.2 g，肌内注射；若呈现癫痫持续状态，可用地西泮 10 mg，缓慢静脉注射。

以上处理应分清轻重缓急，妥善安排，以免坐失转危为安的良机，各项具体措施可参考有关章节。

四、护理要点

1. 保持呼吸道通畅

昏迷患者在意识丧失后各种反射减弱或消失，易使口腔异物、痰块等吸入呼吸道而窒息。亦可因呼吸不畅，口腔分泌物不能自动排出而发生呼吸道梗阻和肺部感染。故患者应取侧卧位，头后仰，下颌稍前，以利于呼吸。取下义齿，如有舌根后坠，可用舌钳将舌头拉向前方固定，及时清除口腔分泌物和呕吐物。

2. 营养维持

患者发病后前 2 日可由静脉输液，维持生理需要。48 小时后应给鼻饲饮食供应营养。因过早鼻饲可因胃管刺激导致患者烦躁不安，加重病情。鼻饲饮食的质量和数量应根据患者的消化能力而定，原则上应保证患者摄入足够的蛋白质与热量。鼻饲饮食每次灌注量不可过多或灌注速度过快，以防引起呃逆和呕吐，对不能适应鼻饲的患者，可采用深静脉高能营养供应。

3. 安全保护

昏迷患者常因躁动、抽搐而发生外伤，故需按时为其剪短指甲，以防抓伤。为预防舌及口腔黏膜咬伤，应备好开口器、压舌板，如有躁狂应加用约束带、床栏，以防坠床。

4. 密切观察病情变化

昏迷初期尤应密切观察，每隔 0.5～1 小时观察意识、瞳孔、体温、脉搏、呼吸及血压 1 次。病情稳定后可改为每 4 小时 1 次。注意昏迷程度的变化，记录昏迷和清醒的时间。

5. 备好各种抢救药品及器械

鼻导管吸氧流量以 2 L/min 为宜。呼吸衰竭时，可协助医生采用机械辅助呼吸器维持通气功能。及时准确抽血送有关化验，维持水、电解质及酸碱平衡。

（刘芸　肖玮琪　张丽莎）

第三节 咯 血

咯血是指喉部、气管、支气管和肺实质出血，经咳嗽动作从口腔排出。咯血首先需与口腔、咽、鼻出血鉴别。口腔与咽部出血易观察到局部出血灶。鼻腔出血多从前鼻孔流出，常在鼻中隔前下方发现出血灶，诊断较易。有时鼻腔后部出血量较多，可被误诊为咯血，如用鼻咽镜检查见血液从后鼻孔沿咽壁下流，即可确诊。

一、病因

引起咯血的原因很多，其中包括很多系统性疾病。据文献报道，引起咯血的疾病有100多种，其中主要是呼吸系统疾病，我国目前以肺结核病咯血者仍占多数，肺癌所致咯血发生率也较以往显著增多，成为咯血最常见原因之一。

（一）支气管疾病

1. 支气管扩张

由于炎症，支气管壁弹性纤维破坏，管壁厚薄不匀，形成假性动脉瘤，破裂后可引起大咯血。

2. 支气管肺癌

早期多为小量咯血，晚期癌组织侵蚀较大血管可致大咯血。

3. 支气管内膜结核

大咯血较少见。

（二）肺部疾病

1. 肺结核

大咯血多见于慢性纤维空洞型肺结核形成的假性动脉瘤破裂。

2. 肺脓肿

脓肿壁血管破坏引起大咯血。

3. 肺吸虫病

肺毛细血管麻痹性扩张充血，管壁肿胀疏松或崩解，使大量红细胞外渗。

4. 肺血管瘤

破裂出血。

（三）心血管疾病

1. 左心衰竭。

2. 风湿性心脏病二尖瓣狭窄。

3. 肺动静脉瘘。

（四）其他

1. 外伤

异物伤；肺挫伤；气管切开套管位置不正确，随呼吸运动损伤支气管动脉。

2. 全身性疾病

全身性疾病有肺出血型钩端螺旋体病、流行性出血热、血小板减少性紫癜等。

二、分类

临床上常根据咯血量分为痰中带血、少量咯血（＜100 mL/d）、中量咯血（100～500 mL/d）和大量咯血（＞500 mL/d，或1次＞300 mL）。对于大咯血的定义，尚无普遍公认的标准，一般较多接受的标准是：24小时咯血量在600 mL以上或一次咯血500 mL以上。

三、护理评估

（一）病史

咯血的评估首先依据病史。青年人痰中带血或少量咯血多见于肺结核，反复大量咯血多见于支气管扩张。

（二）主要症状和体征

除有原发疾病表现外，大咯血可有以下表现。

1. 呼吸困难和发绀

因血块阻塞支气管或血液、支气管分泌物在气道内潴留，可引起全肺、肺叶或肺段不张，致不同程度的呼吸困难和缺氧表现，体检可发现相应区域的呼吸音减弱或消失，X线检查可显示肺不张征象。

2. 发热

咯血后体温可轻度升高（≤38 ℃），如出现寒战、高热、剧烈咳嗽，常提示继发肺部感染。

3. 休克

咯血导致失血性休克并不常见，在血容量偏低情况下偶可发生。

4. 窒息

窒息先兆为胸闷、憋气、冷汗、喉头咕噜作响，随即出现烦躁、发绀、呼吸窘迫，甚至昏迷。

（三）实验室及其他检查

1. 血液及痰液检查

血常规、血小板、出凝血时间检查可以提示或排除血液疾病。痰液查结核分枝杆菌、肺吸虫卵、阿米巴原虫、真菌及其他致病菌、癌细胞，对肺结核、肺吸虫病、肺阿米巴病、肺真菌病、肺癌有重要意义。

2. X线检查

咯血患者均应进行前后位及侧位X线胸片检查，在大咯血不易搬动时可进行床边X线检查或咯血停止后再进行检查。

3. 支气管镜检查

支气管镜检查不仅可迅速查明出血部位，也可进行适当的治疗。病情允许时，可通过活检或刷检进行组织学或细胞学检查，帮助明确病因。纤维支气管镜检查应在大咯血停止1~2小时或少量出血时进行。大咯血有窒息危险时应用硬质支气管镜进行急救吸引，以防气道阻塞，重度肺功能损害、患者衰弱不能耐受时应慎用。

四、急救

（一）一般处理

1. 休息、镇静

大咯血者精神紧张，交感神经张力增高，表现为心跳加快、血压升高等，对止血不利。首先要做好患者的思想工作，必要时给予小剂量镇静剂，如地西泮5~10 mg。

2. 建立静脉输液通道，并给予氧疗

大咯血患者经常表现为有效循环血量不足及不同程度的组织缺氧，因此，需要建立输液通道补充血容量、药物等，同时给予合理氧疗，注意保持呼吸道通畅，必要时行人工辅助呼吸。

3. 止血药物的应用

对中等或大量咯血用疗效迅速的止血药。

1）垂体后叶素：垂体后叶素能收缩肺小动脉，减少肺出血量，可用5~10 U加入25%葡萄糖20~40 mL缓慢静脉注射，每8小时1次，或10~20 U加入5%葡萄糖液250 mL静脉滴注。对高血压、冠心病及妊娠患者慎用。

2）6-氨基己酸：6-氨基己酸6~8 g加入5%葡萄糖液500 mL静脉滴注。本药能抑制纤溶酶原的激活因子，从而影响纤溶酶的纤溶作用，阻止纤维蛋白原和纤维蛋白溶解，达到止血目的。

3）鱼精蛋白：鱼精蛋白能对抗肝素和促进凝血酶原形成从而加速血液凝固。常用100 mg加入25%葡萄糖液40 mL静脉注射，每日2次。

4）酚妥拉明：酚妥拉明为α-肾上腺素能受体阻滞剂，具有直接扩张血管平滑肌，降低肺循环压力作用。用时需监测血压和补充血容量。用5%葡萄糖250~500 mL加酚妥拉明10~20 mg缓慢静脉滴注。

5）其他止血药：维生素K_1 20 mg，每6小时1次，静脉滴注或肌内注射；卡巴克洛5~10 mg，肌内注射，每6小时1次；酚磺乙胺0.25~0.75g，肌内注射，每6小时1次。

4. 输血

持续大咯血出现循环血容量不足，应及时补充血容量。少量、多次输新鲜血，每次100~200 mL，除能补充血容量，尚有止血作用。

（二）致命性大咯血的紧急处理

1. 急诊内镜下止血

内镜可用于帮助确定出血部位和局部止血。致死性大咯血者，如经内科保守治疗无效，常需紧急手术治疗，但其中一部分患者具体出血部位不明，很难进行手术。对此类

患者做内镜检查，可能见到血液从某一段或叶支气管口溢出，从而确定出血来源部位。一般认为，对持续大咯血者，可在一次大咯血暂停数小时内，还仍有少量血丝痰时，检出咯血来源部位的机会最多，且也较安全。选用纤维支气管镜检查患者较易耐受，且视野广而清晰，因此使用较多，但遇大量咯血或血块堵塞时，往往无法将血液吸出，硬质气管镜对清除气管内血液更为有效。做内镜检查时应准备好供氧及其他各种抢救设备，并且最好在手术室进行，以便必须时紧急进行手术治疗。

2. 支气管动脉造影和栓塞治疗

致死性大咯血的病例，如患者无手术条件，可在支气管动脉造影的引导下，进行支气管动脉栓塞治疗。

3. 萎陷疗法

用于位置在上叶靠近肺边缘，下叶近膈肌的肺结核空洞血管破裂，反复大量咯血者。可施行人工气胸（上叶空洞）和气腹（下叶空洞）术。一般注气600~1 500 mL，必要时隔1~2天重复1次。

4. 手术治疗

仅用于内科综合治疗无效或有窒息危险的大咯血患者。适应证：①24小时内咯血量超过500 mL；②12小时内大量咯血在600 mL以上；③一次咯血达200 mL并在24小时内反复咯血者；④曾有咯血窒息史者。

禁忌证：①晚期肺癌出血、二尖瓣狭窄出血；②全身有出血倾向者；③体质极差伴肺功能不全和出血部位不明确者。

（三）咯血窒息的抢救

1. 立即将患者置于俯卧头低足高位（头部向下倾斜45°~60°）引流，轻拍背部以利于血流出。

2. 出现四肢抽搐、牙关紧闭、神志不清时，立即用开口器撬开闭合的牙关或先用金属汤匙撬开牙关，然后再用开口器张开口腔，用舌钳拉出舌，迅速负压抽吸以清除口腔凝血块和血液，或行气管插管，必要时气管切开，急速吸出气管、支气管内血块及血液，保持呼吸道通畅。

3. 在解除气道阻塞的情况下，给予高浓度氧疗及适量的呼吸中枢兴奋药，以改善缺氧。

4. 如无自主呼吸者，可施行人工呼吸，也可经气管插管或气管切开后行人工呼吸器辅助呼吸。

（四）大咯血并发休克的处理

1. 迅速输血或输液补足血容量。

2. 适当应用血管活性物质如间羟胺、多巴胺，使收缩压保持在90~100 mmHg，不宜太高，以免加重咯血。

3. 抗感染。

4. 纠正酸中毒和电解质紊乱。

5. 注意预防和及时治疗肾衰竭。

（五）大咯血并发肺不张及肺炎的处理

1. 阻塞性肺不张的处理

保持病侧在上侧卧位，适当翻身排痰。鼓励患者排痰，停用镇静剂及镇咳剂，应用祛痰剂、解痉剂、雾化吸入以利于排痰。

2. 肺炎的处理

加强排痰，体位引流，应用抗生素及中药控制感染。

（六）原发病的治疗

根据咯血的不同原因，采取不同的治疗方法，如二尖瓣狭窄、急性左心衰竭所致的咯血应按急性左心衰竭处理；有全身性出血性疾病者，主要治疗方法是少量多次输新鲜血；肺结核、肺炎等引起的咯血针对不同病原，选用适当的抗生素控制感染。

五、护理要点

1. 保持病室内安静，避免不必要的交谈，以减少肺部活动度，小量咯血者应静卧休息，大量咯血时应绝对卧床休息。

2. 守护在患者身旁并安慰患者，轻声、简要地解释病情，使患者有安全感，消除患者恐惧感。

3. 向患者解释心情放松有利于止血，告知患者咯血时绝对不能屏气，以免诱发喉头痉挛、血液引流不畅形成血块，导致窒息，协助患者取患侧卧位或平卧位，头偏向一侧，嘱其尽量将血轻轻咳出。

4. 大量咯血者暂禁食，小量咯血者宜进少量凉或温的流质饮食，多饮水及多食含纤维素丰富的食物，以保持大便通畅。

5. 备好吸痰器、鼻导管、气管导管和气管切开包等急救用品，以便医生及时抢救，解除呼吸道阻塞。

6. 严密观察生命体征：及时测血压、脉搏、呼吸，严密观察患者精神及意识状态的变化，注意咯血量及速度，及时发现窒息的早期症状并及时采取有效抢救措施。

7. 防治窒息：保持正确的体位引流姿势，护理时尽量少翻动患者，鼓励并指导患者将血咯出，可轻拍其背部协助，以防血块堵塞气道。负压吸引口腔及气管内血液或血块时，避免用力过猛，应适当转动吸引导管。如吸引过程中导管阻塞，应立即抽出导管，此时往往可带出导管顶端的血凝块。窒息复苏后必须加强护理，防止再咯血引起再窒息、休克、肺不张及继发感染，防治心、肺功能衰竭。

8. 观察治疗反应：及时观察患者对治疗的反应及药物的作用，根据病情变化控制药液滴速。

（刘芸　张丽莎　肖玮琪）

第四节　昏　厥

昏厥，是指一过性脑缺血、缺氧引起的突发而短暂的意识丧失。反复发作的昏厥是病情严重和危险的征兆。

一、病因

心源性昏厥多因病态窦房结综合征、房室传导阻滞、阵发性心动过速等心律失常引起，也可因肥厚型心肌病、主动脉瓣狭窄、左心房黏液瘤等引起的急性心排血受阻所致，这类由于心排血量突然下降所致的昏厥称心源性脑缺血综合征或阿—斯综合征。非心源性原因如疼痛、恐惧、直立性低血压、排尿等可引起血管运动失调性昏厥，脑血流受阻、低血糖、咳嗽等也可引起昏厥。

二、护理评估

（一）病史

询问过去有无相似的发作史，有无引起昏厥的有关病因。

（二）临床表现

突然昏倒，不省人事，面色苍白，四肢厥冷，脉搏缓慢，肌肉松弛，瞳孔缩小，收缩压下降，舒张压无变化或较低，短时间内能逐渐苏醒（通常不超过 15 秒），无手足偏废和口眼㖞斜。

（三）体格检查

体格检查要全面系统地进行，注意测定仰卧和直立位时的血压。心脏听诊注意有无心律失常、心脏瓣膜病等，有无杂音及震颤。神经系统检查有无定位体征等。

（四）实验室及其他检查

1. 血常规、血沉、血糖、电解质、血气分析、血液流变学、X 线胸片等检查，可提供病因诊断的线索。

2. 心电图检查对心源性昏厥有帮助。

3. 脑电图检查包括睡眠时及昏厥发作时的记录，对排除癫痫有很大帮助。

4. 必要时可进行超声心动图、脑血管造影、CT 检查等，以确定病因。

三、急救

（一）对症处理

发作时应取平卧位，将所有紧身的衣服及腰带松解，以利于呼吸，将下肢抬高，以增加回心血量。头部应转向一侧，防止舌部后坠而阻塞气道。紧急情况下可针刺人中、百会、合谷、十宣穴。

（二）病因治疗

心源性昏厥应处理心律失常，如心房颤动或室上性心动过速时，可应用洋地黄治疗，完全性房室传导阻滞所致的昏厥，最好使用心脏起搏器；心室颤动引起的昏厥，可用电除颤。对脑部及其他神经疾患所引起的昏厥，主要是治疗原发病。体位性低血压可试用麻黄碱25 mg，1 日 2~3 次或哌甲酯 10~20 mg，早晨、中午各服 1 次。排尿性昏厥应劝告患者靠墙或蹲位小便。咳嗽性昏厥应治疗肺部炎症。

四、护理要点

1. 按医嘱指导患者卧床休息或适当活动。病室应靠近护理站。

2. 解释昏厥的原因；嘱患者避免剧烈活动、情绪激动，直立性低血压者卧位坐起或站立时动作应缓慢；有头昏、黑蒙等昏厥先兆时，立即下蹲或平卧，防止摔伤。

3. 病情观察与护理：观察生命体征，注意血压、呼吸频率及节律、心率及心律有无改变；皮肤有无发绀、水肿、色素沉着；有无病理反射及神经系统阳性体征。如昏厥发作伴面色红润，呼吸慢而伴有鼾声，或昏厥发作期间，心率超过每分钟 180 次或低于每分钟 40 次，分别考虑有脑源性或心源性昏厥可能者，应立即报告医生处理。

（孙俊伟　王杰　张海芹）

第五节　头　痛

头痛为临床常见的症状，各种原因刺激颅内外的疼痛敏感结构都可引起头痛。颅内的血管、神经和脑膜以及颅外的骨膜、血管、头皮、颈肌、韧带等均属头痛的敏感结构。这些敏感结构受挤压、牵拉、移位、炎症、血管的扩张与痉挛、肌肉的紧张性收缩等均可引起头痛。

一、病因

可由感染、血管病变、颅内占位性病变或外伤等直接刺激或牵拉颅内血管、硬脑膜引起，可由五官、颈椎、颈肌病变引起；也可由于高热、高血压、缺氧、过敏反应等造成颅外软组织内血管的收缩、舒张而引起，或由于中毒、代谢障碍或神经症引起。

二、护理评估

（一）病史

1. 头痛部位

一侧头痛多为偏头痛及丛集性头痛；一侧头痛，且为深在性，见于颅内占位性病变，但疼痛侧不一定就是肿瘤所在的一侧；颞、顶、颈部的头痛，可能为幕上肿瘤；额部和整个头痛可能为高血压引起的头痛；全头部痛多为颅内或全身感染性疾病；浅表性、局限性头痛见于眼、鼻或牙源性疾患。

2. 头痛的性质

搏动性、跳动样头痛见于偏头痛、高血压或伴发热疾病引起的头痛；呈电击样痛或刺痛多为神经痛；重压感、紧箍感或钳夹样感为紧张性头痛。

3. 头痛的程度

头痛的程度与其病情的严重性不一致。剧烈的头痛常提示三叉神经痛、偏头痛或脑膜刺激的疼痛；轻或中度头痛可能为脑肿瘤。

4. 头痛的时间

一天之内头痛发作的时间往往与头痛的病因有关。清晨醒来时发作，常见于高血压、颅内占位性病变、额窦炎；头痛多在夜间发作，可使患者睡眠中痛醒，见于丛集性头痛；头痛在下午加重见于上颌窦炎。

5. 伴随症状

头痛伴剧烈呕吐提示颅内压增高，头痛于呕吐后缓解见于偏头痛。头痛伴眩晕见于椎—基底动脉供血不足或小脑肿瘤。头痛伴发热常见于颅内或全身性感染。头痛伴视力障碍见于青光眼或脑肿瘤。头痛伴神经功能紊乱症状，见于紧张性头痛。

（二）体格检查

检查时应注意血压、体温、头面部和心、肺、腹部检查及颈部淋巴结等检查。神经系统应做全面检查，包括姿势、步态、精神和意识状态、颅神经检查、运动系统检查、反射。必要时进行自主神经及感觉检查。

（三）实验室及其他检查

应根据病的具体情况及客观条件，选择必要的辅助检查。如血常规、尿常规、大便常规、血沉、血糖、尿素氮、肝功能、血气分析、心电图、内分泌功能、脑脊液等；怀疑为颅脑疾病者，应行脑电图、脑 CT、脑血流图、颅脑 X 线片或磁共振（MRI）等检查。

三、急救

（一）病因治疗

针对病因进行治疗，如颅内感染应用抗生素；颅内占位性病变可行手术治疗；高血压、五官疾病、精神因素等所致者，均应进行相应的处理。

（二）一般治疗

无论何种原因引起的头痛，患者均应避免过度疲劳和精神紧张，需静卧、保持安静、避光。

（三）对症治疗

1. 镇痛剂

用于严重头痛时，多为临时或短期用，可用于各型头痛。可选用阿司匹林 0.2 ~ 0.5 g，或复方阿司匹林 0.5 ~ 1.0 g，吲哚美辛 25 mg，均每日 3 次，口服。若痛剧未止，或伴烦躁者，选用四氢帕马丁 100 ~ 200 mg，每日 3 次，口服；或 60 ~ 100 mg 皮下或肌内注射。或罗通定 30 ~ 60 mg，每日 3 次，口服；或 60 mg 皮下或肌内注射。或可待因 15 ~ 30 mg 或哌替啶 50 mg，皮下或肌内注射。

2. 镇静、抗癫痫药

通过镇静而减轻疼痛。可用地西泮 2.5～5 mg，口服；或 5～10 mg，肌内注射。氯氮 5～10 mg，每日 3 次，口服。抗癫痫药多用于控制头痛发作。可选用苯妥英钠 50～100 mg，每日 3 次，口服。

3. 控制或减轻血管扩张的药物

主要用于血管性头痛。①麦角胺：麦角胺咖啡因 1～2 片，口服，0.5 小时后无效可加用 1 片。严重头痛者用酒石酸麦角胺 0.25～0.5 mg，皮下注射，孕妇、心血管疾病和肝肾疾病患者等忌用。②5－羟色胺拮抗剂：二甲麦角新碱每日 2～12 mg；苯噻啶 0.5～1 mg，每日 3 次；赛庚啶 2～4 mg，每日 3 次。③单胺氧化酶：苯乙肼 15～25 mg 或阿米替林 10～35 mg，每日 3 次。④β 受体阻滞剂：普萘洛尔 10～30 mg，每日 3 次；吲哚洛尔每日 2.5 mg。哮喘、心力衰竭、房室传导阻滞者禁用。⑤可乐定 0.035～0.075 mg，每日 3 次。

4. 脱水剂

颅内高压（脑水肿）时，用 20% 甘露醇或 25% 山梨醇 250 mL，快速静脉滴注，4～6 小时重复 1 次，间隙期静脉注射 50% 葡萄糖注射液 60 mL。必要时加地塞米松 10～20 mg，与 10% 葡萄糖液 500 mL 静脉滴注，每日 1 次。

（四）手术治疗

对脑血管性疾病、脑肿瘤、鼻咽部肿瘤等引起的头痛可考虑行手术治疗。

（五）其他治疗

对不能手术的脑肿瘤等患者，可采取化学药物治疗（简称化疗）和放射治疗（简称放疗）。

（六）中药治疗

酌情选用正天丸、清眩丸、牛黄上清丸等。

四、护理要点

1. 头痛伴颅内压增高的患者，应绝对卧床休息，床头可抬高 15°～30°，伴呕吐者应注意头偏向一侧，防止误吸呕吐物。遵医嘱应用脱水剂，如 20% 甘露醇 250 mL，快速静脉滴入，以达到渗透性利尿作用而降低颅内压。

2. 保持患者大小便通畅，避免因用力使颅内压升高而加重头痛，必要时可给予开塞露通便。

3. 做好心理护理，关怀、体贴患者，帮助患者改正个性上的弱点、缺点（如个性内向、遇事紧张、急躁、焦虑）。

4. 应注意观察头痛的部位、性质、发生的急缓程度、发生的时间和持续的时间、与体位的关系；注意头痛的前驱症状和伴随症状，激发、加重和缓解头痛的因素；注意患者的神志、意识情绪、瞳孔大小、呼吸、脉搏、体温及血压；注意观察头痛治疗、护理效果。

5. 头痛严重时，应遵医嘱给予止痛剂，但要避免镇痛药物的长期连续使用，尤其慢性头痛长期给药，易引起药物的依赖性。对于常用的止痛药物还要注意其他不良反应，如胃肠道反应、凝血障碍、过敏反应、水杨酸反应等。

6. 对颅内高压使用甘露醇或山梨醇时，注意滴入速度要快，宜加压输入，一般250 mL溶液在30分钟内滴完；在用药过程中要随时观察，以免压力过高使空气进入血管；注射部位药液不得外渗，以免引起局部组织坏死；对于慢性心功能不全的患者，由于会增加循环血量和心脏负荷，故应慎用。

（孙俊伟　王杰　张海芹）

第六节　呼吸困难

呼吸困难是指患者主观感觉吸入空气不足、呼吸费力；客观表现为呼吸运动用力。重者鼻翼扇动、张口耸肩，甚至发绀，呼吸辅助肌也参与活动，并可有呼吸频率、深度与节律异常。

一、病因

呼吸困难最常见的病因是呼吸系统和循环系统疾病，少数则由中毒性、神经精神性、血源性等因素引起。此外，腹压增高（如大量腹水、妊娠后期等）时也可致呼吸困难。剧烈运动后的正常人，也可出现短暂的生理性呼吸困难。

（一）呼吸系统疾病

1. 上呼吸道疾病

如咽后壁脓肿、扁桃体肿大、喉内异物、喉头水肿、喉癌、白喉等。

2. 支气管疾病

如支气管炎、哮喘、支气管肿瘤、广泛支气管扩张、支气管异物、阻塞性肺气肿、支气管狭窄或受压（邻近的淋巴结或肿块等压迫）。

3. 肺部疾病

如各种炎症、肺气肿、广泛肺结核病、大块肺不张、巨大肺囊肿或肺大疱、肿瘤（特别是肺癌）、肺水肿（特别是急性呼吸窘迫综合征）、肺尘埃沉着病、肺梗死、结节病、弥散性肺间质纤维化、肺泡蛋白沉着症、多发性结节性肺动脉炎、肺泡微结石症、肺淀粉样变等。

4. 胸膜疾病

如大量胸腔积液、气胸、间皮瘤、广泛胸膜肥厚粘连等。

5. 胸壁限制性疾病

如胸廓或脊柱畸形、脊柱炎、肋骨骨折、呼吸肌麻痹、膈肌疲劳或麻痹、膈疝、过度肥胖等。

6. 纵隔疾病

如纵隔炎症、气肿、疝、淋巴瘤、主动脉瘤、甲状腺瘤、胸腺瘤、畸胎瘤等。

（二）循环系统疾病

1. 充血性心力衰竭

充血性心力衰竭所致的呼吸困难一般在数周和数月中缓慢进展，是左心衰竭所致的肺静脉和肺毛细血管高压的临床表现，根据严重程度可分别表现为：①劳力性呼吸困难；②端坐呼吸；③夜间阵发性呼吸困难；④静息时呼吸困难；⑤急性肺水肿。

2. 动力不足性心力衰竭。

3. 心包积液

心包积液也可引起呼吸困难，由于心包积液量的不断增加，压迫邻近的支气管和肺实质，致使呼吸困难进一步加重，可伴有胸部压迫性钝痛、咳嗽、吞咽困难等症状。

二、护理评估

（一）病史

1. 发病形式

1）发病急，常见于急性喉炎、喉头痉挛、呼吸道异物、急性左心衰竭、哮喘发作、自发性气胸、肺梗死。

2）缓慢发病见于慢性支气管炎、慢性心力衰竭、重症肺结核、肺纤维性变、阻塞性肺气肿、二尖瓣狭窄等。

2. 诱发因素

劳动时出现呼吸困难并加重，休息时缓解或减轻，仰卧位时加重，坐位时减轻，夜间阵发性发作，可能系心源性呼吸困难；活动时明显，休息后无气短者，可能为心功能不全、重度肺气肿、哮喘性支气管炎等；在咳嗽或突然用力后发生者可能为自发性气胸；精神刺激后发生的呼吸困难常见于癔症；慢性进行性常见于胸腔积液（如化脓性、结核性、风湿性胸腔积液及肿瘤浸润等）。

3. 伴随症状

1）发作性呼吸困难伴窒息感：常需做紧急处理，见于支气管哮喘发作、心源性哮喘、喉头痉挛或喉头水肿、大块肺栓塞、自发性气胸等。

2）呼吸困难伴发热：可见于肺炎、肺脓肿、肺结核、胸膜炎、急性心包炎、咽后壁脓肿、扁桃体周围脓肿及中枢神经系统疾病。

3）呼吸困难伴意识障碍或昏迷：多见于中枢神经系统疾病、尿毒症、糖尿病、药物中毒等。

（二）体格检查

1. 吸气性呼吸困难，其特点是吸气显著困难，常伴有吼声和三凹征（胸骨上窝、锁骨上窝、肋间隙在吸气时明显下陷）。

2. 呼气性呼吸困难，其特点是呼气费力、延长而缓慢，常伴有哮鸣音。

3. 混合性呼吸困难，常见于肺组织呼吸面积减少，如肺炎、肺水肿、胸膜炎及气胸均可使呼吸受限，出现呼气与吸气均费力。

（三）实验室及其他检查

血、尿、粪便常规检查，尿酮、血糖、血尿素氮、血肌酐、肝功能、血气分析、二氧化碳结合力检查，痰查分枝杆菌、癌细胞，心电图及心肺X线检查，支气管镜检查，各种免疫功能试验等，均有助于病因诊断。

三、急救

1. 病因治疗

积极治疗原发病。

2. 对症处理

1）包括保持呼吸道通畅，给氧，给支气管解痉药如氨茶碱、酚妥拉明、莨菪类药物等，呼吸衰竭可给呼吸兴奋剂，必要时给予辅助呼吸。

2）对于心脏病引起的呼吸困难，应立即救治，如吸氧、注射吗啡、强心、利尿等。

3）对于慢性阻塞性肺疾病引起的呼吸困难，除一般治疗如支持疗法，必要时吸氧、抗生素防治呼吸道感染外，还需积极化痰、排痰及解痉平喘，大力改善呼吸道阻塞。

4）对于大量胸腔积液引起的呼吸困难，为解除呼吸困难及明确诊断，需进行穿刺及抽液，并针对病因进行全身用药或胸腔内注射。

5）对于自发性气胸引起的呼吸困难，若病情危重不允许X线检查者应立即用人工气胸器抽气。

6）干性胸膜炎引起的呼吸困难除病因治疗外，可予以消炎镇痛剂如阿司匹林，必要时可予以可待因等。

四、护理要点

（一）一般护理

1. 保持室内空气新鲜和适宜的温度、湿度；协助患者取舒适的体位，如抬高床头、半坐卧位。

2. 教会患者正确的咳嗽、排痰方法，以确保有效咳嗽和顺利排痰，若病情许可，每2小时改变1次体位，以利于痰液的移动和清除，必要时吸痰，保持呼吸道通畅。

3. 指导患者采取有效的呼吸技术

1）缩唇式呼吸法：患者用鼻吸气，然后通过半闭的口唇慢慢呼气，边呼气边数数，数到第7后做一个"扑"声，尽量将气呼出，以改善通气，吸与呼的时间之比为1:2或1:3。

2）膈式呼吸法：护士将双手放在患者肋弓下缘，嘱患者用鼻吸气并将其腹部向外膨起顶住护士双手，屏气1~2秒以使肺泡张开，然后护士双手在患者肋弓下方轻轻施加压力，让患者用口慢慢呼出气体，如此练习数次后鼓励患者自己实施，以增加肺活量。

4. 病情许可时，鼓励患者有计划地逐渐增加每日的活动量，以保持和改善肺功能，但应避免过度劳累。

5. 向患者说明预防呼吸道感染的重要性和吸烟的危害性，指导患者注意保暖，避免到人多和空气污浊的地方，实施戒烟计划。

（二）病情观察与护理

1. 观察呼吸频率、深度和节律的改变，有无呼吸困难三凹征，胸锁乳头肌等辅助呼吸肌是否参与呼吸运动。注意心、肺体征，尤其是两侧呼吸音是否对称，啰音的性质与分布以及心界、心音、心律、杂音与血压情况。还要检查有无颈静脉怒张、肝大或下肢水肿。若为神经肌肉疾患所致呼吸困难，还应进行肌力、肌张力、腱反射、病理反射等神经系统检查。

2. 呼吸困难者要按医嘱进行氧疗，如慢性 II 型呼吸衰竭患者一般采用鼻导管持续给氧，氧流量为 1 ~ 2 L/min，浓度为 25% ~ 29%。按医嘱给予消炎、化痰、止喘药，进行超声雾化等治疗，必要时协助建立和维持人工气道。严重呼吸困难患者要做好机械通气的准备工作，必要时进行机械通气。合并心力衰竭者应按医嘱给予减负荷、强心、利尿等治疗。

（孙俊伟　王杰　张海芹）

第二章　心肺脑复苏

第一节 概 述

心肺脑复苏（CPCR）是心搏骤停后抢救生命最基本的医疗技术和方法。复苏是指一切挽救生命的医疗措施，心肺复苏（CPR）的目的是使患者自主循环恢复（ROSC）和自主呼吸恢复。

心肺脑复苏成功的关键是时间。心搏骤停后 20 ~ 30 秒可以出现呼吸停止，若呼吸停止先发生，则心搏可能持续至 30 分钟，大脑在心搏、呼吸停止 4 ~ 6 分钟可出现不可逆性损害或脑死亡，4 分钟内进行复苏者可能有一半概率被救活；4 ~ 6 分钟开始进行复苏者，患者可以救活的概率是 10%；超过 6 分钟开始进行复苏者存活率仅 4%；10 分钟以上开始进行复苏者，存活的可能性很小。因此，心肺复苏应力争在心搏停止后 4 分钟内进行。成功的脑复苏是心肺复苏的关键，而心肺复苏又是脑复苏的前提。

一、病因

（一）麻醉意外

全身麻醉药用量过大或麻醉加深过快，硬膜外麻醉时药物误入蛛网膜下隙，呼吸道梗阻未能及时解除等，均可使血压骤降，使心肌急性缺血、缺氧，导致心脏停搏。

（二）神经反射因素

麻醉和手术过程容易引起迷走神经反射。如牵拉腹腔、盆腔脏器，刺激肺门或支气管插管等，都可反射性激发心搏骤停。

（三）血流动力学剧烈改变

任何原因引起的血压急剧下降或升高，以及大失血等，均可引起心搏骤停。

（四）缺氧或二氧化碳蓄积

严重缺氧和二氧化碳蓄积，均可因抑制心肌的传导及收缩性，而导致心搏骤停。

（五）心脏器质性病变

缩窄性心包炎、冠心病、心肌炎等，在麻醉和运动时，均可诱发心脏停搏。

（六）意外事故

电击、溺水、窒息、药物过敏、中毒等，均可能引起心搏骤停。

二、心搏停止的类型

此时心脏虽丧失了泵血的功能，但仍有心电及机械活动，在心电图上有 3 种表现。

（一）心室颤动

心室颤动为最常见的类型，约占 80%。此时心肌纤维呈现出极不规则、快速而紊乱的连续颤动，仅见心脏蠕动，心搏出量为零，心电图上 QRS 波群消失，代之以快速不规则的颤动波，可分为细颤和粗颤 2 种。

（二）心电静止（心室停搏、心室静止）

心电静止为死亡常见表现，心脏处于静止状态，心电图呈等电位线或偶见 P 波。

（三）心室自身节律（心电机械分离）

心室肌呈慢而微弱的收缩（20～30 次/分钟），心电图 QRS 波群呈宽大畸形缓慢而矮小的室性自搏节律，无泵血功能，为死亡率极高的一种心电图表现。

心搏停止不论何种类型，其共同点是心脏失去排血功能，即有效循环停止、心音消失、血压测不到、呼吸断续或停止、意识丧失、瞳孔散大大于 4 mm、全身组织供血供氧中断。在临床上无法鉴别病因，患者处于临床死亡状态，初期急救处理基本相同，故统称心搏骤停。

三、护理评估

心搏骤停"三联征"：意识突然丧失、呼吸停止、大动脉搏动消失。判定标准如下：

1. 突然意识丧失，呼之不应。
2. 大动脉（颈动脉或股动脉）搏动消失。
3. 呼吸停止。
4. 双侧瞳孔散大。

心电图表现为心室颤动、无脉性室性心动过速、心室静止、无脉心电活动。

由于大动脉搏动消失在几秒钟内难以判断，"2000 年国际心肺复苏指南"（简称指南）确定非专业急救人员只要发现无反应的患者没有自主呼吸就应按心搏骤停处理。切忌对怀疑心搏骤停的患者进行反复的血压测量和心音听诊，或等待心电图描记而延误抢救时机。专业医生仍应检查大动脉搏动进行判断，但必须迅速，如果 10 秒内不能确定有无脉搏，即应实施胸外按压。瞳孔散大虽然是心搏骤停的重要指征，但有反应滞后以及药物等因素的影响。

四、复苏的阶段和步骤

心搏停止意味着死亡的来临或"临床死亡"的开始。然而因急性原因所致的临床死亡在一定条件下是可逆的，使心跳、呼吸恢复的抢救措施称为心肺复苏。近年来，人们日益认识到，心肺复苏成功的关键不仅是自主呼吸和心跳的恢复，更重要的是中枢神经系统功能的恢复，而且只有使脑功能恢复正常方能称为完全复苏，故把逆转临床死亡的全过程统称为心肺脑复苏。

复苏是一项社会力量和医学专业相互配合共同为抢救患者的生命而必须紧张进行的工作，为使这样的工作不陷于惊慌失措或劳而无功的困境，必须强调分工明确和操作的规范化。为此，国际上通行将 CPR 分为 3 个阶段。复苏工作的 3 个阶段是初期复苏、后期复苏和复苏后治疗。

（张丽莎　于小玉　张海俊）

第二节 复 苏

CPR 是针对心跳、呼吸停止所采取的抢救措施，即用心脏按压形成暂时的人工循环并诱发心脏的自主搏动，用人工呼吸代替自主呼吸以及使用一定的药物及电除颤使心跳和呼吸恢复。

CPR 包括第一期基础生命支持和第二期进一步生命支持的两个时期的六个步骤。

现场心肺复苏，主要指基础生命支持，其 CPR 顺序，根据 1992 年美国心脏病学会修订的 CPR 指南提出，首先是畅通气道，然后是人工呼吸及人工胸外按压，称为"ABC"三部曲，但在 1998 年，有人提出 CPR 顺序的重新认识，即"CAB"顺序，首选是按压心脏，建立人工循环，理由是患者在心脏停搏后可有 1~2 次自发性气喘，心血管和肺内尚有氧合血液，体内因有存留的氧，立即心脏按压，可使心脑得到血供。由此，应分秒必争地进行心脏按压，恢复心脑血供，且按压时的胸廓弹性回缩，有助于肺通气。我们认为这种"CAB"顺序的前提应是患者心跳停止前没有明显的缺氧，对于大多数需 CPR 的患者，应首先保持气道畅通，人工呼吸和人工循环同时进行。

一、心肺复苏

（一）基本生命支持（BLS）

BLS 是呼吸、循环骤停时的现场急救措施，一般都缺乏复苏设备和技术条件。主要任务是迅速有效地恢复生命器官（特别是心脏和肺）的血液灌流和供氧。初期复苏的任务和步骤可归纳为 CAB：C（circulation）指建立有效的人工循环，A（airway）指保持呼吸道顺畅，B（breathing）指进行有效的人工呼吸。人工呼吸和心脏按压是初期复苏时的主要措施。

1. 判定心搏、呼吸骤停

BLS 的适应证为心搏骤停。实施前必须迅速判定：

1）检查者轻拍并大声呼叫患者，若无反应即可判断为意识丧失；观察患者胸廓有无起伏，同时以食指和中指触摸患者气管正中部位再向一侧滑移 2~3 cm，颈动脉搏动触点即在此平面的胸锁乳突肌前缘的凹陷处。若意识丧失，无自主呼吸，同时颈动脉搏动消失，即可判定为心搏骤停，应立即开始抢救，并及时呼救以取得他人帮助。

2）有无头颈部外伤，对伤者应尽量避免移动，以防脊髓进一步损伤。

2. C（人工循环）

1）心前区叩击术：心前区叩击术是发现心搏骤停后应立即采取的一种紧急措施。通过拳击心前区产生的机械震动转变为微弱电流来刺激心脏使其复跳。方法：施救者将拳握紧，用拳底肌肉部分在患者胸骨中下 1/3 交界处，离骨壁 20~30 cm 高处向下猛力叩击 1~2 次，如无脉搏与心音，应立即进行胸外心脏按压术。注意点：①要求在心脏骤停 1 分钟内进行；②对缺氧而跳动着的心脏拳击易引起心室颤动，故避免应用；③对室性心动过速而循环尚未停止的患者也不宜应用。

2）胸外心脏按压术：把患者平放于木板床或平地上，急救者以一掌根置于患者胸骨中下 1/3 交界处，另一手掌交叉重叠于此掌背之上，其手指不能压于患者胸部，按压时两肘伸直，用肩背部力量垂直下压，使胸廓下压 5~6 cm，突然放松，使掌根不离开胸壁，按压频率为 100~120 次/分，可促进心脏复跳。此外，抬高患者下肢可增加静脉回流，改善循环。必须强调不要因为听诊、心电图检查而频繁停止按压，心内注射、电击、气管插管时时间亦不应超过 10 秒。心脏按压要与人工呼吸配合进行。

此外，儿童可用一个手掌按压，婴儿仅需 2 个或 3 个手指即可进行有效按压。此外，亦可用双手围绕婴儿两侧胸背部，用两个拇指在前进行按压的改良方法。儿童越小，按压频率应加快、按压幅度减小。

心脏按压的有效表现：①每次按压时能扪及颈动脉等大动脉的搏动，可测得收缩压在 60 mmHg 以上；②口唇、甲床色泽转红；③瞳孔缩小，出现睫毛反射；④呼吸逐渐恢复；⑤下颌及四肢肌张力逐渐恢复，出现吞咽反射。

胸外心脏按压术并发症：胸外心脏按压术操作不正确，效果大为降低。按压的动作要迅速有力，有一定的冲击力，每次松压时需停顿瞬间，使心室较好充盈。但按压切忌用猛力，以避免造成以下并发症：①肋骨、胸骨骨折，肋软骨脱离，造成不稳定胸壁；②肺损伤和出血、气胸、血胸、皮下气肿；③内脏损伤，如肝、脾、肾或胰损伤，后腹膜血肿；④心血管损伤，发生心包填塞、心脏起搏器或人工瓣膜损坏或脱离、心律不齐、心室颤动；⑤栓塞症（血、脂肪、骨髓或气栓子）；⑥胃内容物反流，造成吸入或窒息。

有以下情况的患者不宜采用胸外心脏按压术，如大失血患者、老年人桶状胸、胸廓畸形、心包压塞症、肝脾过大、妊娠后期、胸部穿通伤等。

3）胸内心脏按压术指征：①胸骨或脊柱畸形致纵隔移位；②胸部创伤；③左心房黏液瘤、心室壁瘤、重度二尖瓣狭窄、心脏撕裂或穿破及心外填塞；④严重肺气肿、气胸、血胸；⑤手术过程中和妊娠后期；⑥常规心外按压 20 分钟无效者。

3. A（呼吸道通畅）

开放气道以保持呼吸道通畅，是进行人工呼吸前的首要步骤。患者应平卧在平地或硬板上，头部不能高于胸部平面，松解衣领及裤带，清理口中污物、义齿及呕吐物等，然后按以下手法开放气道。

1）仰头抬颏法：此法解除舌后坠效果最佳且安全、简单易学，适用于无头、颈外伤的患者。急救者一手置于患者前额，向后加压使头后仰。另一手的食指和中指置于患者颏部的下颌角处，将颏上抬，但应避免压迫颈前部及颌下软组织，且抬高程度以下颌角、耳垂连线与地面垂直为限。

2）下颌前推法（托下颌法）：急救者将其拇指（左右手均可）放在患者颧骨上作支点，用同一手的食指或中指放在患者耳垂下方的下颌角处着力点，将下颌向前向上托起，使下颌牙超过上颌牙，此时舌根便离开咽后壁从而解除了气道阻塞。如单手无力，也可将另一手放在对侧相同部位用双手托举。若双手托举，行口对口人工通气时，急救者可用颊部紧贴并堵塞患者鼻孔,当疑有颈椎病变时,头不应后仰,单纯托起下颌即可,此法效果确实,缺点是操作稍难,急救者腕部及手指易感疲乏。

3)对疑有头、颈部外伤者,不应抬颈,以免进一步损伤脊髓。宜用托颌法,急救者位于患者头侧,两拇指位于口角旁,其余四指托住患者下颌部位,保证头部与颈部固定,再用力将下颌向上抬起,使下齿高于上齿。

4. B(人工呼吸)

心搏骤停 20 ~ 30 秒,呼吸亦随之停止,在胸外心脏按压的同时,需建立人工呼吸,否则心脏复跳很困难。一旦确定呼吸停止,必须立即进行人工呼吸。

1)口对口人工呼吸:急救者将放在患者前额上的手的拇指与食指夹紧患者鼻孔,另一手翻开患者口唇,正常吸气后用双唇包绕患者的嘴唇,用力吹气,直至患者胸廓明显隆起,然后放松鼻孔,让患者胸廓复原。每次吹气应持续 1 秒,每分钟吹气 10 ~ 12 次,如此反复进行。

2)口对鼻人工呼吸:适用于口部外伤、牙关紧闭或脱臼、脱齿、口唇封闭不严以及婴幼儿等。方法是一手压额使头部后仰,一手抬颌使患者口唇紧闭。深吸气,用双唇紧贴患者鼻孔吹气。气量与吹气频率与口对口人工呼吸相同。

无论 1 人或 2 人抢救时,心脏按压 30 次,人工呼吸 2 次。人工呼吸有效的标准是:①吹气时胸部隆起;②呼气时听到气体溢出声;③吹气时可听到肺泡呼吸音。人工呼吸的主要并发症是空气进入胃部可引起胃扩张,甚至胃破裂。控制吹气量,间断压迫上腹部可以预防。

(二)进一步生命支持(ALS)

主要为在 BLS 基础上应用辅助设备及特殊技术,建立和维持有效的通气和血液循环,识别及治疗心律失常,建立有效的静脉通路,改善并保持心肺功能及治疗原发疾病。

1. 气管内插管

若患者未恢复自主呼吸,应尽早进行气管内插管,插入通气管后,可立即连接非同步定容呼吸机或麻醉机。每分钟通气 12 ~ 15 次即可。一般通气时,暂停胸外按压 1 ~ 2 次。

2. 环甲膜穿刺

遇有插管困难而严重窒息的患者,可以 16 号粗针头刺入环甲膜,接上"T"形管输氧,可立即缓解严重缺氧情况,为下一步气管插管或气管造口术赢得时间,为完全复苏奠定基础。

3. 气管造口术

气管造口术是为了保持较长期的呼吸道通畅。主要用于心肺复苏后仍然长期昏迷的患者。

4. 心肺复苏药物的应用

目前认为心脏复苏药以气管内或静脉内给药最为理想。切忌在心脏严重缺氧状态下,过早应用心脏复苏药物,通常在心脏按压 1 ~ 2 分钟,心脏仍未复跳时才考虑用药。常用的心脏复苏药物如下。

1）肾上腺素：肾上腺素是少数已被证实有效的药物之一，为心搏骤停和 CPR 期间的首选药物。可用于电击无效的心室颤动、无脉性室性心动过速、无脉性电活动、心脏停搏。其作用机制为：①激动外周血管 α 受体，提高平均动脉压，增加心脑血液灌注；②激动冠状动脉和脑血管 β 受体，增加心脑血流量；③使心肌的细颤转为粗颤，有利于电除颤。

肾上腺素的常用量为 1 mg，静脉注射，若首次用量效果不佳，可每隔 3 ~ 5 分钟重复使用，直至自主循环恢复。如果采用气管内滴注，则剂量加倍，为 2 ~ 2.5 mg，并用生理盐水稀释至 10 mL 应用。

2）血管加压素：血管加压素可直接作用于非肾上腺素能 $β_1$ 受体，促进外周血管收缩，提高体循环血管阻力。其优点为无 β 效应、作用不受酸中毒影响及降低复苏后心肌功能失调的危险率。缺点是在儿童可引起心脏停搏。目前推荐用于心室颤动者，单次剂量为 40 U，推荐只用一次。

3）利多卡因：利多卡因可抑制心室异位节律，提高心室颤动阈值，治疗量对心肌收缩力和动脉血压均无明显影响，为室性心动过速的首选药物，对除颤成功后再次复发心室颤动者亦有效。常规剂量为 1 mg/kg，静脉注射，若无效可每 5 ~ 10 分钟以 0.5 ~ 0.75 mg/kg 重复 1 次，最大剂量为 3 mg/kg。

4）阿托品：阿托品可降低迷走神经兴奋性，增加窦房结的自律性，改善房室传导，用于心脏停搏、Ⅲ度房室传导阻滞或高度房室传导阻滞以及严重心动过缓。剂量为 0.5 ~ 1 mg，静脉注射，每 3 ~ 5 分钟 1 次，最大总剂量为 3 mg。

5）溴苄胺：有明显的提高心室颤动阈值作用，在非同步除颤前，先静脉注射溴苄胺，具有较高的转复率，并防止心室颤动复发。用法：溴苄胺 5 ~ 10 mg/kg 体重，静脉注射，不必稀释。注入后，即进行电除颤。如不成功可重复，每 15 ~ 30 分钟给 10 mg/kg，总量不超过 30 mg/kg。

6）胺碘酮：除 α、β 受体阻滞作用外，还能影响钠、钾、钙离子通道，对房性和室性心律失常均有效。用法为 150 mg 加入 5% 葡萄糖 20 mL 中 10 分钟内缓慢静推，继之以 1 mg/min 持续点滴，6 小时后改为 0.5 mg/min 维持。

7）甲氧明：近年研究证明，甲氧明在心肺复苏中效果良好，因其属单纯兴奋 α 受体的药物，可明显提高主动脉舒张压，改善冠状动脉灌注，提高复苏成功率，故近年主张首选。用法为 10 mg 静脉缓缓注入。

8）5% 碳酸氢钠：碳酸氢钠在成人进一步生命支持初期不主张应用，因为它不改善患者后果，只在除颤、心脏按压、支持通气和药物治疗后，或早已存在代谢性酸中毒、高钾血症时，才考虑应用。用法：一般可静脉注射或快速静脉滴注，首剂为 0.5 ~ 1 mmol/kg（5% 碳酸氢钠 100 mL = 60 mmol）；以后最好根据血气分析及 pH 值决定用量，如无条件可每 10 分钟重复首次剂量的 1/2，连用 2 ~ 3 次。一般总量不超过 300 mL，同时保证充分通气，以免加重心脏和大脑功能损害。

9）钙剂：钙离子是心肌应激性离子，能增加心肌的张力和收缩力，并延长心脏的收缩期，但过高的钙离子浓度可使心肌持续收缩而出现"石头心"。心肌和血管平滑肌过度收缩，加重细胞缺血—再灌注损伤，诱发心肌缺血缺氧和心肌梗死。对洋地黄化的患者，更有促使洋地黄中毒的危险。目前不建议常规使用钙剂。一般适用于高钾血症、低钙血症或钙通道阻滞剂中毒引起的心搏骤停。用量为10%葡萄糖酸钙0.5 mL/kg（最大量20 mL），或10%氯化钙0.2 mL/kg（最大量10 mL）。

10）硫酸镁和氯化镁：在指南中作为Ⅱb类推荐，仅在有明确的低镁、低钾血症时使用。

11）呼吸兴奋剂：使用呼吸兴奋剂的目的在于加强或完善自主呼吸功能。常用的有二甲弗林、尼可刹米、戊四氮、洛贝林等。新近研究认为，在呼吸复苏早期，由于脑组织内氧合血液的灌注尚未完全建立，细胞仍处于缺氧状态，此时不宜使用呼吸兴奋剂，用了反可刺激细胞的新陈代谢而加重细胞损害，致其功能恢复困难，甚至导致细胞死亡，常在复苏成功20～30分钟，脑组织才逐渐脱离缺氧状态，60分钟后脑组织有氧代谢恢复。因此，呼吸兴奋剂的应用（包括中枢神经兴奋剂），在复苏成功1小时后才考虑应用，最好的适应证为自主呼吸恢复，但有呼吸过浅、过慢、不规则等呼吸功能不全者。

12）其他用药：有指征时酌情应用升压药、强心剂、抗酸剂及抗心律失常药。

5. 心电监测、电除颤与起搏

1）心电监测：心搏骤停后，应尽快连接心电图导联，描记心电图，以明确心脏骤停的心电图表现。连续心电监测，可以了解迅速变化的心律及对复苏的反应，以利于指导抢救。

2）电除颤：一旦心电监护显示为心室颤动，应立即进行非同步电除颤。首次电击能量为200 J，一次无效，短期内（3分钟内）可增大能量再次电击，最大能量以不超过360 J为宜。亦可静脉注射溴苄胺5～10 mg/kg，或利多卡因1 mg/kg后再电除颤。如为细颤波，可静脉注射肾上腺素1 mg，细颤变为粗颤后再除颤。已开胸手术或开胸心脏按压者，可胸内电除颤，其能量较胸壁放电时低，一般为50～100 J。

3）电起搏：尽管心搏骤停后用电起搏治疗尚有争议，但下列情况下可能有效：①高度或完全性房室传导阻滞；②交界性心律；③显著窦性心动过缓。电机械分离起搏无效，心室停顿的预后也差。电起搏分为静脉插管心内起搏、食管电极起搏和皮肤电极起搏。对室性快速心律失常，可行超速起搏，通过超速抑制或打断折返使异位心律终止。

二、脑复苏

因心搏骤停后往往出现全身组织，尤其是脑、心、肾的严重缺氧，加之代谢紊乱，生命脏器（心、脑、肺、肝、肾）功能严重损害，故需要积极采取有效的防治措施。

1. 缺氧性脑损害的病理生理

心跳停止后2～3分钟，脑血管内红细胞沉积，5～10分钟形成血栓，10～15分钟血浆析出毛细血管，脑血流停止15分钟以上，即使脑循环恢复，95%脑组织可出现"无血流"现象，主要由于血管周围胶质细胞、血管内皮细胞肿胀和血管内疱疹形成堵塞微循环，故有人提出立即于颈动脉内进行脑灌注（脑灌注疗法）。

脑组织在人体器官中最容易受缺血伤害，这是由于脑组织的高代谢率、高氧耗和对高血流量的需求。整个脑组织重量只占体重的2%，但静息时，它需要的氧供却占人体总摄取量的20%，血流量占心排出量的15%。

正常脑血流量（CBF）为每100 g脑组织45～60 mL/min，低于20 mL/min即有脑功能损害，低于8 mL/min即可导致不可逆损害，前者称为神经功能临界值，后者为脑衰竭临界值。

脑内的能量储备很少，所储备的三磷酸腺苷（ATP）和糖原，在心跳停止后10分钟内即耗竭，故脑血流中断5～10秒就发生晕厥，继而抽搐，如脑血流中断四五分钟，就有生命危险。研究认为，心搏骤停后的能量代谢障碍易于纠正，而重建循环后发生或发展的病理生理变化，即上述所谓"无血流"现象给脑组织以第二次打击，可能是脑细胞死亡的主要原因。心搏骤停和重建循环后低血压的时间越长，无血流现象越明显。此外，脑生化方面的紊乱，在缺血期间活性自由基（超氧化物自由基C）等的形成，可损伤细胞膜，甚至导致细胞死亡，因而有主张用自由基清除剂。缺氧后导致组织损害的另一重要激活因素是细胞内钙离子增加，认为细胞质中钙离子浓度增加是引起缺血、缺氧后脑细胞死亡的因素之一。

因缺血、缺氧，脑组织内的毛细血管因超氧化物自由基的蓄积和局部酸中毒的作用而通透性增加，加之流体静力压升高，血管内液体与蛋白质进入细胞外间隙而形成脑水肿。脑水肿的防治与提高脑复苏成功率有很大关系。低温、脱水疗法的疗效已被公认。

2. 脑复苏措施

脑复苏主要针对四个方面：降低脑细胞代谢率，加强氧和能量供给，促进脑循环再流通及纠正可能引起继发性脑损害的全身和颅内病理因素。

1）调节平均动脉压（MAP）：要求立即恢复并维持正常或稍高于正常的MAP（90～100 mmHg），要防止突然发生高血压，尤其不宜超过自动调节崩溃点（MAP为130～150 mmHg）。若血压过高，可用血管扩张剂如咪噻芬、氯丙嗪和硝普钠等。预防低血压，可用血浆或血浆代用品提高血容量，或用药物如多巴胺等调节MAP。多数心搏骤停患者可耐受增加10%左右的血容量（1%体重），有时可用胶体代用品如右旋糖酐－40或低分子右旋糖酐，最好根据肺动脉楔压监测进行补充血容量。

2）呼吸管理：为预防完全主动过度换气引起颅内压升高，对神志不清的患者应使用机械呼吸器。应用呼吸器过度通气，使动脉血氧分压（PaO_2）和脑微循环血氧分压明显提高，对缺氧性损伤的恢复，保证脑组织的充分供氧是非常必需的。

3）低温疗法：低温可降低脑代谢，减少脑氧耗，减慢缺氧时ATP的消耗率和高乳酸血症的发展，有利于保护脑细胞，减轻缺氧性脑损害。此外，低温尚可降低大脑脑脊液压力，减小脑容积，有利于改善脑水肿。

（1）降温开始时间：产生脑细胞损害和脑水肿的关键性时刻，是循环停止后的最初10分钟。因此降温时间越早越好，1小时内降温效果最好，2小时后效果较差，心脏按压的同时即可在头部用冰帽降温。

（2）目标温度：低温能减少脑组织耗氧量。一般认为：32～34 ℃对脑有较大的作用，降为28 ℃以下，脑电活动明显呈保护性抑制状态。但体温降至28 ℃易诱发心室颤动等严重心律失常，故宜采用头部重点降温法。

（3）降温持续时间：至少24小时，一般需2～3天，严重者可能要1周以上。为了防止复温后脑水肿反复和脑耗氧量增加而加重脑损害，降温持续至中枢神经系统皮质功能开始恢复，即以听觉恢复为指标，然后逐步停止降温，让体温自动缓慢上升，绝不能复温过快。

4）脱水疗法：可提高血浆胶体渗透压，造成血液、脑脊液、组织细胞之间渗透压差，使脑细胞内的水分进入血液而排出体外，从而脑体积缩小，颅内压降低。心肺复苏成功后，应给20%甘露醇125～250 mL，快速静脉滴入，或呋塞米、依他尼酸钠40～100 mg静脉注射。也可用地塞米松5～10 mg静脉注射，每4～6小时1次，一般连用3～5天。

5）巴比妥酸盐疗法：巴比妥类能增加神经系统对缺氧的耐受力，可以抑制复苏后脑组织代谢率的异常增加，具有稳定脑细胞膜的作用。巴比妥类还可减轻脑水肿，改善局部血流的分布异常，缩小梗死面积。此外，巴比妥类还可防治抽搐发作，强化降温对脑组织代谢率的抑制能力，提高低温疗法的效果。一般强调在心脏复跳后30～60分钟开始应用，迟于24小时则疗效显著降低。可选用2%硫喷妥钠5 mg/kg即刻静脉注射，每小时2 mg/kg（维持血浓度2～4 mg），以达到安静脑电图为宜，总量不超过30 mg/kg；或苯妥英钠7 mg/kg静脉注射，必要时重复给药。硫喷妥钠多用于昏迷患者，属于深度麻醉药，应在麻醉医生指导下进行。下列情况暂停给药：①维持正常动脉压所需血管收缩药物剂量过大时；②心电图出现致命性心律失常时；③中心静脉压及肺动脉楔压升至相当高度或出现肺水肿。

6）促进脑细胞代谢：ATP可供应脑细胞能量，恢复钠泵功能，有利于减轻脑水肿。葡萄糖为脑组织获得能量的主要来源。此外辅酶A、细胞色素C、多种维生素等与脑组织代谢有关的药物均可应用。

7）高压氧的应用：高压氧可提高脑组织的氧分压，降低氧耗及颅内压，促进脑功能的恢复。尤其对心肺复苏后脑损害严重，脑复苏比较困难，反复抽搐，持续呈昏迷状态且病情逐渐恶化者可行高压氧治疗。

8）肾上腺皮质激素：肾上腺皮质激素在心肺脑复苏过程中具有多方面的良好作用。一般来讲，单独应用肾上腺皮质激素仅适用于轻度脑损害者；多数情况下，常与脱水剂、低温疗法同时应用。其用量要大，如地塞米松每次5～10 mg，静脉注射，每4～6小时1次，一般情况下应连用3～5天。

9）钙拮抗剂的应用和关于应用钙剂的问题：脑缺血后脑内Ca^{2+}的移行，关系到细胞内代谢、细胞内释放游离脂肪酸、产生氧自由基的情况以及脑微血管无复流现象，这些异常均会导致神经元的损害，钙拮抗剂可改变这些过程。脑完全缺血后血流恢复，可有10～20分钟的短暂高灌流合并血管运动麻痹而血脑屏障破坏，形成水肿，以后有6～18小时的长时间低灌流。钙拮抗剂为强的脑血管扩张剂，可降低此种缺血后的低灌流状态。

脑缺血缺氧后进行复苏，再灌流不足和神经细胞死亡部分起因于Ca^{2+}进入血管平滑肌和神经元。

关于心搏骤停后钙剂的应用，近年来的文献指出：①休克、缺氧或缺血时，有迅速而大量的Ca^{2+}内流进入细胞；②细胞质内Ca^{2+}升高可减低腺苷酸环化酶的活性，引起类似肾上腺素能阻滞剂的产生；③细胞质内 Ca^{2+} 增多，可使线粒体氧化磷酸化失偶联，抑制 ATP 的合成；④细胞质内 Ca^{2+} 升高导致心肌纤维过度收缩，抑制左心室充盈，减低最大收缩力。因此说明 Ca^{2+} 内流入细胞质有代谢和机械两方面毒性作用。故复苏时禁忌常规应用钙剂治疗，并必须仔细地重新评价。

10）抗自由基药物的应用：该类药物含有阻断自由基作用的超氧化物歧化酶、过氧化氢酶、谷胱甘肽过氧化物酶和自由基清除剂，如甘露醇、维生素 C、维生素 E、辅酶 Q_{10}、丹参、莨菪碱等。

3. 脑复苏转归

不同程度的脑缺血、缺氧，经复苏处理后可能有 4 种转归。

1）完全恢复。

2）恢复意识，遗有智力减退、精神异常或肢体功能障碍等。

3）去大脑皮质综合征，即患者无意识活动，但保留着呼吸和脑干功能。眼睑开闭自由，眼球无目的地转动或转向一侧，有吞咽、咳嗽、角膜和瞳孔对光反射，时有咀嚼、吮吸动作，肢体对疼痛能回避。肌张力增高，饮食靠鼻饲，大小便失禁。多数患者将停留在"植物状态"。

4）脑死亡，包括脑干在内的全部脑组织的不可逆损害。对脑死亡的诊断涉及体征、脑电图、脑循环和脑代谢等方面，主要包括：①持续深昏迷，对外部刺激全无反应；②无自主呼吸；③无自主运动，肌肉无张力；④脑干功能和脑干反射大部或全部丧失，体温调节紊乱；⑤脑电图呈等电位；⑥排除抑制脑功能的可能因素，如低温、严重代谢和内分泌紊乱、肌松药和其他药物的作用等。一般需观察 24～48 小时方能做出结论。

4. 维持血压及循环功能

心搏骤停复苏后，循环功能往往不够稳定，常出现低血压或心律失常。低血压如系血容量不足，则应补充血容量；心功能不良者应酌情使用强心药物如毛花苷 C；需用升压药物，则以选用间羟胺或多巴胺为好；如发生严重心律失常，应先纠正缺氧、酸中毒及电解质紊乱，然后再根据心律失常的性质进行治疗。

多巴胺 20～40 mg 加入 5% 葡萄糖液 100 mL，静脉滴注，滴速以维持合适的血压及尿量为宜（每分钟在 2～10 µg/kg），可增加心排血量；大于每分钟 10 µg/kg，则使血管收缩；大于每分钟 20 µg/kg，可降低肾及肠系膜血流。

如升压不满意，可加氢化可的松 100～200 mg 或地塞米松 5～10 mg，补充血容量，纠正酸血症，多数血压能上升，待血压平稳后逐渐减量。

如升压药不断增加，而血压仍不能维持，脉压小，肢体末梢发绀，颈静脉怒张，中心静脉压（CVP）升高（或肺毛细血管楔压升高，左心房压升高），心力衰竭早期可加用血管扩张药物：①硝酸甘油 20 mg 加入 5% 葡萄糖液 100 mL，静脉滴注，滴速为 5～200µg/min；②硝普钠 5 mg 加入 5% 葡萄糖液 100 mL，静脉滴注，滴速为 5～200 µg/min。用药超过 3 天，有氰化物中毒的可能；③酚妥拉明 2～5 mg 加入 5% 葡萄糖液 100 mL，静脉滴注，滴速为 20～100 µg/min。

5. 纠正酸中度及电解质紊乱

根据二氧化碳结合力、血 pH 值及剩余碱等检测结果补充碳酸氢钠，一般复苏后前 2 ~ 3 日仍需每日给予 5% 碳酸氢钠 200 ~ 300 mL，以保持酸碱平衡。根据血钾、钠、氯结果作相应处理。

6. 防治急性肾衰竭

如果心脏骤停时间较长或复苏后持续低血压，则易发生急性肾衰竭。原有肾脏病变的老年患者尤为多见。心肺复苏早期出现的肾衰竭多为急性肾缺血所致，其恢复时间较肾毒性者长。由于通常已使用大剂量脱水剂和利尿剂，临床可表现为尿量正常甚至增多，但血肌酐升高（非少尿型急性肾衰竭）。

防治急性肾衰竭时应注意维持有效的心脏和循环功能，避免使用对肾脏有损害的药物。若注射呋塞米后仍然无尿或少尿，则提示急性肾衰竭。此时应按急性肾衰竭处理。

7. 其他

防治继发感染。对于肠鸣音消失和机械通气伴有意识障碍患者，应该留置胃管，并尽早地经胃肠道补充营养。

三、心肺复苏中易犯的错误

1. 延误、耽搁是可能救活患者的祸首；只有争分夺秒才是救星。

2. 可能扪及颈动脉搏动，并不意味着充分的循环复苏。它可能是（封闭充水系统内）液体静力压力波的被动性传导。

3. 瞳孔的大小及反应，也可受到光线的影响。

4. 插置气管内导管前，先行 5 ~ 6 次人工通气，否则可加深缺氧性损害。

5. 复苏操作开始前，应先将口咽部呕吐物等清除，以防吸入呼吸道引起窒息。

6. 复苏过程中，常可引起胃扩张，应注意呕吐，防止呕吐物吸入呼吸道的危险。

7. 为儿童及婴儿进行复苏的常犯错误是按压力量过大，导致肋骨骨折，内脏破裂等。

8. 心脏按压过快，可妨碍心室的充盈。

四、复苏有效的指标

心肺复苏急救中应对复苏效果进行连续动态评价，可根据以下几方面综合判断复苏有效。

1. 大动脉搏动恢复：停止胸外按压后仍可触及颈动脉、股动脉等大动脉搏动。

2. 皮肤、黏膜、面色及口唇转为红润。

3. 瞳孔由散大到缩小，对光反射恢复。

4. 神志改善，患者出现脑功能恢复迹象如眼球活动、睫毛反射甚至手脚开始抽动，肌张力恢复。

5. 自主呼吸出现：经积极复苏后自主呼吸及心搏已有良好恢复，可视为复苏成功。可延续复苏后疾病的进一步治疗。

五、终止复苏的指标

出现下列情况时，可停止 CPCR。

1. 经 30 分钟以上积极正规心肺复苏抢救后，仍无任何心电活动、自主循环不能恢复。特殊情况如淹溺、低温、电击和雷击、创伤与妊娠等则应延长复苏时间。

2. 脑死亡

诊断要点：

1）有明确病因，且为不可逆性。

2）深昏迷，对任何刺激无反应，格拉斯哥昏迷量表（GCS）评分 3 分。

3）24 小时无自主呼吸，必须靠呼吸机辅助通气。

4）脑干反射消失（如角膜反射、头眼反射等）。

5）脑生物电活动消失，脑电图呈电静息，诱发电位各波消失。

6）排除抑制脑功能的可能因素，如低温、严重代谢和内分泌紊乱、肌松剂和其他药物（如巴比妥类中毒）的作用。持续 6~24 小时观察，重复检查无变化。

六、护理要点

患者复苏成功后病情尚未稳定，需继续严密监测和护理，稍有疏忽或处理不当，即有呼吸、心跳再度停止而死亡的危险。护理中应注意以下方面。

1. 紧急抢救护理配合

协助医生进行"CAB"步骤心肺复苏，立即穿刺开放两条或两条以上静脉通路，遵医嘱给予各种药物。建立抢救特护记录，严格记录出入量、生命体征，加强医护联系。

2. 密切观察体征

如有无呼吸急促、烦躁不安、皮肤潮红、多汗和二氧化碳潴留而致酸中毒的症状，如有应及时采取防治措施。

3. 维持循环系统的稳定

复苏后心律不稳定，应予心电监护。同时注意观察脉搏、心率、血压、末梢循环（通过观察皮肤、口唇颜色，四肢温度、湿度，指、趾甲的颜色及静脉的充盈情况等）及尿量。

4. 保持呼吸道通畅，加强呼吸道管理

注意呼吸道湿化和清除呼吸道分泌物。对应用人工呼吸机患者应注意：呼吸机参数（潮气量、呼吸比及呼吸频率等）的及时调整；吸入气的湿化；观察有无导管阻塞、衔接松脱，皮下气肿，通气不足或通气过度等现象。

5. 加强基础护理

预防压疮及肺部感染和泌尿系感染，保证足够的热量，昏迷患者可给予鼻饲高热量、高蛋白饮食。定期监测水、电解质平衡。

6. 防止继发感染

注意保持室内空气新鲜，患者及室内清洁卫生；注意严格无菌操作，器械物品必须经过严格的消毒灭菌；如患者病情允许，勤拍背；若出汗，及时擦干皮肤、更换床单，防止压疮及继发感染发生；注意口腔护理。

7. 防治复苏后心脏再度停搏

心跳、呼吸恢复后，应警惕复苏后的心脏再度停搏。例如在心脏复苏中，尚未恢复窦性节律即停止按压；降温过低（27 ℃以下）引起心律失常；脱水剂停用过早；脑水肿未能控制而发生脑疝；呼吸道堵塞和通气不足；人工呼吸器使用不当或机械故障；应用抗心律失常药物或冬眠药物用量过大、速度过快而抑制心血管功能；输血补液过多、过速或血容量补充不足；肺部感染；呼吸功能衰竭等，均能使复跳的心脏再度停搏，故对心搏骤停的患者在复苏过程中，需密切观察病情，医护配合，全面分析病况，以取得心肺复苏成功。

七、预后评估

预后评估的标准：心搏骤停后72小时行正中神经诱发电位测试有助于判断昏迷患者的神经学预后，临床体征可参照以下5项来预测死亡或神经系统不良后果：

1. 24小时后仍无皮质反应。

2. 24小时后仍无瞳孔反射。

3. 24小时后对疼痛刺激仍无退缩反应。

4. 24小时后仍无运动反射。

5. 72小时后仍无运动反射。

（张丽莎　于小玉　张海俊）

第三章 休 克

第一节 概 述

休克是机体有效循环血容量减少、组织灌注不足、细胞代谢紊乱和功能受损的病理过程，它是一个由多种病因引起的综合征。氧供给不足和需求增加是休克的本质，产生炎症介质是休克的特征，因此恢复对组织细胞的供氧、促进其有效利用，重新建立氧的供需平衡和保持正常的细胞功能是治疗休克的关键环节。现代的观点将休克视为一个序惯性事件，是一个从亚临床阶段的组织灌注不足向多器官功能障碍综合征（MODS）或多器官功能衰竭（MOF）发展的连续过程。因此，应根据休克不同阶段的病理生理特点采取相应的防治措施。

一、病因、分类和发病机制

（一）病因和分类

休克的种类很多，分类也不统一，最常用的分类方法是按病因分类。按病因休克可分为失血性、烧伤性、创伤性、感染性、过敏性、心源性、神经源性和内分泌性休克。前3种休克均伴有血容量降低，可统称为低血容量性休克。按休克时的血流动力学特点，临床上可见高排低阻、低排高阻、低排低阻等类型。而按休克的始动环节分类，又可分为以下四类。

1. 低血容量性休克

包括失血、失液、烧伤、毒素、炎性渗出等类型。

2. 心源性休克

包括急性心肌梗死、心力衰竭、严重心律失常、室间隔破裂等，即所谓心脏泵衰竭。

3. 血管扩张性休克

包括感染性、神经源性、过敏性、内分泌性等。

4. 阻塞性休克

包括腔静脉压迫、心包压塞、心房黏液瘤、大块肺栓塞、张力性气胸、动脉瘤分离等。

上述分类较为简明，但由于休克病因不同，可同时具有两种以上血流动力学变化，如严重创伤的失血和剧烈疼痛引起的休克，可同时具有血流分布异常及低血容量，并随病情发展而发生变化，故休克的分型只是相对的，是可变的。

尽管发生休克的病因各不相同，但组织有效灌流量减少是不同类型休克的共同特点。保证组织有效灌流的条件是：①正常的心泵功能；②足够数量及质量的体液容量；③正常的血管舒缩功能；④血液流变状态正常；⑤微血管状态正常。

（二）发病机制与病理生理改变

1. 发病机制

根据血流动力学和微循环变化的规律，休克的过程分为三期。

1）微循环缺血期

（1）在低血容量、内毒素、疼痛、血压下降等因素作用下，通过不同途径导致交感—肾上腺髓质系统兴奋，使儿茶酚胺大量释放。

（2）交感神经兴奋、儿茶酚胺增多及血容量减少均可引起肾缺血，使肾素—血管紧张素—醛固酮系统活性增高，产生大量的血管紧张素Ⅲ，使血管强烈收缩。

（3）血容量减少，可反射性地使下丘脑分泌抗利尿激素，引起内脏小血管收缩。

（4）增多的儿茶酚胺可刺激血小板，立即产生更多的缩血管物质血栓素 A_2，引起小血管收缩。

（5）胰腺在缺血、缺氧时，其外分泌腺细胞内的溶酶体破裂，释放出蛋白水解酶。毛细血管内流体静力压下降、组织间液回吸收增加，有助于恢复有效循环，并优先保证了心脑等器官代谢和功能活动。

2）微循环淤血期

（1）微循环持续性缺血使组织缺氧而发生乳酸中毒。

（2）组织缺氧、内毒素可激活凝血因子Ⅻ、Ⅻa，促进凝血，同时可激活补体系统形成 C_{3b}，形成大量的激肽。激肽物质具有较强的扩张小血管和使毛细血管通透性增高的作用。

（3）休克时，内啡肽在脑和血液中增多，对心血管系统有抑制作用。

（4）由于缺氧、组织内某些代谢产物增多对微血管有扩张作用，多数或全部毛细血管同时开放，扩大了血管床的总容积，导致回心血量、心排血量和血压进一步下降。

3）微循环衰竭期：若病情继续发展，便进入不可逆性休克。淤滞在微循环内的黏稠血液在酸性环境中处于高凝状态，红细胞和血小板容易发生聚集并在血管内形成微血栓，甚至引起弥散性血管内凝血。此时，由于组织缺少血液灌注，细胞处于严重缺氧和缺乏能量的状况，细胞内的溶酶体膜破裂，溶酶体内多种酸性水解酶溢出，引起细胞自溶并损害周围其他的细胞。最终引起大片组织、整个器官乃至多个器官功能受损。

2. 病理生理的改变

1）微循环的改变：当循环血量锐减时，血管内压力发生变化，由主动脉弓和颈动脉窦压力感受器所感知，通过反射到达延髓。血管舒缩中枢和交感神经兴奋，作用于心脏、小血管、肾上腺，使心跳加快，增加心排血量。肾上腺髓质和交感神经节纤维释放大量儿茶酚胺，毛细血管的血流减少，使管内压力降低，血管外液体进入管内，血量得到部分补偿，当循环血量继续减少时，长时间的、广泛的微动脉收缩和动静脉短路及直接通道开放，使进入毛细血管的血量继续减少，缺氧代谢产生的乳酸、丙酮酸增多，直接损害调节血液通过毛细血管的前括约肌。微动脉及毛细血管前括约肌舒张，引起大量血液滞留在毛细血管网内，同时组织缺氧后，全部毛细血管同时开放，毛细血管容积大增，血液停滞在内，使回心血量大减，心排血量降低，血压下降，在毛细血管内形成微细血栓，出现弥散性血管内凝血，消耗了各种凝血因子，且激活了纤维蛋白溶解系统。

结果出现严重的出血倾向。

2）体液代谢改变：儿茶酚胺能促进胰高血糖素的生成，抑制胰岛素的产生和其外周作用，加速肌肉和肝内糖原分解以及刺激垂体分泌促肾上腺皮质激素，故休克时血糖升高。丙酮酸和乳酸增多，引起酸中毒，蛋白质分解代谢增加，以致血尿素、肌酐和尿酸增加，肾上腺分泌醛固酮增加，可使脑垂体后叶增加抗利尿激素的分泌，使血浆量增加，由于细胞缺氧，三磷酸腺苷减少，细胞被消化，产生自溶现象，造成组织坏死。特殊的代谢产物，如组胺、5－羟色胺、肾素—血管紧张素、醛固酮、缓激肽、前列腺素、溶酶体酶的产生增加。

3）内脏器官的继发性损害：在严重休克时，可出现多种器官损害，心、肺、肾的衰竭是造成休克死亡的三大原因。

（1）肺：休克时缺氧可使肺毛细血管内皮细胞和肺泡上皮细胞受损，导致血管壁通透性增加，表面活性物质减少。从而导致肺间质水肿，继发肺泡萎陷而引起局限性肺不张及氧弥散障碍，通气/血流比例失调，导致急性呼吸窘迫综合征（ARDS）。高龄患者发生 ARDS 的危险性更大，超过 65 岁的老年患者病死率相应增加。具有全身性感染的 ARDS 患者死亡率也明显增加。ARDS 常发生于休克期内或稳定后 48～72 小时。

（2）肾：因血压下降、儿茶酚胺分泌增加使肾血管收缩和有效循环血流量减少，肾滤过率降低，尿量减少，同时，肾皮质内肾小管上皮细胞变性坏死，引起急性肾衰竭。

（3）心：当心排血量和主动脉压降低，舒张期血压也下降，可使冠状动脉灌流量减少，心肌因缺氧而受损。低氧血症、代谢性酸中毒及高钾血症也可损害心肌，引起心肌坏死。

（4）肝：内脏血管发生痉挛，肝脏血流减少，引起肝脏缺血、缺氧、血液淤滞，肝血管窦和中央静脉内微血栓形成引起肝小叶中心坏死，导致肝衰竭。

（5）脑：持续性低血压引起脑的血液灌流不足，导致脑缺氧。缺氧和酸中毒使毛细血管周围的胶质细胞肿胀，毛细血管的通透性升高，血浆外渗至脑细胞间隙，引起脑组织和颅内压增高。

4）对内分泌的影响：休克早期、促肾上腺皮质激素、促甲状腺素、抗利尿激素分泌增加，晚期可发生肾上腺皮质功能不全。

5）对血液系统的影响：休克后期，微循环的功能障碍加重，同时可释放白三烯、纤维蛋白溶酶、血小板激活因子等，使弥散性血管内凝血（DIC）形成。

二、护理评估

（一）病史

注意病史的收集，如有喉头水肿、哮鸣音以及用药或虫咬史，则应高度怀疑过敏性休克；有晕厥史且血红蛋白进行性下降应考虑失血性休克；有明确呕吐、腹泻史，失液量大或有急腹症合并休克者应考虑低血容量性休克；有颈静脉怒张、心音低、肝大者应考虑心源性休克；有颈椎损伤、四肢瘫痪，应考虑神经源性休克。

注意询问休克的发生时间、程度及经过，是否进行抗休克治疗，如是否静脉输液，液体成分是什么？是否应用升压药物，药物名称、剂量、治疗后反应等。注意询问伴随症状、出现时间及程度等。

（二）临床表现

根据休克的发病过程，将休克分为代偿期和抑制期，各期表现特点不同（表 3 - 1）。

1. 休克代偿期

交感—肾上腺髓质系统兴奋可引起心率加快，心肌收缩力增强，心脑血流可不减少，但此期由于内脏血管收缩，血流减少，毛细血管前括约肌收缩，微循环灌流不足，所以组织缺氧已经存在。临床可表现为精神兴奋，心率快，脉搏细弱，血压正常或稍低或略升，脉压降低，尿量减少，体温降低，面色苍白，皮肤湿冷等症状。在此期如能及时消除休克病因，并采取措施以补充有效循环血量，使交感—肾上腺髓质系统兴奋状态逐渐缓解，从而机体血管调节和内环境的自稳定状态逐渐恢复，休克过程可停止发展，否则，将继续发展而进入休克抑制期。

2. 休克抑制期

患者表现为神情淡漠，反应迟钝，甚至出现意识模糊或昏迷，皮肤和黏膜发绀，四肢厥冷，脉搏细数或摸不清，血压下降，脉压缩小，尿量减少甚至无尿。若皮肤黏膜出现紫斑或消化道出血，则表示病情发展至 DIC 阶段。若出现进行性呼吸困难、烦躁、发绀，虽给予吸氧仍不能改善者，应当警惕并发呼吸窘迫综合征，这会致此期患者常继发多器官衰竭而死亡。

表 3 - 1 休克的临床表现

分期	程度	神志	口渴	皮肤黏膜 色泽	皮肤黏膜 温度	脉搏	血压	体表血管	尿量	估计失血量
休克代偿期	轻度	清楚，伴痛苦表情，精神紧张	明显	开始苍白	正常或发凉	100 次/分以下，尚有力	收缩压正常或稍升高，舒张压增高，脉压缩小	正常	正常	<20%（<800 mL）
休克抑制期	中度	尚清楚，表情淡漠	很明显	苍白	发冷	100～120次/分	收缩压为70～90 mmHg，脉压小	表浅静脉塌陷，毛细血管充盈迟缓	尿少	20%～40%（800～1 600 mL）
休克抑制期	重度	意识模糊，昏迷	非常明显，可能无主诉	显著苍白，肢端青紫	厥冷（肢端更明显）	速而细弱，或摸不清	收缩压<70 mmHg或测不到	毛细血管充盈更迟缓，表浅静脉塌陷	少或无尿	>40%（>1 600 mL）

（三）实验室及其他检查

1. 血常规

大量出血后数小时，红细胞计数、血红蛋白和血细胞比容即有明显下降。由于失水引起的休克则相反。白细胞总数和原虫、螺旋体等，可对病因提供线索。有出血倾向和 DIC 者，血小板计数可减少。

2. 尿常规

有酸中毒时尿呈酸性。尿比重增高为血容量不足或血液浓缩，比重低而固定多为肾衰竭等。

3. 血液生化

血气分析可有低氧血症及酸中毒表现；肾功能减退时有血尿素氮、肌酐升高；DIC时凝血酶原时间延长，纤维蛋白原定量减少以及纤维蛋白原降解产物升高等。

4. 微生物学检查

疑有细菌感染时，应在使用抗生素前行血培养、痰培养等，并做药敏试验。

5. 心电图检查

心电图检查对各种心脏、心包疾病及电解质紊乱和心律失常的诊断，皆有价值。

6. 放射线检查

放射线检查对诊断心、肺、胸腔、心包、纵隔疾病及急腹症等有帮助。

7. 其他检查

如动脉压、中心静脉压、肺毛细血管楔压、心排血量、心脏指数、外周血管阻力测定等。

（四）诊断要点

休克是由一组临床症状组成的综合征。各型休克既有其特殊临床表现，又有共同的临床表现。当患者在严重创（烧）伤、感染、过敏、急性心力衰竭或神经（精神）等因素作用下，有效循环血量不足，导致组织灌流及回心血量减少而出现面色苍白、大汗淋漓、四肢厥冷、脉搏细速、血压下降、尿量减少、神志淡漠等症状时，即可诊断为休克，此时需分析引起休克的病因，并将其分类后进行治疗。

三、急救

（一）休克的监测

1. 一般监测

1）精神状态：精神状态的变化能反映脑组织血液灌流情况和缺氧程度。休克早期，脑细胞轻度缺氧，患者烦躁不安；当缺氧加重时，即转为抑制，患者表情淡漠，反应迟钝，或意识模糊，甚至昏迷。

2）皮肤色泽和温度：皮肤色泽和温度可反映出体表灌流的情况。休克时，四肢皮肤常苍白、湿冷，轻压指甲或口唇时颜色变苍白，松压后恢复红润缓慢或呈发绀。若皮肤由苍白、发绀转为红润，肢端由厥冷转为温暖，说明微循环好转。

3）脉搏和血压：休克早期即有脉搏细速，收缩压降至 80 mmHg 以下，脉压低于 30 mmHg，即可诊断为休克；在休克代偿期，血压可略高于正常或接近正常。血压在下降过程中常出现波动，需反复测量。血压回升，脉压增大，表明休克有好转。

4）尿量变化：尿量可反映出肾的血液灌流情况，是诊断休克不可缺少的一项指标。正常成人尿量每小时多于 30 mL；小儿每小时多于 20 mL。如果少于上述情况，即提示有休克可能。

5）呼吸变化：注意呼吸频率及强度。代谢性酸中毒时呼吸深而快；发生休克肺或心力衰竭时，呼吸更加困难。

2. 特殊监测

1）中心静脉压（CVP）：中心静脉压系指近右心房的上、下腔静脉压力（正常值为 $5 \sim 12$ cmH$_2$O*）。如和血压结合观察，则能反映出患者的血容量、心功能和血管张力的综合状况。中心静脉压低于 5 cmH$_2$O，表示血容量不足，需要加速输血或输液；如高于 15 cmH$_2$O 而血压低者，则提示心功能不全，静脉血管床过度收缩或肺循环阻力增加为 20 cmH$_2$O 以上时，则有心力衰竭，应控制输液量。

2）肺毛细血管楔压（PCWP）：应用 Swan - Ganz 飘浮导管可测得肺动脉压（PAP）和 PCWP，可反映肺静脉、左心房和左心室的功能状态。PAP 的正常值为 $10 \sim 22$ mmHg；PCWP 的正常值为 $6 \sim 15$ mmHg，与左心房内压接近。PCWP 低于正常值反映血容量不足（较 CVP 敏感）；PCWP 增高常见于肺循环阻力增高例如肺水肿时。因此，临床上当发现 PCWP 增高时，即使 CVP 尚属正常，也应限制输液量以免发生或加重肺水肿。此外，还可在测 PCWP 时获得血标本进行混合静脉血气分析，了解肺内动脉分流或肺内通气/灌流的变化情况。但必须指出，肺动脉导管技术是一项有创性检查，有发生严重并发症的可能（发生率为 $3\% \sim 5\%$），故应当严格掌握适应证。

3）其他指标：休克时通过 Swan - Ganz 导管和相应的计算公式，还能测得多个血流动力学参数。在休克的诊治中，特别是对严重的休克患者，具有重要的参考价值。如心排血量（CO）、心脏指数（CI）、体循环（周围循环）阻力（SVR）和体循环（周围循环）指数（SVRI）等。

（二）急救措施

1. 一般紧急措施

取平卧位，不用枕头，头和躯干抬高 $20° \sim 30°$，腿部抬高 $15° \sim 20°$；心力衰竭患者可采用半卧位；注意保暖和保持安静。建立静脉通道，周围静脉萎陷而穿刺有困难时，可考虑行周围大静脉穿刺插管。有条件尽快行血流动力学监测指导治疗。

2. 供氧

大多数休克患者一开始即应给氧，但必须采用高流量法给氧，临床有效的高流量法包括未插管患者的 Venturi 面罩给氧与插管患者的呼吸器给氧。随休克的进展，患者常需机械通气增加氧供。休克患者处理中机械通气的适应证如下：①无呼吸或通气性呼吸衰竭（急性呼吸性酸中毒）；②用高流量法不能充分氧合；③装有机械夹板的连枷型胸壁；④作为其他干预的辅助治疗。精神状态的改变也是气管插管的指征，重要的晚期体征（发绀、严重呼吸急促/过缓、呼吸时需要辅助呼吸、精神反应迟钝）常表明此时需要通气支持治疗。

3. 疼痛控制

休克患者常有疼痛，因而可能惊恐或不安，通常，审慎地给予可逆性麻醉剂，如吗啡（$2 \sim 4$ mg 静脉注射）极易控制严重的疼痛。但要注意由此所带来的血流动力学影响。

---

* 1 cmH$_2$O = 0.1 kPa。

4. 病因治疗

消除引起休克的原因,是治疗休克的关键。首先找出发生休克的原因,予以积极的处理,才能使休克向好的方向转化。

1)出血性休克:外出血应立即进行创口止血。内出血一经确诊,应进行输血补液以补充失血量,增加血容量,同时选择有利时机进行手术。不同的患者具体对待,如内出血速度慢,原则上应在血容量基本补足,患者休克初步纠正之后进行手术;但如内出血速度快,估计不除去原发病因,无法纠正休克时,应在积极补充血容量的同时,果断地进行手术,以免失去抢救时机。

2)感染性休克:必须积极处理感染病灶,脓胸、腹膜炎、化脓性胆管炎、肠扭转坏死和软组织严重感染,应在明确感染部位后,尽早给予手术及根据细菌培养应用敏感的、针对性强的抗生素,否则不能从根本上抗休克。

3)心源性休克:泵衰竭或者心功能不全、心肌梗死是心源性休克主要的病因。急性心肌梗死时的剧痛对休克不利,剧痛本身即可导致休克,宜用吗啡、哌替啶等止痛,同时用镇静剂以减轻患者的紧张心理和心脏负担,其次是适当地保持冠状动脉血流量和氧的供应。必要时可采用高压氧治疗。也可使用机械循环辅助,如主动脉内球囊反搏术及体外反搏术,也可使用抗休克裤。对急性心包压塞,可做心包穿刺和手术等。

4)过敏性休克:应立即皮下注射 0.1% 肾上腺素 0.3~0.5 mL,肾上腺素对抗部分 Ⅰ 型变态反应的介质释放,有快速舒张气管痉挛作用。及早静脉注射琥珀酸氢化可的松 200~400 mg,或甲泼尼龙 100 mg,或地塞米松 10~30 mg。肌内注射抗组胺药如氯苯那敏 10 mg 或异丙嗪 25~50 mg。

5)其他:对呼吸道梗阻、呼吸障碍昏迷的伤者,应清理呼吸道分泌物,疏通气管,行气管插管或气管切开术。对胸壁严重损伤,如有多根多处肋骨骨折、胸壁浮动者,必须纠正反常呼吸,可行肋骨牵引。对大量血胸、血气胸、张力性气胸者,应尽快行胸腔穿刺排气或闭式引流。

5. 补充血容量

任何原因引起的休克,血容量总是相对不足,要尽快恢复循环血量。发生休克时间不长,特别是低血容量性休克,通过及时补充血容量,可较快得到纠正,不需再用其他药物。不仅要补充已丧失的血容量(全血、血浆和水、电解质丧失量),还要补充扩大的毛细血管床所需的液体,故补充的血液和液体量有时很大。休克时间愈长,症状愈严重,需要补充血容量的液体也愈多。确定补液量、速度和液体的成分必须根据临床表现、中心静脉压和实验室有关检查结果,补液不足不能纠正休克、补液过多过快可引起心力衰竭和肺水肿。

6. 血管活性药物的应用

血管活性药物是指血管扩张药和收缩药两类。如何选择应用,一般根据休克类型及微循环情况而定。对暖休克或表现为外周血管扩张为主者以及部分早期休克,选用血管收缩剂,反之选用血管扩张剂。对于暂时难以弄清楚休克类型和微循环情况者,可采用血管扩张剂与收缩剂联用。

1)血管收缩药:能迅速增加周围血管阻力和心肌收缩力,借以提高血压,然而又可使心肌耗氧增加，甚至心搏出量减少。各种器官的血管对这些药物效应不一，血液分布发生变化，心、脑等的灌流可保持，而肾、肠胃等的灌流常降低。缩血管药物的选择如下。

（1）多巴胺：多巴胺是最常用的血管活性药。大剂量兴奋 α 受体，使血管收缩及血压回升。小到中等剂量兴奋 β 受体，使心肌收缩力增强，心输出量增加，肾血管扩张，肾血流量增加，既使心、肾功能改善，又可回升血压。10% 葡萄糖液 500 mL 加多巴胺 20 ~ 40 mg 静脉点滴，每分钟 20 滴，极量每分钟 0.5 mg。

（2）间羟胺：每次 10 ~ 20 mg，肌内注射；必要时 30 分钟后重复一次。继之给予 10% 葡萄糖液 500 mL 加间羟胺 50 ~ 100 mg，静脉点滴，每分钟 30 滴（极量每次 100 mg）。

（3）去甲肾上腺素：2 ~ 16 mg 加入 10% 葡萄糖液 250 ~ 500 mL，静脉点滴。

（4）去氧肾上腺素：每次 2 ~ 10 mg，肌内注射，必要时 30 分钟重复 1 次，继之 10% 葡萄糖液 500 mL 加去氧肾上腺素 10 ~ 50 mg，静脉点滴。

（5）硫酸美芬丁胺：每次 15 ~ 20 mg，肌内注射，必要时 30 分钟重复 1 次，继之 10% 葡萄糖液 500 mL 加硫酸美芬丁胺 50 ~ 150 mg，静脉点滴。

（6）抗利尿激素：1 ~ 2.5 mg 加入 10% 葡萄糖液 500 mL，静脉点滴。

2）血管扩张药

（1）多巴胺：不但有血管收缩作用，也有扩血管作用，主要与剂量有关。小剂量时每分钟 0.5 ~ 2 μg/kg，主要表现为扩张内脏血管，同时兴奋 $β_1$ 受体，有强心作用，特别适用于心功能不全和少尿的患者；中等剂量每分钟 2 ~ 10 μg/kg，有兴奋 α 受体和 β 受体作用，适用于休克伴有心力衰竭者。

（2）多巴酚丁胺：多巴酚丁胺是多巴胺类新药，特别适用于心源性休克。用量：每分钟 5 ~ 20 μg/kg，最大量为每分钟 40 μg/kg。

（3）抗胆碱能药：可改善微循环，主要用于感染性休克。①山莨菪碱：成人每次 10 ~ 20 mg，肌内注射，必要时 15 ~ 30 分钟重复一次，至血压回升稳定后为止。对山莨菪碱中毒者（高热、皮肤潮红、心率快、抽搐）给予毛果云香碱每次 0.5 ~ 1 mg，肌内注射，必要时 10 ~ 20 分钟重复一次，1 ~ 2 小时可以缓解。②东莨菪碱：对呼吸中枢有兴奋作用，更适合有中枢性呼吸衰竭的患者。每次 0.6 ~ 1.2 mg，静脉注射，每 5 ~ 15 分钟一次。心率每分钟高于 100 次、体温超过 40 ℃、青光眼、前列腺肥大者，禁用抗胆碱能类药物。

（4）异丙肾上腺素：1 ~ 2 mg 加入 10% 葡萄糖液 500 mL 中，静脉点滴，原则上慎用或不用，因易诱发心动过速及严重的心律失常，故当心率 >120 次/分时禁用。

（5）α 受体阻滞剂：①酚妥拉明，每分钟 0.3 mg，静脉滴注，用药后立即起效，但持续时间短（30 分钟）。②酚苄明，比酚妥拉明起效慢，但作用时间长，按 0.5 ~ 1 mg/kg 的剂量加入 5% ~ 10% 葡萄糖液 250 ~ 500 mL 中，1 小时滴完。本类药物有扩张血容量、改善微循环作用，在补足血容量的基础上，可增加心输出量，并有间接拟交感作用。但本类药物有明显而迅速的降压作用，故临床用于治疗休克应谨慎。

（6）吡布特罗：是一种选择性 $β_2$ 受体兴奋剂。因为对心脏有正性肌力作用，能使心输出量增加，降低心室充盈压，所以特别适用于心源性休克患者。用法：20 mg 口服，每日 3 次。

3）两种血管活性药物的联合应用：临床可以酌情联合应用两种血管活性药，取长补短。例如：先用中等剂量的多巴胺，以增加心搏出量和组织灌流，如血压仍较低，则可加用间羟胺，如收缩压上升为 90 mmHg 以上，但肢端循环不良，尿量很少，则可加用硝普钠，维持血压低于原有水平 45 ~ 97.5 mmHg，仍能改善组织灌流。也可用酚妥拉明 10 mg、间羟胺 20 mg、多巴胺 40 mg 加入 100 mL 10% 葡萄糖中静脉滴注，每分钟 15 ~ 30 滴；或酚妥拉明 10 mg、去甲肾上腺素 3 mg 合用。其优点是阻断 α 受体兴奋，保留 β 受体兴奋，既改善微循环，又有强心作用，对严重低血压、少尿患者尤为适宜，常取得满意的疗效。

应用血管活性药物应注意如下问题：①除非患者血压极低，一时难以迅速补充血容量，可先使用血管收缩药暂时提高血压以保证重要脏器供血外，无论何种类型休克首先必须补充血容量，在此前提下才酌情使用血管活性药物，特别是应用血管扩张剂更应如此，否则会加剧血压下降，甚至加重休克。②必须在使用血管活性药物同时，进行病因治疗及其他治疗措施。③必须及时纠正酸中毒，因为血管活性药物在酸性环境下，不能发挥应有作用。④使用血管收缩药用量不宜过大。⑤原无高血压者维持收缩压在 90 ~ 100 mmHg，高血压病史者收缩压维持在 100 ~ 120 mmHg 为好，脉压维持在 20 ~ 30 mmHg 为宜，切忌盲目加大剂量，导致血压过度升高。⑥在应用血管扩张药的初期可能有血压下降，常降低 10 ~ 20 mmHg，若休克症状并无加重，可稍待观察，待微循环改善后血压多能逐渐回升，如观察 0.5 ~ 1 小时，血压仍偏低，患者烦躁不安，应适当加用血管收缩剂。

7. 纠正酸碱平衡紊乱

纠正酸碱平衡紊乱的根本措施是恢复有效循环血量。常用药物为 5% 碳酸氢钠，可直接提供碳酸氢根，作用迅速确切。首次可于 0.5 ~ 1 小时静脉滴入 100 ~ 200 mL，以后再酌情决定是否继续应用。输碱性药物过多过快时，可使血钙降低，发生手足搐搦，可补以 10% 葡萄糖酸钙。

8. 肾上腺皮质激素的应用

尤其对过敏性休克用肾上腺皮质激素有改善机体反应能力，提高升压疗效，改善血管通透性，解除血管痉挛及抗过敏作用。方法：氢化可的松 200 ~ 600 mg 或地塞米松 20 ~ 40 mg 加入 10% 葡萄糖液 500 mL 静脉滴注。若停用升压药，应同时停用肾上腺皮质激素。因易诱发水、电解质紊乱，故一般不超过连续 3 天用药。

9. 改善心功能

根据心电监护情况选择用药，注意补液速度及有无心血管疾病史。窦性心动过速可用普萘洛尔或毛花苷 C，室性心动过速可用利多卡因或普鲁卡因胺，心房颤动可用毛花苷 C 或胺碘酮，心室颤动可用利多卡因或电除颤法。近年来用维拉帕米或硫氮草酮，可改善冠状动脉血流，降低外周血管阻力和延长房室传导。对左室衰竭者要用多巴酚丁胺，以增加心输出量。血压低而 CVP 增高达 15 cmH$_2$O 或 PCWP 18 mmHg，提示心功能不全或输液相对过多，此时应用呋塞米或依他尼酸，以降低心脏前负荷，同时联合应用毛花苷 C、多巴胺等。呋塞米等促使排尿增多后，要注意血钾水平。

10. DIC 的防治

感染性休克易发生血管内凝血，应及早发现和治疗。如血小板减少，虽无临床特殊表现和其他化验异常，即应警觉凝血系统改变，及早恢复有效循环血量，输入小分子右旋糖酐，以改善微循环，如血小板低于 $50 \times 10^9/L$，出现某些意识和呼吸系统方面的症状，但未发生纤维蛋白原溶解加速和出血现象，应考虑使用肝素，如果肝素使用后发生出血，可以鱼精蛋白拮抗。除了肝素，可用抗凝血酶 III 0.2～0.7 U/kg，以提高血中抗凝血酶的活性，如发生出血症状，则应用 6－氨基己酸或氨甲苯酸等，并适当输入新鲜血液和纤维蛋白原。此时并发有肺、脑、胃肠等器官的衰竭，需进行相应的治疗。

11. 预防肾衰竭

急性肾衰竭的根本原因是缺血和肾毒物质作用。为此，在扩容的基础上，可选用小剂量多巴胺、普萘洛尔、普鲁卡因以增加肾灌流，用呋塞米或依他尼酸钠增加尿量，用碳酸氢钠使尿液碱化，以利于毒物排出。

12. 预防急性呼吸窘迫综合征

治疗中应注意以下几点。

1）输液不可过量，无论电解质液和白蛋白都不应过多输入。

2）输血（尤其是库存血）超过 4 000 mL，最好用 40 μm 滤器，以减少微栓输入。

3）老年人或原有心功能不全的患者，扩容过程中要控制输液速度。

4）患者呼吸频率在每分钟 25 次以上，并有呼吸窘迫感时，应及时增加吸氧浓度和施行间歇性通气。

13. 抗生素的应用

休克为危重表现，休克患者机体抵抗力降低，适当采用抗生素对防治局部和全身感染均有益，当肾功能不全而出现少尿时，应减少剂量，以防蓄积中毒，并应选用对肝、肾、胃肠道以及造血和神经系统等无损害的抗生素。应用广谱抗生素需警惕二重感染。

14. 纳洛酮的应用

近年报道，阿片类受体拮抗药——纳洛酮有提高血压与增加心排血量的作用，可作为治疗严重感染性休克患者的权宜药物，并可应用于心肺复苏。一般首次 0.4 mg 溶于 1 mL 生理盐水中静脉推注，每 5 分钟一次直至总剂量为 8 mg。该药不良反应很少，值得临床推广应用，并不断总结临床经验。

15. 其他

新鲜冷冻血浆可提高纤维连接蛋白水平和单核—巨噬细胞的吞噬功能。自由基清除剂和钙通道阻滞剂在实验动物中也具抗休克作用。

四、护理要点

（一）一般护理

1. 不同病因引起的休克，患者有不同的心理状态，如突然发病或创伤引起的休克，起病突然、凶险，患者多缺乏心理准备，有强烈的求生欲望，同时也容易出现对急性起病转归不利的心理反应，因此，掌握休克患者心理护理的时机很重要。因为只有患者意识清楚时（休克早期）才有可能接受心理护理。要求护士在抢救休克过程中，做到情绪稳定，技术熟练，以取得患者的充分信赖，减轻患者心理压力，稳定患者情绪。用通俗易懂的语言解释休克的可治性和采取各项护理措施的必要性，使患者克服依赖心理，以良好的心态安全度过休克兴奋期。

2. 及时清理气道分泌物，帮助患者翻身、拍背，鼓励患者深呼吸和咳嗽，呼吸道梗阻时，应及时行气管插管或气管切开。严重低氧血症（$PaO_2 < 60$ mmHg）、高碳酸血症（$PaCO_2 > 50$ mmHg）、合并颅脑损伤者宜及早在监护下应用呼吸机辅助呼吸，并调整好呼吸机参数。

3. 饮食上可给予高热量、高维生素的流质饮食，不能进食者可给予鼻饲。消化道出血休克时，应禁食，出血停止后给温凉流质饮食。

4. 对神志不清患者应摘除义齿，防止误吸。每日做口腔护理，动作要轻柔，棉球蘸水不可过多，以免将溶液吸入呼吸道，对所用纱布或棉球要清点数目，防止遗留在口腔内。对长期应用抗生素患者，必须警惕口腔黏膜真菌感染。

5. 保持床铺清洁、干燥，定时翻身，受压处可用气圈、棉垫等保护，防止发生压疮。

（二）病情观察与护理

1. 一般情况的观察

注意观察患者的神志变化，早期休克患者处于兴奋状态，烦躁而不合作，应耐心护理，并注意患者的安全，必要时加以约束。当缺氧加重，从兴奋转化为抑制，出现表情淡漠，感觉迟钝时，应警惕病情恶化。如经过治疗，患者从烦躁转为安静，由昏迷转为清醒，往往是休克好转的标志。

2. 观察体温

休克时体温大多偏低，但感染性休克可有高热。应每小时测量 1 次，对高热者应给予物理降温，一般降为 38 ℃以下即可，不要太低。注意药物降温不宜采用，以防出汗过多，加重休克。体温低于正常应予以保暖，但不要在患者体表加温（如热水袋），因体表加温将使皮肤血管扩张，破坏了机体的调节作用，减少生命器官的血液供应，对于抗休克不利。

3. 观察脉搏与血压

根据病情，每 15～30 分钟测 1 次脉搏，注意脉搏的频率、节律与强度。脉搏过快提示血中儿茶酚胺增多；脉搏快而细，血压低，表示心脏代偿失调，趋向衰竭。相反，脉搏由快变慢，脉压由小变大，说明周围循环阻力降低，表示休克好转。

血压应每 15～30 分钟测量 1 次，并加以记录。休克最早表现之一为脉压缩小，如收缩压降至 90 mmHg，或脉压降至 30 mmHg 时，应引起注意。

4. 观察尿量的变化

尿量能准确反映组织灌流情况，是观察休克的重要指标。危重及昏迷患者需要留置尿管（注意经常保持通畅，预防泌尿系逆行感染），记录每小时尿量。成人尿量要求每小时大于 30 mL（小儿每小时大于 20 mL），如能达 50 mL 则更好；倘若尿量不足 30 mL 时，应加快输液；如过多，应减慢输液速度。倘若输液后尿量持续过少，且中心静脉压高于正常，血压正常，则必须警惕发生急性肾功能衰竭。

5. 观察周围循环情况

观察患者面颊、耳垂、口唇、甲床、皮肤，如由苍白转为发绀，表示从休克早期进入中期。从发绀又出现皮下淤点、淤斑，则提示有弥散性血管内凝血可能；反之，如发绀程度减轻并转为红润，肢体皮肤干燥、温暖，说明微循环好转。如四肢厥冷表示休克加重，应保暖。

6. 血流动力学的监测

可帮助判断病情和采取正确的治疗措施。

1）中心静脉压（CVP）：可作为调整血容量及心功能的标志，这对于指导输液的质和量以及速度，指导强心剂、利尿剂及以血管扩张药的使用有重要意义。CVP 正常值为 $5 \sim 12$ cmH$_2$O，CVP 降低常表明血容量不足，CVP 增高常见于各种原因所致的右心功能不全或血容量过多。

2）PCWP：测定 PCWP，可了解肺静脉和左心房的压力以及反映肺循环阻力情况。根据测定的结果，可以更好地指导血容量的补充，防止补液过多，引起肺水肿。导管留在肺动脉内的时间，一般不宜超过 72 小时，在抢救严重的休克患者时才采用此法，PCWP 的正常值为 $6 \sim 15$ mmHg，增高表示肺循环阻力增加。肺水肿时，PCWP 超过30 mmHg。

3）心排血量和心脏指数：休克时，心排血量一般降低，但在感染性休克时，心排血量可比正常值高，必要时测定，可指导治疗。心脏指数的正常值为 $3.0 \sim 3.5$ L/（min·m^2）。

4）动脉血气分析：动脉血氧分压（PaO$_2$）正常值为 $95 \sim 100$ mmHg，动脉血二氧化碳分压（PaCO$_2$）正常值为 $35 \sim 45$ mmHg，动脉血 pH 值正常为 $7.35 \sim 7.45$。休克时 PaCO$_2$ 一般都较低或在正常范围。如超过 45 mmHg 或 50 mmHg 而通气良好，往往是严重肺功能不全征兆。

5）动脉血乳酸测定：正常值为 $0.5 \sim 1.7$ mmol/L。休克时间愈长，血液灌流障碍愈严重，动脉血乳酸浓度也愈高，乳酸浓度持续升高，表示病情严重。

7. 其他

根据休克类型及病情还需进行心电监测以及电解质、肝肾功能和有关 DIC 的各项检查，有些项目需动态监测才能及时了解病情，以指导治疗。

（三）用药护理

根据医嘱给药。因休克时用药较多，必须注意配伍禁忌。由于循环不良，吸收障碍，为保证疗效及防止药物蓄积中毒，一般不宜采用肌内及皮下注射，而采用静脉给药法。及时记录输入药物的名称、输入通路、滴速及患者的情况。

1. 血管活性药物

使用时从小剂量、慢滴速开始；准确记录给药时间、剂量、速度、浓度及血压变化；保证液体的均匀输入，停药时要逐步减量，不可骤停，以防血压波动过大；患者平卧，每15 分钟测量一次血压、脉搏、呼吸，并据此调整滴速；使用血管收缩药时要防止药物外渗，以免引起局部组织坏死，尽量选择大静脉给药，外周给药时应经常更换静脉，一旦发生外渗，可用盐酸普鲁卡因局部封闭。

2. 强心苷类药物

使用前了解患者近2周内是否有强心苷类药物服用史；准确把握药物剂量；密切观察心率和心律的变化；严防低血钾发生。

3. 抗生素

抗生素的选用需考虑对肾功能的影响；青霉素类药物使用前要询问过敏史并做药物过敏试验；严格按给药说明使用，保证药物在血液中的有效浓度，以充分发挥疗效；注意观察使用过程中的不良反应。

（张海俊　于小玉　曹丽）

第二节　低血容量性休克

低血容量性休克是指各种原因引起的急性大量失血、失液而导致的循环衰竭。当有效循环血量急剧减少20%以上，超过机体的代偿能力，又未得到及时补充时，组织灌注不足，即发生低血容量性休克。休克的程度与失血量和速度有关，血容量减少约20%，失血量在 800 ~ 1 000 mL，为轻度休克；血容量减少20% ~ 40%，失血量在 1 200 ~ 1 700 mL，为中度休克；血容量减少大于40%，失血量在 1 700 ~ 2 000 mL，可致重度休克。

失血性休克

失血性休克属于低血容量性休克，是外科最常见的休克。多见于实质性脏器损伤，如肝、脾破裂出血，胃、十二指肠溃疡出血，门静脉高压症并发胃底、食管曲张静脉破裂出血等。

一般来说，突然丧失血量为全身血容量的20%（800 ~ 1 000 mL）时，即可发生休克。其失血的速度与休克发生有密切关系，若在数天内出血 1 000 mL 或更多，常不发生休克。严重的失水，如大面积严重烧伤后有效循环血流量减少，也可引起低血容量性休克。

一、临床表现

有各种引起急性大出血的疾病。一般成人失血量在 800 ~ 1 000 mL，可出现面色苍白、口干、烦躁、出汗，收缩压降为 80 ~ 90 mmHg，心率约每分钟 100 次（轻度休克）；失血量在 1 200 ~ 1 700 mL，上述症状加剧，出现表情淡漠、四肢厥冷、尿少，收缩压降为 60 ~ 70 mmHg，脉压小，心率每分钟 100 ~ 120 次（中度休克）。失血量在 1 700 ~ 2 000 mL，面色灰白、发绀、呼吸急促、四肢冰冷、表情极度淡漠，收缩压降为 40 ~ 60 mmHg，心率超过每分钟 120 次，脉细弱无力。失血量超过 2 000 mL，收缩压 40 mmHg 以下或测不到，CVP 极度下降或呈负值，脉微弱或不能扪及、意识不清或昏迷、无尿、四肢冰冷、唇指明显发绀。

二、诊断要点

1. 诊断标准

1）有体内、外急性大量失血病史。

2）有口渴、兴奋、烦躁不安，进而出现神情淡漠、神志不清至昏迷等。

3）表浅静脉萎陷、皮肤苍白至发绀、呼吸浅快。

4）脉搏细速、皮肤湿冷、体温下降。

5）收缩压低于 90 mmHg，或高血压者血压下降 20% 以上，脉压在 20 mmHg 以下，毛细血管充盈时间延长，尿量减少（每小时尿量少于 30 mL）。

2. 鉴别诊断

应与其他类型休克鉴别。

三、急救

治疗的最主要环节为止血和补充血容量，需根据失血、失水或失血浆情况补充相应的液体。

（一）补充血容量

根据血压和脉率变化估计失血量。补充血容量是指快速扩充血容量，可先在 45 分钟内经静脉快速滴注等渗盐水或平衡盐溶液 1 000 ~ 2 000 mL，观察血压回升情况。然后，再根据血压、脉率、中心静脉压及血细胞比容等监测指标情况，决定是否补充新鲜血浆或浓缩红细胞。

（二）止血

积极的止血处理对失血性休克患者极为重要。否则，尽管补充了晶体液、胶体液，仍难以维持循环稳定，休克不可能被纠正。有效的、迅速的止血措施具有重要的临床意义。一般可先采取暂时的止血措施，待休克初步纠正后，再进行根本的止血措施。例如，用指压法控制体表动脉大出血，用三腔双气囊管压迫控制门静脉高压症并发胃底、食管曲张静脉破裂大出血等，可为进行彻底的手术治疗赢得宝贵的时间。

对于多数内脏器官出血，手术止血才是根本性的处理。对已处在休克状态下的患者来说，手术无疑是一个打击，可使危险性增加。但是不止血，休克将无法纠正。因此，不能只看到手术可使休克加重的一面，还应看到出血不止时休克将难以控制的一面。遇到此种情况时，应在积极补充血容量的同时做好手术准备，及早施行手术止血，决不能因患者血压过低、状态不好，便犹豫不决，以致失去抢救时机。

（三）呼吸循环功能的维持

严重休克、昏迷者应给予气管插管，正压通气，并注意保持呼吸道通畅。心泵功能和血管张力的维持对稳定血压至关重要。失血性休克时，血管活性药物的应用需适时适当，在补充血容量的同时，应尽量选用兼有强心和升压作用，同时兴奋 α 和 β 受体的药物，如间羟胺、多巴胺。当血容量已补足、休克好转时，为改善微循环和组织灌注量，可应用血管扩张药，如酚妥拉明、氯丙嗪、双氢麦角碱等。出现心力衰竭时，应给予强心药物，如毛花苷 C、毒毛花苷 K。快速扩容引起肺水肿、心力衰竭时，应给予利尿药物，如呋塞米。

（四）纠正酸中毒

失血性休克历时较长而严重者，同样有内脏、血管和代谢的变化，多有酸中毒。在休克比较严重时，可考虑静脉输入碱性药物，以减轻酸中毒对机体的损害。酸中毒的最后纠正，有赖于休克的根本好转。常用碱性药物为 4% 或 5% 的碳酸氢钠溶液。

创伤性休克

创伤性休克也属于低血容量性休克，多见于严重的外伤，如复杂性骨折、挤压伤或大手术等。与失血性休克相比，创伤性休克的病理生理过程有一定的复杂性。此时，可有血液或血浆的丧失，加之损伤处又有炎性肿胀和体液渗出，这些体液不再参与循环。另外，受损机体内可产生组胺、蛋白酶等血管活性物质，引起微血管扩张和通透性增高，又使有效循环血量进一步降低。损伤还可刺激神经系统，引起疼痛和神经—内分泌系统反应，影响心血管功能。有的创伤本身可使内环境紊乱，如胸部伤可直接影响心肺功能，截瘫可使回心血量暂时减少，颅脑损伤可使血压下降等。

一、病因和发病机制

一般认为与下列因素有关。

1. 剧烈疼痛，除皮肤痛觉敏感外，胸膜、腹膜、骨膜都是非常灵敏的内感受器；受刺激后产生的剧痛，可引起反射性血管扩张，使有效循环血量锐减，常导致创伤后原发性休克。

2. 血容量丧失，伤后外出血、内出血、创面渗出以及伤处肿胀（属"第 3 间隙"异常，肿胀部位聚集的体液，暂时不能加入有效循环），均可造成血容量减少。

3. 组织坏死产物和细菌毒素的作用，受伤组织坏死和崩解后生成的组胺、缓激肽等，能引起微血管扩张及管壁通透性增加，有效循环血量因而进一步下降。其机体抵抗力往往减退，一旦并发感染，特别是革兰阴性菌产生的内毒素直接损害，将使创伤后继发性休克易于发生或不断变深。

二、护理评估

患者有严重创伤的病史。与失血性休克相似，创伤性休克也属于低血容量性休克，但情况复杂多样，易有成人呼吸窘迫综合征（ARDS）、应激性溃疡、肾功能衰竭及DIC、感染等并发症。

据损伤不同，有血钾升高、尿少、肾功能不全时尿比重低，血小板减少，凝血酶原时间、纤维蛋白原异常可提示 DIC。大面积烧伤可有血液浓缩，白细胞升高。

三、急救

（一）一般治疗

保暖、吸氧、记录尿量、监测生命体征，做好一切术前准备。剧痛者可选用强有力的镇痛剂如哌替啶等，但对意识不清或昏迷者禁用。局部疼痛可使用封闭疗法。

（二）补充血容量

对创伤性休克患者的低血容量程度的判断有一定难度，除可见的外出血之外，创伤区域的组织内出血、水肿和渗出等都是导致血容量降低的原因。因此，常常会对实际的失液量估计不足。为此，应强调对补充血容量后的结果做认真的监测和分析，然后修订治疗方案。这样才能避免休克时因补液不足所产生的不能纠正的问题。至于补充血容量的具体方法和成分，与失血性休克基本相同。

（三）纠正酸碱失衡

创伤后早期因患者疼痛所致的过度换气，常会发生碱中毒。但在后期，由于组织缺氧和继发感染，产生大量酸性代谢产物，代谢性酸中毒转而替代了早期的碱中毒。临床上有时会对创伤患者早期应用碱性药物，以对抗酸中毒，这种做法是不恰当的，因为当时实际上很可能并不存在酸中毒。所以，有 1 个原则必须强调：凡应用碱性药物，都应依据动脉血气分析的结果。

（四）手术治疗

首先应根据创伤的性质和种类，决定是否需要进行手术；其次是选择手术时间。如果不需紧急手术，可待休克纠正后进行；如果需要紧急手术，对手术时间的选择与纠正休克的关系，可参照失血性休克的治疗。

（肖玮琪　刘芸　王杰）

第三节　感染性休克

感染性休克是外科多见和治疗较困难的一类休克。本病常继发于以释放内毒素为主的革兰阴性杆菌的感染，如急性腹膜炎、胆道感染、绞窄性肠梗阻及泌尿系感染等，称为内毒素性休克。内毒素与体内的补体、抗体或其他成分结合后，可刺激交感神经引起血管痉挛并损伤血管内皮细胞。同时，内毒素可促使组胺、激肽、前列腺素及溶酶体等炎性介质释放，引起全身性炎症反应，结果导致微循环障碍、代谢紊乱及器官功能不全等。

一、病因和发病机制

引起感染性休克最常见的病原体是革兰阴性杆菌，其分泌的内毒素在休克的发生发展中起重要作用，又称内毒素性休克。革兰阳性菌分泌的外毒素也可诱发感染性休克综合征。此外，其他的病原体包括真菌、病毒、立克次体、原虫、支原体、衣原体等也可引起感染性休克。

病原体及其毒素激活多种炎症细胞（单核—吞噬细胞、中性粒细胞、内皮细胞等）和体液成分（补体、激肽、凝血和纤溶系统）而产生大量的内源性炎性介质、细胞因子，激活凝血系统，由此，引发外周血管阻力增高、心排血量降低的低排高阻型休克。感染性休克是机体防御能力与微生物病原体相互作用的结果。其严重程度由微生物的数量、毒力与机体免疫反应能力的强弱决定。

二、临床表现

感染患者有下列情况时，应警惕有发生休克的可能：①老年体弱与婴幼儿患者；②原来患有白血病、恶性肿瘤、肝硬化、糖尿病、尿毒症、烧伤等严重疾病者；③长期应用肾上腺皮质激素等免疫抑制药物发生感染者；④感染严重者；⑤并非胃肠道感染而吐泻频繁或胃肠道出血，非中枢神经系统感染而有神志改变、大量出冷汗、心率快或出现心房颤动者。

按程度大致可分为早、中、晚3期。

1. 早期

早期表现为交感神经活动兴奋，如面色苍白、口唇和肢端轻度发绀、皮肤湿冷、脉速、烦躁、精神紧张等，血压正常或偏低，尿量减少。部分患者可表现为暖休克。

2. 中期

意识尚清醒，表情淡漠，表浅静脉萎陷，口渴，心音低钝，脉细速，收缩压60～80 mmHg，呼吸浅表、急促，尿量每小时少于20 mL。

3. 晚期

意识和表现由兴奋转为抑制，甚至昏迷，面色青灰，口唇及肢端发绀，皮肤湿冷和出现花斑，脉细弱或摸不清，血压低于60 mmHg或测不出，脉压显著缩小，尿闭，呼吸急促或出现潮式呼吸，可发生DIC、出血倾向、酸中毒以及心、脑、肝、肾等重要器官衰竭。

三、实验室及其他检查

1. 血常规

可见白细胞计数增多，以中性粒细胞增多尤为明显，核左移严重，可见中毒颗粒、核变性等。细菌感染时白细胞的硝基四唑氮蓝试验阳性，尤其是细菌性脑膜炎。

2. 病原学检查

可根据具体病情进行血、痰液、尿、胆汁、创面分泌物、体液等培养，必要时做厌氧菌及特殊培养，并做药敏试验。若怀疑内毒素性休克可做鲎溶解物试验。

3. 其他

根据需要选择做尿常规、肝功能、肾功能、电解质、血气分析及心电图等检查以及有关血液流变学、微循环各项指标、凝血因子的检测。

四、诊断要点

诊断感染性休克的主要依据如下。

1. 有明确的感染灶，或实验室检查有病原微生物存在的证据。

2. 有系统性炎症反应综合征的临床表现。

3. 有低血压、外周血管阻力降低、微循环灌注不足等休克的症状和体征。

五、急救

救治感染性休克的关键是在救治休克的同时，要进行积极有效的抗感染治疗。

（一）一般紧急处理

主要是呼吸、循环支持和血流动力学监测，包括吸氧、建立静脉通道、补液、血压和血气分析监测。

（二）补充血容量

感染性休克的患者，休克发生前往往因血容量不足出现发热、呕吐、不能进食等症状。休克发生后，微血管扩张，部分血液滞留在末梢，其水分可能进入组织间隙，血容量更显减少，故迅速纠正有效循环血量不足是治疗的关键。输液一般以平衡盐溶液为主，有时也可输血浆或新鲜血。血容量补充不足时休克难以纠正，但由于细菌或毒素可能对心肌和肾功能造成损害，故补液过多又会导致不良后果。因此，一般应监测血压、CVP 和尿量，以调节输液量和输液速度。

（三）病因治疗

1. 积极处理原发性感染病变。

2. 合理静脉应用抗生素。

3. 改善患者一般情况，增强抵抗力。

感染病灶的存在是感染性休克发生的关键，原发病灶的尽早处理（如急性梗阻性化脓性胆管炎的减压引流、坏死肠管切除、腹膜炎引流等）是纠正休克和巩固治疗效果的基础。因此，经短期积极抗休克治疗后，即使休克未见好转，也应手术治疗。首先，可根据感染的种类、部位、脓液性状和涂片结果，大剂量、广谱和联合应用抗生素。此后，再根据细菌培养和药敏试验结果调整药物，但应注意防治二重感染，尽量避免使用对肝、肾功能有损害的药物。

（四）纠正酸碱失衡

感染性休克的患者，常伴有严重的酸中毒，且发生较早，需及时纠正。一般在补充血容量的同时，经另一静脉通路滴注 5% 碳酸氢钠 200 mL，并根据动脉血气分析结果，再做补充。

（五）心血管药物的应用

经补充血容量、纠正酸中毒而休克未见好转时，应采用血管扩张药物治疗，还可与以 α 受体兴奋为主、兼有轻度兴奋 β 受体的血管收缩药和兼有兴奋 β 受体作用的 α 受体阻滞药联合应用，以抵消血管收缩作用，保持、增强 β 受体兴奋作用，而又不致使心率增速过快。如山莨菪碱、多巴胺等或者合用间羟胺、去甲肾上腺素，或去甲肾上腺素和酚妥拉明的联合应用。

感染性休克时心功能常受损害。改善心功能可给予强心苷（毛花苷 C）和 β 受体激活剂（多巴酚丁胺）。

（六）肾上腺皮质激素治疗

肾上腺皮质激素能抑制多种炎性介质的释放和稳定溶酶体膜，但应用限于早期且用量宜大，可为正常用量的 10～20 倍，维持不宜超过 48 小时。否则有发生急性胃黏膜损害和免疫抑制等严重并发症的危险。

（七）抗内毒素疗法

抗内毒素疗法可分为特异性抗内毒素抗体和非特异性拮抗内毒素疗法 2 大类。

1. 特异性抗内毒素抗体

国外报告用抗生素加抗毒血清以灭活或中和内毒素。Shine 用抗革兰阴性杆菌内毒素血清作为抗生素的辅助疗法，降低了感染性休克的病死率。还有应用多克隆或单克隆抗体直接对抗内毒素的研究报告。

2. 非特异性拮抗内毒素疗法

1）黏菌素：已证实对内毒素有拮抗作用，但因其对神经系统及肾有损害，临床应用受限。

2）鹅去氧胆酸：有抗内毒素作用，口服，250～750 mg/d。胆盐亦有抗内毒素作用，并可保护肾功能，无明显不良反应。

3）西咪替丁：已证明其有抗内毒素作用，可口服或静脉给药。

4）纳洛酮：为阿片类药物和内源性阿片样物质（β－内啡肽）的特异拮抗剂。Holaday 等给大鼠注入 4 mg 内毒素使血压下降，发生休克后静脉注射纳洛酮，5 分钟内血压回升。如预先注入纳洛酮再注射内毒素，休克不发生。Reymold 在狗的内毒素休克实验中也取得类似结果。以上实验结果表明：纳洛酮有良好的抗内毒素作用。一般用 0.8～2 mg 静脉注射，血压回升后以同量加入 5% 葡萄糖液 500 mL 中静脉滴注，可有效纠正休克。

5）前列腺素 E_2（PGE_2）：具有阻断内毒素对微血管的损害作用，舒张血管和稳定溶酶体膜，减轻溶酶体的损害作用等多项生理活性。PGE_2 2 mg 用无水乙醇灭菌液和 1 mg 碳酸氢钠溶液及 10 mL 等渗盐水，混合摇匀后加入 5% 葡萄糖溶液中静脉滴注。

6）肾上腺皮质激素：肾上腺皮质激素已被证明有抗内毒素作用，常用氢化可的松或地塞米松。

（八）其他治疗

包括营养支持，对重要器官功能不全的处理等。

（肖玮琪　刘芸　王杰）

第四章　心力衰竭

第一节 慢性心力衰竭

慢性心力衰竭（CHF）是多数心血管疾病的主要死亡原因。欧美患病率为1.5%～3%，我国成人患病率为0.9%。慢性心力衰竭的基础病因在欧美主要是高血压和冠心病，在我国，其病因以冠心病居首，其次为高血压，而风湿性心脏瓣膜病比例则下降。

一、病因

慢性心力衰竭多有器质性心血管疾病基础，从病理生理角度分两类。

（一）原发性心肌损害

1. 缺血性心肌损害

冠心病心肌缺血、心肌梗死是引起心力衰竭最常见的原因之一。

2. 心肌炎和心肌病

各种类型的心肌炎和心肌病均可引起，以扩张型心肌病为常见。

3. 心肌代谢障碍性疾病

以糖尿病性心肌病多见。

（二）心脏负荷过重

1. 压力负荷（后负荷）过重

即收缩期负荷过重。①左心室后负荷过重见于高血压、主动脉瓣狭窄；②右心室后负荷过重见于二尖瓣狭窄、慢性阻塞性肺疾病导致的肺动脉高压、肺动脉狭窄等。心脏为克服增高的阻力，心室肌代偿性肥厚以保证射血量，持续的负荷过重，心肌必然发生结构及功能的改变，由代偿终至失代偿。

2. 容量负荷（前负荷）过重

即舒张期负荷过重。①心脏瓣膜关闭不全造成血液反流，如主动脉瓣关闭不全，二尖瓣关闭不全；②心脏及动静脉分流性疾病，如房间隔缺损、室间隔缺损、动脉导管未闭等。此外，伴有全身血容量增多或循环血容量增多的疾病如慢性贫血、甲状腺功能亢进等。容量负荷增加的早期心室腔代偿性扩大，以维持正常心排血量，长期心排血量增加出现失代偿改变。

3. 心肌舒张受限（心室前负荷不足）

二尖瓣狭窄、缩窄性心包炎或心脏压塞、限制性心肌病等，心室充盈受限，使前负荷不足，体循环与肺循环淤血，出现心力衰竭。

在上述基本病因基础上，慢性心力衰竭常由各种因素所诱发，包括感染、过度劳累、情绪激动、心律失常、妊娠或分娩、水及电解质失调、洋地黄过量或不足等。

二、发病机制

当心脏病变致使心排血量降低时，机体可通过心、血管和神经体液的调节，动员储备力使心排血量恢复正常或接近正常，以维持机体需要，此即心功能的代偿期。若心排血量下降超过代偿的限度时，临床上即出现动脉系统供血不足和静脉系统淤血的症状、体征，此即为心功能失代偿期。

（一）代偿期

正常心脏有丰富的储备能力，能适应机体代谢的需要而改变心排血量。当各种原因造成心排血量下降时，心脏可通过：①交感神经兴奋，肾上腺素能活性增加，使心率增快，心肌收缩力增强；②心肌肥厚，心肌纤维增大增粗，肌纤维数量增多；③心腔扩大，使心室舒张末期容量和充盈压增加；④水、钠潴留使循环血量增加等途径进行代偿，使降低的心排血量得以恢复而不产生静脉淤血的症状。

（二）失代偿期

当心脏病变和负荷不断加重，即使通过充分的代偿调节亦不能维持足够的心搏出量和心排血量，此时产生体循环和肺循环静脉的淤血和周围组织灌注不足的症状。

近年来研究表明，当心房淤血时其内压增高而被牵张，可释放心房钠尿肽，它具有抗血管紧张素Ⅱ的作用，能利尿排钠和扩张血管。但当心力衰竭严重时，心房钠尿肽的增加，不能克服血管紧张素Ⅱ所致的血管收缩和水、钠潴留的作用，从而出现明显的心力衰竭。

三、临床表现

慢性心力衰竭的主要临床表现是各脏器的淤血和周围组织灌注不足，以前者为明显。临床上常根据心力衰竭开始发生的部位与淤血的部位，分为左心衰竭、右心衰竭和双侧心力衰竭（即全心衰竭）。以左心衰竭开始较多见，以后继发肺动脉高压，导致右心衰竭。单独的右心衰竭较为少见。

（一）症状和体征

1. 左心衰竭

主要是由于左心排血量降低，使肺淤血及重要脏器供血不足引起。

1）症状

（1）呼吸困难：呼吸困难是左心衰竭时最早出现和最重要的症状，为肺淤血和肺顺应性降低导致肺活量减少的结果。在不同情况下肺淤血的程度有差异，因而呼吸困难的表现有以下不同形式。

劳力性呼吸困难：呼吸困难最初仅在较重体力劳动时发生，休息后即自行缓解，是由于体力活动使静脉回流增加，肺淤血加重所致。随着病情的进展，则在较轻的体力劳动时也出现呼吸困难。

端坐呼吸：患者平卧时出现呼吸困难，常被迫采取坐位或半坐位以减轻或缓解呼吸困难。由于坐位时重力作用，使部分血液转移至身体下垂部位，可减轻肺淤血；坐位使横膈下降，可增加肺活量。

夜间阵发性呼吸困难：夜间阵发性呼吸困难是左心衰竭早期的典型表现。常在夜间熟睡后突然憋醒，被迫坐起，可伴阵咳、咳泡沫样痰，似喘息状态，称为心源性哮喘。轻者坐位数分钟后即缓解，重者则可发展为肺水肿。夜间阵发性呼吸困难的发生机制可能与平卧时静脉回流增加，膈肌上升致肺活量减少，夜间迷走神经张力增高，可使冠状动脉收缩和支气管平滑肌收缩等有关。

（2）咳嗽、咳痰和咯血：咳嗽、咳痰系肺泡、支气管黏膜淤血所致，痰常呈白色泡沫样浆液性，有时带血而呈粉红色泡沫样痰。咯血可由肺毛细血管或支气管黏膜下静脉破裂所致。

（3）其他症状：心排血量降低所致的倦怠、乏力等。严重时，由于脑缺血、缺氧可出现烦躁或嗜睡、精神错乱等。

2）体征：除原有的心血管疾病体征外，左心室增大，可发生相对性左房室瓣关闭不全而出现心尖区收缩期吹风样杂音，心率增快，心尖部舒张期奔马律，两肺底湿性啰音，若继发支气管痉挛，可伴有哮鸣音或干啰音。偶有胸腔积液，以右侧多见。部分病例可有交替脉。严重者有发绀。

3）急性肺水肿：急性肺水肿是急性左心衰竭最严重表现。表现为极度呼吸困难，伴有窒息感，被迫端坐呼吸，咳出大量白色或粉红色泡沫样痰。两肺满布湿啰音及哮鸣音。心率增快，心尖舒张期奔马律。血压在起始时可升高，以后可降至正常或低于正常。如不及时抢救，可引起神志不清，休克或窒息而死亡。急性肺水肿的发生机制是肺静脉压显著增高，肺毛细血管超过渗透压后，血浆渗入肺间质及肺泡内，使气体交换发生障碍。

2. 右心衰竭

主要为体循环静脉回流受阻和静脉压增高，引起脏器淤血及缺氧所致。

1）症状

（1）消化道症状：胃肠道及肝淤血引起腹胀、食欲缺乏、恶心、呕吐等，为右心衰竭最常见的症状。

（2）呼吸困难：继发于左心衰竭的呼吸困难业已存在。单纯性右心衰竭为分流性先天性心脏病或肺部疾病所致，也有明显的呼吸困难。

2）体征

（1）心脏扩大：右心衰竭时，右心室肥厚，在胸骨左缘或剑突下心脏搏动增强。如右心衰竭继发于左心衰竭，则见全心明显增大。心力衰竭加重时，扩大的心腔可以回缩变小。右心衰竭时，心率增快，部分患者可在胸骨左缘相当于右心室表面听到舒张期奔马律，右心室明显扩大，形成功能性三尖瓣关闭不全，产生三尖瓣区收缩期杂音，吸气时杂音增强。

（2）颈静脉怒张：患者半卧位时，可见颈外静脉充盈、怒张。当按压肿大的肝脏时，可引起颈静脉充盈加剧，称肝颈静脉回流征阳性。如舌下静脉亦有明显怒张，则表示有明显静脉压升高，是右心衰竭比较早的表现。

（3）肝大和压痛：充血性肝大，触诊时常在剑突下明显触及肝脏，边缘钝圆，有弹性、膨胀感，伴压痛。随着心力衰竭好转或恶化，肝大可短期内减轻或加剧。长期慢性右心衰竭可引起心源性肝硬化,肝脏扪诊质地较硬,压痛可不明显,常伴有黄疸、脾大、腹腔积液及慢性肝功能损害。

(4)水肿:水肿是右心衰竭较晚的表现,常表示水钠潴留在 4 kg 以上。水肿从低垂部位开始,因为起初患者尚能自由活动。傍晚时,两下肢出现水肿,水肿部位逐渐上升。待被迫卧位时,水肿以骶尾部明显,严重者可有全身水肿及胸、腹腔积液。

(5)胸腔积液和腹腔积液:胸腔积液多见于右侧,也可为双侧胸腔积液。腹腔积液常发生在疾病的晚期。

3. 全心衰竭

左、右心衰竭的临床表现并存,右心衰竭时因排血量减少,可使左心衰竭的肺淤血临床表现减轻或不明显。

(二)并发症

常见的并发症有:①呼吸道感染;②下肢静脉血栓形成;③肺栓塞或脑、肾、肠系膜动脉栓塞;④心源性肝硬化;⑤电解质平衡失调。

四、实验室及其他检查

1. 实验室检查

1)血、尿常规检查:慢性心力衰竭患者营养不良,红细胞与血红蛋白降低,感染可致白细胞升高。尿中有少量蛋白、红细胞及管型。

2)肝、肾功能检查:血清胆红素、丙氨酸氨基转移酶略增高,尿素氮轻度升高,严重心力衰竭时天门冬氨酸氨基转移酶、乳酸脱氢酶也可升高。

3)电解质测定:血清钾、钠、氯、镁降低。

2. 静脉压测定

右心衰竭明显升高,正常为 5 ~ 12 cmH$_2$O。

3. 超声心动图

常用 M 型、扇形、多普勒超声测定左心室的收缩和舒张功能。

4. X 线检查

左心衰竭时左心室增大,肺门阴影范围和密度增加。急性肺水肿者双侧肺门有大片云雾状阴影,肺透明度减低。右心衰竭者右心房、右心室和全心增大。单纯右心衰竭时肺野清晰。

5. 心—肺吸氧运动试验

在运动状态下测定患者对运动的耐受量,更能说明心脏的功能状态。运动时肌肉的需氧量增加,需要心排血量相应地增加。正常人每增加 100 mL/(min·m^2)的耗氧量,心排血量需增加 600 mL/(min·m^2)。当患者的心排血量不能满足运动时的需要,肌肉组织就需要从流经它的单位容积的血液中提取更多的氧,结果使动—静脉血氧差增大。在氧供应绝对不足时,即出现无氧代谢,乳酸增加,呼气中 CO$_2$ 含量增加。进行心—肺吸氧运动试验时,求得两个数据:

1)最大耗氧量[VO$_{2max}$,单位:mL/(min·kg)]:即运动量虽继续增加,但耗氧量已达峰值不再增加,表明心排血量已不能增加。心功能正常时,此值应 > 20 mL/

（min·kg），轻至中度心功能受损时为 16 ~ 20 mL/（min·kg），中至重度损害时为 10 ~ 15 mL/（min·kg），极重损害时则 < 10 mL/（min·kg）。

2）无氧阈值：即呼气中的 CO_2 的增长超过了氧耗量的增长，标志着无氧代谢的出现，以开始出现两者增加不成比例时的氧耗量作为代表值，故此值愈低说明心功能愈差，心功能正常时此值 > 14 mL/（min·kg）。

6. 心功能测定

超声心动图、心功能图、阻抗法、热稀释法、放射性核素检查法等，对评价左室功能及在临床症状出现前做出左侧代偿性或失代偿性心力衰竭的判断有重要意义，可鉴别心脏收缩与舒张功能异常。

近年来，通过创伤性和非创伤性检查，可测定心肌收缩和舒张状态。

1）心导管检查：通过心导管检查可以测定左室收缩时压力升高速率（dP/dt）和射血分数（EF%，正常 55% ~ 65%），以了解心脏收缩功能。一般情况下，射血分数降低为 40% 以下时方出现收缩功能衰弱的心力衰竭症状。左室射血分数正常。用高度精确的测压计测量 dP/dt 峰值以及主动脉瓣关闭至二尖瓣开放等容舒张期，可发现其压力降低速率异常，说明等容舒张障碍。测定左室充盈时，压力与容积的关系（ΔP/ΔV）可判定左室的舒张顺应性。当左室顺应性降低（即僵硬度增加）时，（ΔP/ΔV）曲线上升。

2）放射性核素检查：目前常用国产 γ 心功能仪。用放射性铜或锝静脉注射，采用平衡法测定心功能。据报道，正常人静息状态的射血分数为 55% ~ 65%，峰充盈率（PFR）为（4.8±0.7）EDV/s，峰充盈时间（TPFR）为（156±20）ms。若心力衰竭由收缩功能异常所致，则代表收缩功能的心输血量和射血分数降低，可有轻度或无舒张功能异常。反之，心力衰竭若为原发性舒张功能异常所致，则代表收缩功能的心排血量和 EP% 正常，而代表舒张功能的 PFR、TRFP 明显异常。

目前，常用的是联合非创伤性检查，因其无创伤性和可重复性，故便于随访观察病情变化，最常用的是心机械图和超声心动图，同步联合描记。常记录并测算下列参数，以判定收缩功能：①电机械收缩时间（EMS）；②机械收缩间期（MS）；③左室排空时间（LVET）；④射血前期（PEP）；⑤等容收缩期（ICT）；⑥电机械间期（EMi）和 ICT/LVET、PEP/LVET 等。

7. 血流动力学监测

目前临床血流动力学监测最主要的内容是通过漂浮导管直接测量心搏血量、心内各腔压力、体循环和肺循环压力及阻力。根据得出的压力数据和曲线，来说明患者左、右心室的前后负荷及心肌收缩状态，其较能准确和全面地测量心功能状态。现在监测多还包括血气分析。

1）PCWP：正常值 6 ~ 15 mmHg，超过 18 mmHg，表示已存在心力衰竭，并能反映急性后向性衰竭程度，对血管扩张剂应用有指导意义。

2）心脏指数测定：能更精确反映左心室排血功能，正常值 2.5 ~ 4.0 L/（min·m²），当低于 2.2 L/（min·m²）时，出现前向衰竭症状。低于 1.8 L/（min·m²）时发生心源性休克，低于 1.3 L/（min·m²）时极难挽救。

3）周围静脉压：除可了解上、下腔静脉是否受阻以及血流量多少外，主要反映左心的排血功能障碍。右心衰竭时，静脉压明显升高。引起静脉压升高的其他疾病还有缩窄性心包炎、心包积液、腔静脉梗阻等。

4）中心静脉压（CVP）测定：静脉插管到右心房或接近于右心房的腔静脉处测量。正常值为 $5 \sim 12$ cmH$_2$O。CVP 反映右心室泵功能状态、血容量多少、血管张力之间协调关系。如无三尖瓣狭窄，则 CVP 与右心室舒张末压一致。如 CVP > 20 cmH$_2$O 则可能是补液过多、过快，或提示有右心衰竭存在。如 > 15 cmH$_2$O，应停止补液，并采取措施改善心功能。如低于 5 cmH$_2$O，则表示静脉回心血量不足，应予较快补液。

五、诊断和鉴别诊断

原有心血管疾病或有心力衰竭疾病基础的患者，如出现肺循环或体循环淤血的症状和体征，则不难诊断为心力衰竭。X 线检查、心电图、超声心动图和静脉压测定等，常可提供诊断依据。诊断时还应包括病因、病理解剖和病理生理诊断以及心功能测定。

（一）诊断标准

有以下 2 个主要条件或 1 个主要条件和 2 个次要条件者可予诊断。

1. 主要条件

阵发性夜间呼吸困难或呈端坐呼吸；颈静脉怒张；肺部啰音；心脏扩大；急性肺水肿；奔马律；静脉压升高；肝颈静脉回流征阳性。

2. 次要条件

踝部水肿；夜间咳嗽；劳累性呼吸困难；肝淤血肿大；胸腔积液；呼吸频率 > 120 次/分；潮气量减少到最大量的 1/3。

3. 心功能状态分级

美国心脏病协会（AHA）1994 年增加了客观评定的标准，根据心电图、运动试验、X 线和超声心动图等客观检查做出分级。目前，临床上一般将心功能分 4 级，心力衰竭分为无症状和有症状两个阶段，4 个等级。

1）心功能分级

（1）心功能 Ⅰ 级：日常体力活动不受限制，一般活动不引起心功能不全征象。

（2）心功能 Ⅱ 级：体力活动轻度受限制，一般活动可引起乏力、心悸、呼吸困难等症状，休息后很快缓解。

（3）心功能 Ⅲ 级：体力活动明显受限制，轻度活动即引起上述征象，休息较长时间缓解。

（4）心功能 Ⅳ 级：体力活动重度受限制，任何活动皆引起心功能不全征象，甚而休息时也有心悸、呼吸困难等症状。

2）心力衰竭分期

A 期：心衰高危但无结构性心脏病或心衰症状。

B 期：有结构性心脏病但无心衰体征或症状。

C 期：有结构性心脏病且或曾有心衰症状。

D 期：顽固性心衰且需要特殊干预。这种分期强调疾病的发生与进展，用于描述具体的患者和人群。

心力衰竭的程度并非固定不变，可从某一度转变为更高或更低程度。有些可逆性心血管疾病，经有效治疗后，心功能可完全恢复正常。

（二）鉴别诊断

1. 左心衰竭主要应与肺部疾病所引起的呼吸困难相鉴别

1）肺炎、支气管炎：无心尖抬举性搏动、舒张期奔马律等心脏病征象，且呼吸困难受体位改变影响不大等，有助于鉴别。

2）支气管哮喘：有时心源性哮喘与此鉴别较困难。支气管哮喘者，具有慢性、阵发性或季节性的病史特点，发作一阵后可自动缓解，肺部以哮鸣音为主，即不以两肺底啰音为主，也无心脏病的特殊体征，可资鉴别。

3）非心源性肺水肿：主要见于有机磷农药中毒、刺激性气体吸入中毒、中枢神经系统疾病、高原性肺水肿等，有关病史及其他症状、体征将有助于鉴别。

2. 右心衰竭应与其鉴别的疾病

1）心包积液、缩窄性心包炎：有颈静脉怒张、肝大、水肿等表现，但既往无慢性心脏病史，心尖冲动减弱，心音遥远，心脏无杂音，肺部无干湿啰音，可有奇脉。心包积液量大者。心浊音界向两侧扩大，心尖冲动在心浊音界内侧，可闻及心包叩击音。X线、心电图、超声心动图检查有助于明确诊断。

2）腔静脉综合征：上、下腔静脉受肿瘤、淋巴结或血栓阻塞时，可使血液回流受阻，出现颈静脉怒张、肝大、水肿等表现。但患者心界不大，心脏无病理性杂音，无肺淤血的表现。全面体格检查与X线检查有助于诊断。

3）门脉性肝硬化：虽有肝大、腹腔积液及水肿，与心源性肝硬化相似，但无心脏病史，无心力衰竭的症状与体征。相反，可见腹壁静脉曲张及蜘蛛痣，腹腔积液量较大而周围性水肿不明显，脾脏可肿大，肝功能多有明显损害。

六、治疗

治疗措施应达到以下目的：治疗慢性心力衰竭不能仅限于缓解症状，应从长计议，采取综合治疗措施，包括病因治疗，调节心力衰竭的代偿机制，减少其负面效应，如拮抗神经体液因子的过分激活等。除缓解症状外还应提高运动耐量，改善生活质量，防止心肌损害进一步加重，降低病死率。

（一）病因治疗

面对每一例心力衰竭患者，都应认真寻找病因，采取有效的治疗措施。如高血压心脏病患者的降压治疗，甲亢性心脏病的抗甲状腺功能亢进的治疗，心脏瓣膜病和一些先天性心脏病患者有效的手术治疗，冠心病的介入治疗等。病因若能获得彻底治疗，则心力衰竭可望解除，心功能甚至可以完全恢复正常。

（二）消除诱因

消除诱因是预防心力衰竭的关键。如积极治疗及预防呼吸道感染和风湿活动，对于发热持续1周以上的患者应警惕感染性心内膜炎的可能。心律失常特别是心房颤动也是诱发心力衰竭的常见原因，对心室率快的心房颤动，如不符合复律指征应尽快控制心室率。避免精神紧张及过度疲劳。纠正贫血、电解质紊乱以及潜在的甲状腺功能亢进。

（三）减轻心脏负荷

1. 休息

休息是减轻心脏负荷的主要方法之一。轻度心力衰竭患者，限制其体力活动即可；重者则需卧床休息，可取半卧位，并鼓励做小腿轻度活动，以防下肢静脉血栓形成。此外，还需解除患者的精神负担，必要时可应用小剂量地西泮、苯巴比妥等镇静剂治疗。

2. 限制钠盐摄入

钠摄入量的限制是控制慢性心力衰竭的最适当的办法。正常人每日食盐摄入量为5 g左右。轻度心力衰竭患者每日钠摄入量应限制为2 g（等于食盐5 g），中度心力衰竭者每日钠摄入量应限制为1 g（等于食盐2.5 g），重度心力衰竭者的每日钠摄入量不超过0.4 g（等于食盐1 g）。以上的钠或钠盐的数字包括食物中原来含有的食盐在内。

3. 供氧

鼻导管和面罩给氧。一般为低流量持续吸氧。

4. 利尿剂的应用

利尿可使过多的体液排出，既可减轻周围和内脏水肿，又可减少过多的血容量，减轻心脏前负荷，改善心功能，增加心排血量。常用的利尿剂如下：

1）噻嗪类：这类药物中最常用的是氢氯噻嗪，每日1~2次，每次25~50 mg，口服，服后1~2小时起作用，持续12~24小时。长期应用可引起低钾血症，使用时应补充钾盐或与保钾利尿剂合用。此外，在肾功能不全患者中，可进一步减少肾小球滤过率，尚可使血糖、血尿酸、血脂、血氨增高，因而并发糖尿病、痛风，故肾功能不全者忌用。

2）袢利尿剂：呋塞米20~40 mg，每日1~2次，口服，或静脉注射20~40 mg，每日1~2次。依他尼酸25~50 mg，每日1~2次，或依他尼酸钠25~50 mg，肌内或静脉注射，每日1次。由于不良反应较多而日趋少用。布美他尼0.5~1 mg，口服或静脉注射，每日1~2次。

3）保钾利尿剂：常用的有①螺内酯，作用于肾远曲小管，干扰醛固酮的作用，使钾离子吸收增加，同时排钠利尿，但利尿效果不强。在与噻嗪类或袢利尿剂合用时能加强利尿作用并减少钾的丢失，一般用20 mg，每日3次。②氨苯蝶啶，直接作用于肾远曲小管，排钠保钾，利尿作用不强。常与排钾利尿剂合用，起到保钾作用，一般50~100 mg，每日2次。③阿米洛利，作用机制与氨苯蝶啶相似，利尿作用较强而保钾作用较弱，可单独用于轻型心力衰竭的患者，5~10 mg，每日2次。保钾利尿剂可能产生高钾血症，一般与排钾利尿剂联合应用时，发生高血钾的可能性不大，但不宜同时服用钾盐。

使用利尿剂注意事项：①间断使用，机体在利尿后有一个恢复、平衡的过程；②首选噻嗪类，必要时加用保钾利尿剂。急性肺水肿或重度心力衰竭时方使用袢利尿剂；③利尿期间记出入量、电解质变化及监测肾功能。使用快速或强利尿剂时尚要注意脉搏和血压的变化，以防血流动力学紊乱。

5. 血管扩张药

其基本原理是通过扩张动脉和（或）静脉，减轻心脏的前后负荷，减少心脏做功，从而降低心肌耗氧。血管扩张药物近年来发展很快，有很多新药问世，按其作用机制可分为：直接作用于血管平滑肌，如硝酸酯类、硝普钠、肼屈嗪、米诺地尔，新药有恩屈嗪、羟胺肼哒嗪；交感神经系统阻滞剂，如哌唑嗪、酚妥拉明、妥拉唑啉、酚苄明、双苄胺，新药有三甲唑嗪、多沙唑嗪、吲哚拉明；血管紧张素转换酶抑制剂，如卡托普利、依那普利；钙通道阻滞剂，如硝苯地平。按其作用部位分为：主要扩张动脉的药，如硝苯地平、肼屈嗪、米诺地尔。适应证：最主要的适应证是急性左心衰竭，尤其是急性心肌梗死并发的泵衰竭；其次是经利尿剂、洋地黄治疗无效的慢性病例如慢性顽固性左心衰竭或全心衰竭、高血压心脏病、扩张性心脏病以及以瓣膜关闭不全为主的心脏瓣膜病。常用的血管扩张药有：

1）硝酸酯类：以扩张静脉、减轻前负荷为主，多用于肺淤血、肺水肿。硝酸甘油：舌下含化，0.6 mg，每 5～10 分钟 1 次，连服 2～3 次。静脉给药宜从小剂量每分钟 5 μg 开始，渐加量，可每分钟 20～50 μg 维持，病情稳定后改用硝酸异山梨酯口服维持。

2）酚妥拉明：扩张小动脉为主，且具有正性肌力作用。用量每分钟 0.1～0.5 mg，小剂量开始，逐渐加量。

3）硝普钠：同时扩张动、静脉，减轻心脏前后负荷，作用迅速，疗效可靠，为急性心力衰竭首选药。从小剂量开始（10～15 μg/min），每 5～20 分钟增加 5～10 μg/min，维持 25～150 μg/min。

4）血管紧张素转换酶抑制剂：同时扩张动、静脉，作用较硝普钠缓和，用于慢性心力衰竭患者，可使临床症状与运动耐力明显改善，长期应用可使肥厚的心肌恢复正常。用法：卡托普利 12.5～50 mg，每日 2～3 次。

5）钙通道阻滞剂：以扩张小动脉为主。多应用于高血压病并发心力衰竭。用法：硝苯地平舌下或吞服 10～20 mg，每日 3～4 次。

部分新型扩血管药物：

1）心房钠尿肽（ANF）：为心房肌细胞分泌的一种多肽激素，其排钠利尿作用胜过噻嗪类和呋塞米，拮抗醛固酮作用与螺内酯类似，抑制肾素和血管紧张素作用可与卡托普利媲美，扩血管作用与硝普钠等类似。

2）OP-41483：是一种稳定的前列环素类似物，其心血管效应类似于硝普钠。在治疗心力衰竭方面，尤其是由冠心病引起者，OP-41483 是一种有效的药物。

3）抗利尿激素血管受体阻滞剂：对抗利尿激素水平高的心力衰竭患者，该阻滞剂有明显的血管扩张效应。

4）第二代二氢吡啶类药物：具有较强的扩血管效应，而负性肌力作用弱且心脏特异性较高。如尼卡地平、尼索地平、尼群地平等可降低休息和运动时周围血管阻力、PCWP，增加心脏指数和休息时冠状窦血流量，但对显示心率、心室充盈压和症状积分无明显影响，长期使用可致液体潴留，而尼索地平可激活去甲肾上腺素和血管紧张素活性使心力衰竭恶化。

应用血管扩张药要注意：并发低血压的心力衰竭患者慎用；用药中注意血压、心率的监测；停药时逐渐减量，避免突然终止治疗引起反跳。

（四）加强心肌收缩力

洋地黄类药物可加强心肌收缩力和减慢心率。

1. 洋地黄类正性肌力药物

1）适应证：适用于各种类型心力衰竭，对伴有快速室率的心房颤动的心力衰竭效果特别显著。在心脏病伴心房扩大者面临手术或分娩等应激时也可起预防作用，对室上性快速心律失常如室上性心动过速、心房颤动或扑动也有较好疗效。

2）禁忌证：预激综合征伴心房颤动或扑动；二度或高度房室传导阻滞；梗阻性肥厚型心肌病而无明显心房颤动或心力衰竭者；单纯性重度二尖瓣狭窄伴窦性心律者。

3）洋地黄制剂的选择：常用的洋地黄制剂为地高辛、洋地黄毒苷及毛花苷 C（西地兰）、毒毛花苷 K 等。

（1）地高辛：口服片剂每片 0.25 mg，每日 1 次，每次 0.25 mg，口服后经小肠吸收，2～3 小时血浓度达高峰。4～8 小时获最大效应。地高辛 85% 由肾脏排出，10%～15% 由肝胆系统排至肠道。本药的半衰期为 1.6 天，连续口服相同剂量 7 天后血浆浓度可达稳态，纠正了过去洋地黄制剂必须应用负荷剂量才能达到有效药浓度的错误观点。目前所采用的自开始即使用维持量的给药方法称之为维持量法。免除负荷量用药大大减少了洋地黄中毒的发生率。本制剂适用于中度心力衰竭的维持治疗。

（2）洋地黄毒苷：口服片剂每片 0.1 mg，因半衰期长达 5 天，在开始使用时必须应用负荷量，否则需连续服药 3～4 周血浆浓度才能达稳态，故临床上已少用。

（3）毛花苷 C：为静脉注射用制剂，注射后 10 分钟起效，1～2 小时达高峰，每次 0.2～0.4 mg，稀释后静脉注射，24 小时总量 0.8～1.2 mg，适用于急性心力衰竭或慢性心力衰竭加重时，特别适用于心力衰竭伴快速心房颤动者。

（4）毒毛花苷 K：亦为快速作用类，静脉注射后 5 分钟起作用，0.5～1 小时达高峰，每次静脉用量为 0.25 mg，24 小时总量 0.5～0.75 mg，用于急性心力衰竭时。

4）洋地黄中毒及其处理：洋地黄的应用应个体化。因其中毒量与治疗量接近，易出现中毒反应，故用药中要注意观察中毒征象，一旦发生，立即停药处理。

（1）影响洋地黄中毒的因素：洋地黄轻度中毒剂量约为有效治疗量的 2 倍，这本身就表明洋地黄用药安全窗很小。心肌在缺血、缺氧情况下则中毒剂量更小。水、电解质紊乱特别是低血钾，是常见的引起洋地黄中毒的原因；肾功能不全以及与其他药物的相互作用也是引起中毒的因素；心血管病常用药物如胺碘酮、维拉帕米及阿司匹林等均可降低地高辛的经肾排泄率而导致中毒。在住院患者中洋地黄中毒的发生率为 10%～20%。

（2）洋地黄中毒的表现主要有：①心外征象，主要包括消化道症状，如恶心、呕吐、食欲减退，是强心苷中毒最常见的症状，应与心功能不全或其他药物所引起的偶有腹泻、腹痛相鉴别；神经症状，如头痛、头晕、失眠、忧郁、乏力，严重者可有谵妄、精神错乱及惊厥等；视觉症状，常见者为色视异常，如绿视或黄视、视物模糊、盲点等。②心脏征象，包括心肌收缩力受抑制而使心力衰竭症状加重和发生各种心律失常，这是应用强心苷时中毒致死的主要原因。常见的心律失常有：室性期前收缩，常呈二联、三联律或多形性者，为常见的中毒表现；室性心动过速或双向性心动过速、房性阵发性心动过速伴房室传导阻滞、非阵发性交界性心动过速、心房颤动伴高度房室传导阻滞等亦为多见，且具特征性；也有缓慢性心律失常者，如房室传导阻滞、窦房传导阻滞、窦性停搏、窦性心动过缓等；心房颤动的患者，用药后心室律变为规则时，除转复为窦性心律者外，无论心室率是快是慢，均提示强心苷中毒。

（3）洋地黄中毒的处理：立即停药，有室性期前收缩、室上性心动过速或并发低钾血症者，可用钾盐和苯妥英钠治疗；出现缓慢性心律失常时，阿托品常能显效，个别严重者，常需安装临时起搏器。近年来发现，镁离子不但可以兴奋受洋地黄抑制的 $Na^+ - K^+ - ATP$ 酶，还可改善心肌的代谢，防止钾的丢失，纠正严重的心律失常以及降低心脏前后负荷等作用。这样既能防治洋地黄中毒，又可治疗心力衰竭。一般剂量为 25% 硫酸镁 10 mL 加入 5% 葡萄糖液静脉滴注，每日 1 次，连用 3~5 天多能显效，低血钾严重者可同时补充钾盐。

2. 非洋地黄类正性肌力药物

可用于洋地黄治疗无效或不能耐受洋地黄的患者。现试用于临床的有：

1）β 受体激动剂

（1）多巴胺：主要兴奋 β_1 受体和多巴胺受体。可使心肌收缩力增加，心排血量增多，尿量增多，而体循环血管阻力不变或略降低。剂量：2~10 μg/（kg·min）。

（2）多巴酚丁胺：是多巴胺的衍生物，它具有增强心肌收缩力的作用，而增快心率的作用比多巴胺小，对周围血管的作用比多巴胺弱。因而总的衡量看来，多巴酚丁胺更宜于心力衰竭的治疗。

（3）左旋多巴：近年来，文献报告左旋多巴为多巴胺的前体，是一种口服儿茶酚胺类药物，口服后可转化为多巴胺。有人用左旋多巴伍用维生素 B_6 治疗 34 例心力衰竭，总有效率达 85%。未发现心律失常及其他不良反应。

（4）对羟苯心胺：系一新的 β_1 肾上腺素能受体激动剂，有强大的正性肌力作用，可口服，也可静脉给药。业已发现本药治疗充血性心力衰竭安全有效，适于各种心力衰竭，可作为洋地黄的替代药或辅助药。加之能改善窦房结及房室传导功能，故对心动过缓的心力衰竭尤为适用。对急性心力衰竭及休克相对较差。口服，10~20 mg，每日 3 次，最大剂量每日 200 mg。可长期应用。静脉注射，每分钟 25~100 μg/kg，通常 2.5~5 mg 稀释后缓注。静脉滴注，每分钟 15 μg/kg，控制心率在每分钟 100 次以内。本药治疗难治性心力衰竭可收到良好效果，与洋地黄合用有协同作用而不增加心律失常的发生。一般无明显不良反应，偶有心率增快，多于 1 小时内恢复，个别有室性期前收缩、胸闷、精神紧张，尚有使用大剂量可致心肌缺血的报道。

（5）吡布特罗：为 β 受体激动剂，动物实验证明它既有兴奋 β_1 受体的作用而使心肌收缩力加强，同时又有兴奋 β_2 受体的作用而使血管扩张，可以口服。作用时间持续 5~6 小时，长期应用疗效不定，可能产生了耐药性。

（6）丙丁基多巴胺：系新合成的多巴胺类似物，据称毒性很小。Ferrnel 等以每分钟 5~20 μg/kg 静脉给药，治疗 11 例充血性心力衰竭患者，左心室充盈压、体和肺循环血流受阻力下降，心脏指数增加。该药不降低血压，稍增快心率。

（7）多巴胺异丁酯：为一种口服活性多巴胺，治疗充血性心力衰竭急性效应及长期效应良好，对心率、血压无大改变。初始量为 100 mg，每日 3 次。

（8）TA-064：系 β_1 受体激动剂，Thorman 等观察 16 例扩张型心肌病伴中、重度左心衰竭患者，以本品每分钟 8 μg/kg 静脉滴注，左室搏出做功指数增加 47% ~ 65%，左室效率增加 53% ~ 62%，但心肌耗氧量增加 11% ~ 31%，无毒性反应及不良反应。

（9）沙丁胺醇、特布他林：为 β_2 受体激动剂，主要用于治疗伴有支气管痉挛的慢性阻塞性肺疾病（COPD）。因具有正性肌力作用，故也被用于心力衰竭的辅助治疗。

（10）扎莫洛尔：扎莫洛尔是新合成的 β_1 肾上腺素能受体激动剂，但也有一定的 β_1 受体拮抗作用。现已表明，在充血性心力衰竭患者中，扎莫洛尔有正性肌力作用，但对心肌代谢和冠脉血流量无明显影响。有人认为，扎莫洛尔特别适用于中度心力衰竭患者。

2）磷酸二酯酶抑制剂：这类药物是近年来新开发出来的一组正性肌力药物，其正性肌力效应是通过心肌磷酸二酯酶活性的抑制，减少环磷酸腺苷（cAMP）水解，使进入细胞内的 Ca^{2+} 增加所致。其扩张血管效应也与平滑肌内 cAMP 浓度增加相关。

（1）氨力农：优点是正性肌力作用明显增强而心肌耗氧量则显著降低（-30%），但对心肌有急性缺血性损害而非衰竭心肌，用药后心外膜心电图示 ST 段抬高，因而不宜应用。伴有心力衰竭时不加重心脏缺血，其作用优于洋地黄及多巴酚丁胺。剂量：25 ~ 150 mg，每 6 小时 1 次，口服；静脉注射每分钟 6 ~ 10 μg/kg；静脉滴注每次 0.75 ~ 0.76 mg/kg。不良反应少。

（2）米力农：其正性肌力作用为氨力农的 10 ~ 15 倍，不良反应小，耐受性好，是目前此类药物中最有希望的药物。适用于急、慢性、顽固性、充血性心力衰竭。剂量：2.5 ~ 7.5 mg，口服，每日 1 次；静脉注射按 1.0 mg/kg 给药。与卡托普利、硝普钠合用疗效更佳，亦可联用洋地黄、多巴酚丁胺等。

（3）依诺昔酮：系咪唑衍生物，静脉注射速度为每分钟 1.25 mg，首次量为 0.5 mg/kg，每 15 ~ 20 分钟 1 次，每次增加 0.5 mg/kg 直至 1.5 ~ 3.0 mg/kg，作用持续 4.5 ~ 14（平均 9.25）小时。但本药并不降低病死率，且有一定不良反应。

（4）CI-930：系双氧吡哒嗪酮衍生物，Jafri 等报道，经常规治疗无效的中、重度充血性心力衰竭 10 例，在停用血管扩张药继用洋地黄的情况下，静脉用本品由 0.5 mg 开始，最多用至 3 mg，心脏指数由 2 L/（min·m^2）增至 2.7 L/（min·m^2）（$P <$ 0.002），PCWP 由 26 mmHg 降至 16.5 mmHg（$P < 0.001$），心率、血压无变化。口服也见到同样变化。

3）具有多种作用机制的正性肌力药物：这类药物通过两种或多种生化途径增强心肌收缩力。氟司喹南、匹莫苯和维司力农是临床研究较集中的具代表性的药物。

（1）氟司喹南：具有平衡扩张动脉阻力血管与静脉容量血管的作用。大剂量还有非反射性和非环磷酸腺苷依赖的正性肌力和正性变时作用，可能通过促进 $Na^+ - Ca^{2+}$ 交换而发挥正性肌力作用。大剂量（150 mg/d）治疗心力衰竭的血流动力作用较小剂量（75 ~ 100 mg/d）显著，但改善运动耐量的效果反不如小剂量，且病死率高，其原因不明。

（2）匹莫苯：有轻度磷酸二酯酶抑制作用。临床研究结果表明匹莫苯可迅速改善缺血性心肌病伴心力衰竭患者的心肌收缩力，而对心肌舒张并无负性作用，小剂量（5 mg/d）治疗心功能Ⅱ～Ⅲ级患者，其运动耐量、氧耗峰值以及生活质量的改善较大剂量更明显，治疗6个月无耐药性。

（3）维司力农：除具轻度磷酸二酯酶抑制作用使 Ca^{2+} 内流增加外，还可减少滞后的外向和内向 K^+ 流，并延长钠通道开放时间，增加细胞内 Na^+。多中心长期临床治疗试验随机对照结果表明，小剂量（60 mg/d）使心功能Ⅲ级的有症状心力衰竭患者的病死率和致残率降低，生活质量改善，而大剂量（120 mg/d）却明显增加病死率。其他不良反应为可逆性颗粒性白细胞减少（发生率2.5%）。

（五）其他药物

1. 硫酸镁

心力衰竭患者由于进食少，长期使用洋地黄可使尿镁排出增多，导致失镁。由于体内缺镁，可使心力衰竭难以纠正，且易引起难治性心力衰竭的发生，近年来，逐渐认识到低镁血症是难治性心力衰竭的常见原因之一。镁除具有改善心肌代谢、增强心肌收缩力外，还有扩张血管、增强利尿的作用，从而减轻心脏的前、后负荷。因此，除血管扩张药的使用外，并用镁剂治疗，有助于心力衰竭的纠正。用法：25%硫酸镁10～30 mL溶于5%～10%葡萄糖500 mL中，静脉滴注，每日1次，一般连用3～7天，心力衰竭基本控制后改用每日5～10 mL肌内注射。

2. 辅酶 Q_{10}

本品可减轻右心负荷，改善心脏功能。一项双盲交叉试验，对12例标准分级为Ⅲ～Ⅳ级心力衰竭的患者进行研究，连续给予辅酶 Q_{10} 12周，心脏每搏输出量和射血分数明显增加。

3. 肝素

肝素静脉滴注治疗各种原因引起的顽固性心力衰竭有较好的疗效，一般连用5天后，多数病例即呼吸平稳，两肺啰音减少或消失，心率减慢，尿量增加，能平卧，水肿减轻或消失，肝脏回缩。

4. 胰高血糖素

本品能激活心肌的腺苷酸环化酶系统，增加心肌收缩力，扩张外周血管，增加心排血量和尿量。首剂3～5 mg加5%葡萄糖20 mL，静脉注射，如无不良反应，以后可给每小时2.5～10 mg静脉滴注。糖尿病者禁用。

5. 能量合剂

ATP、辅酶A、胰岛素可增加能量，促进代谢，改善心功能，起辅助治疗作用。

6. 前列腺素 E_1（PGE_1）

PGE_1 可扩张周围静脉，适用于冠心病、高血压心脏病并发心力衰竭。常用量：600 μg加5%葡萄糖液250 mL中，以每分钟15～20滴速度静脉滴注，每日1次，共用3天。

7. 莨菪碱类药物

莨菪碱类药物是神经节后胆碱能受体阻滞剂，能解除全身血管平滑肌痉挛，使阻力血管和容量血管扩张，减轻心脏前、后负荷，改善心脏功能，增加心排血量。用法：东莨菪碱 0.3～0.6 mg 加入 5% 葡萄糖生理盐水 150 mL 中静脉滴注，每日 1 次，用 3～4 天，有效后改 0.3～0.6 mg，每日 3～4 次，用 10 天。或山莨菪碱 20 mg 加入 25% 葡萄糖液 20 mL 中，静脉注射，每日 2 次，有效后改口服，每次 10 mg，每日 3 次维持，可与地高辛联用。

总之，上述治疗心力衰竭的药物中，每一种药物均具有可符合一线药物的条件，但没有一种能满足一线药物的全部条件。利尿剂可控制液体潴留，但不能维持稳定的疗效；洋地黄类制剂可维持长期较稳定的疗效，但对降低病死率尚有待于研究，而且有些病例不宜服用；卡托普利可降低死亡率，但不能防止液体潴留。因此，单用一种药物治疗心力衰竭似乎是不合理的。心力衰竭的治疗，主要在于合理联合应用上述药物。

（六）其他治疗

纠正水、电解质紊乱及酸碱失衡。主动脉内球囊反搏术治疗心肌梗死后的低排综合征有一定效果。

七、护理要点

（一）一般护理

1. 休息

让患者取半卧位或端坐位安静休息，鼓励患者多翻身、咳嗽，尽量做缓慢的呼吸。避免长期卧床休息，以防发生静脉血栓、肺栓塞、压疮等问题。注意心理护理，使患者身体、心理都得到放松。

2. 饮食

心力衰竭患者均有不同程度的水、钠潴留，控制水、钠摄入对治疗心力衰竭十分重要。一般患者每日限制钠盐在 5 g 以下，严重者应 <1 g，但不宜限制过久，服利尿剂者可适当放宽，以防低钠血症的发生。应告知患者及家属下列药物和食物含钠量高，宜加以限制：①碳酸氢钠、溴化钠；②发酵面食、点心，如苏打饼干、油条、皮蛋、碱面包、汽水等。食物宜清淡、易消化且富含维生素类，避免饱食及进食辛辣等有刺激性的饮食。

3. 防止便秘

防止大便干燥，避免排便时用力，如有便秘，可服用缓泻剂或应用开塞露等，并劝告患者禁用烟酒。

4. 环境

保持病室内温暖、安静，阳光充足，空气流通，但要避免使患者受凉而并发呼吸道感染。

（二）病情观察与护理

对心功能不全而住院的患者，需每日按时测量体温、呼吸、心率、脉搏及血压。对患有心血管疾病的患者，在测量心率、脉率时，不应少于 1 分钟。本病需注意观察以下几点：

1. 观察患者的呼吸状态，必须加强夜间巡视，发现患者不能入眠、烦躁、不能平卧、呼吸短促、伴有咳嗽或有阵发性夜间呼吸困难，提示患者的病情尚未控制，应帮助患者取半卧位，吸氧，同时报告医生，按医嘱给予用药。

出现急性肺水肿时护理应注意：

1）协助患者采取端坐位，两腿下垂。

2）四肢轮流结扎止血带。

3）鼻导管持续 4 ~ 6 L/min 高流量吸氧，必要时给予20% ~30% 乙醇湿化吸氧，氧流量为 6 ~ 8 L/min。

4）遵医嘱给予镇静剂，皮下注射吗啡或哌替啶。安慰患者不要紧张、恐惧，以消除顾虑。

5）遵医嘱迅速给予强心剂、利尿剂及血管扩张药、肾上腺皮质激素治疗，并密切观察患者的面色、心率、心律、血压、神志等变化并准确记录。

6）症状缓解后，仍需继续密切观察病情，以免病情反复。

2. 对于患者有大咯血者，应注意安抚患者情绪，测量血压，记录咯血的时间、量及颜色，及时报告医生，按医嘱给予治疗措施。

3. 注意观察水肿的消长情况，每日测量体重，准确记录出入量。遵医嘱正确使用利尿剂，在应用快速利尿药时，最好在上午注射，以使患者在白天利尿，有利于夜间休息；如尿量过多，必要时可建议医生减量或停用利尿剂。对严重水肿的患者，应给予按时翻身，保持床铺平整、干燥。大量利尿者应测血压、脉搏和抽血查电解质，观察有无利尿过度引起的脱水、低血容量和电解质紊乱的表现，尤其是应用排钾利尿剂后有无乏力、恶心、呕吐、腹胀等低钾表现。对于利尿反应差者，应找出利尿不佳的原因，如了解肾脏功能情况，是否存在低血压、低血钾、低血镁或稀释性低钠血症以及用药是否合理等。

4. 遵医嘱给予扩血管药物时，应注意观察和预防药物的不良反应，应用血管扩张药物前测血压、心率，调整输液速度，如出现胸闷、出汗、气急、脉速、恶心、呕吐等不良反应时，应通知医生，立即停止输液。口服血管扩张药时，应从小剂量开始，防止患者出现体位性低血压。

5. 应用洋地黄类药物应注意

1）使用洋地黄前，应先测心率（律），如心率 <60 次/分或出现室性期前收缩，应暂缓给药并及时与医生联系。

2）由于洋地黄治疗量和中毒量接近，而且个体对洋地黄的反应有差异，使用时应注意观察有无恶心、呕吐、食欲缺乏或头昏、头痛、嗜睡、视物模糊、黄视等洋地黄毒性反应。如有上述情况，应停用洋地黄及利尿剂，并报告医生，协助处理。

3）在应用洋地黄药物期间，不宜同时服用钙剂，以免与洋地黄起协同作用而导致中毒。

4）老年人、肺心病、心肌炎及心肌梗死并发心功能不全的患者需用洋地黄药物时，由于其敏感性较强，易造成中毒，故剂量宜适当减少，不宜长期应用。

5）静脉给药时应用5%～20%的葡萄糖溶液稀释，混匀后缓慢静脉推注，一般不少于15分钟，用药时注意听诊心率及节律的变化。

6. 注意休克的临床表现，观察患者面色、神志、呼吸、血压、心率、心律及尿量的变化，测心率应至少一分钟。

7. 对必须静脉输液、输血的患者，应注意每天输液量不宜过多。输液量原则是量出为入，入量略少于出量。成人每天以750～1 000 mL为宜，以糖液为主，糖盐比例一般是2∶1，同时补充钾盐，以防因糖的氧化及利尿作用而发生低钾血症。应严格掌握静脉滴注速度，一般每分钟在20～30滴。也不宜过慢，以免影响用药目的及影响患者休息，使患者过于劳累，而促使心力衰竭加重。输血应掌握为少量多次，滴注速度不应超过每分钟20滴。

8. 患者突然胸痛、呼吸急促、发绀，且有咯血时，需考虑可能因下肢静脉血栓或右心室内附壁血栓脱落，随血流进入肺内而并发肺栓塞或肺梗死，应立即给予吸氧，测血压，同时做好X线检查准备，协助医生进行处理。

八、预后

取决于心功能不全的严重程度、对治疗的反应及原有心脏病的性质。

九、预防

积极治疗各种心脏病，有手术指征者，应及早进行手术治疗。控制诱因如感染、心律失常等，保持大便通畅，限制食盐的摄入，避免过劳及情绪激动等。一旦发生心力衰竭，应积极处理。

（曹丽　王荣芝　孙俊伟）

第二节　急性心力衰竭

急性心力衰竭是指由各种原因使心脏在短时间内发生心肌收缩力明显降低，或心室负荷加重、心室充盈受限，而导致急性心排血量降低的临床综合征，其中以急性左心衰竭最为常见，表现为急性肺水肿，可发生心源性休克或心搏骤停。

一、病因和发病机制

（一）病因

心脏解剖或功能的突发异常，使心排血量急剧降低和肺静脉压突然升高可发生急性左心力衰竭。常见的病因有：

1. 急性心肌弥散性损害，导致心肌收缩无力，常见于冠心病急性广泛前壁心肌梗死。

2. 急性机械性梗阻如严重的二尖瓣及主动脉瓣狭窄、左室流出道梗阻、二尖瓣口黏液瘤或血栓嵌顿致主动脉主干或大分支的栓塞以及急进性高血压致使心脏的后负荷急剧增加，排血严重受阻。

3. 急性心脏容量负荷过重，急性心肌梗死、感染性心内膜炎等引起乳头肌功能失调、腱索断裂、瓣膜穿孔、室间隔穿孔和主动脉窦瘤破裂等以及输液过多、过快，使心脏负荷显著增加。

4. 突然的心室舒张受限，如急性大量心包积液或积血所致的急性心脏压塞。

5. 严重的心律失常，包括快速的室上性和室性心律失常以及严重的心动过缓等，使心脏排血显著减少。

（二）发病机制

主要的病理生理基础为心脏收缩力突然严重减弱，心排血量急剧减少，或左室瓣膜急性反流，或急性心脏压塞致使左室舒张末期压迅速升高，肺静脉回流不畅。由于肺静脉压快速升高，肺毛细血管压随之升高使血管内液体渗入到肺间质和肺泡内形成急性肺水肿。

在上述各种病因的作用下，心肌收缩力突然明显减低或心脏负荷突然明显增加，致使心排血量急骤降低，心室充盈压显著升高，此与慢性心力衰竭不同，各种代偿机制的作用均不明显。

正常人肺毛细血管平均压为 $4 \sim 7$ mmHg，毛细血管胶体渗透压为 $25 \sim 30$ mmHg，由于两者差异很大，故血管内液体不渗入到肺组织间隙，急性左心衰竭时，左室舒张末期压迅速升高，使左心房、肺静脉压和肺毛细血管压力相继升高，当肺毛细血管内压力超过胶体渗透压时（即 >30 mmHg）时，血清即渗入肺组织间隙，若渗入液体迅速增多，则又可进一步通过肺泡上皮浸入肺泡或进入终末小支气管后再到达肺泡，引起肺水肿。

肺泡内液体与气体混合形成泡沫，后者表面张力很大，可阻碍通气和肺毛细血管自肺泡内摄取氧，引起缺氧，同时肺水肿可降低肺顺应性，引起换气不足和肺内动静脉分流，导致动脉血氧饱和度降低。缺氧又很快使组织产生过多的乳酸，致发生代谢性酸中毒，从而使心功能不全进一步加重，最后可引起休克或严重的心律失常，重者可导致死亡。

在上述过程中，肺淋巴管引流，肺泡表面活性物质、血浆清蛋白浓度和毛细血管通透性等因素的改变，均可影响肺水肿产生的速度。

二、临床表现

1. 病史

常见于原有心脏器质性疾病，如急性心肌梗死、高血压心脏病、重度二尖瓣狭窄等。常有过度体力活动、肺部感染、妊娠、分娩、心动过速、过量过快输液等诱因。

2. 症状和体征

根据心排血量下降的程度，持续时间的长短以及机体发挥代偿功能的状况，可有昏厥、休克、急性肺水肿、心搏骤停等表现。

1）昏厥：指心排血量减少致脑部缺血而发生的短暂性意识丧失。若持续数秒钟或数十秒钟可有四肢抽搐、呼吸暂停、发绀等表现，称为阿—斯综合征。

2）休克：由于心排血功能低下导致心排血量不足而引起的休克，称为心源性休克。临床上除休克表现外，多伴有心功能不全，体循环静脉淤血，如静脉压升高、颈静脉怒张等表现。

3）急性肺水肿：突然发作，表现为高度气急、呼吸浅速、端坐呼吸、咳嗽、咳白色或粉红色泡沫样痰、面色灰白、口唇及肢端青紫、大汗、烦躁不安、心悸、乏力等。体征为双肺广泛水泡音或（和）哮鸣音，心率增快，心尖区可闻及奔马律及收缩期杂音，心界向左下扩大，可有心律失常和交替脉。

4）心搏骤停：为严重心功能不全的表现。

三、实验室及其他检查

1. X 线检查

可见肺门有蝴蝶形大片阴影并向周围扩展，心界扩大，心尖冲动减弱等。

2. 心电图

窦性心动过速或各种心律失常，心肌损害，左心房、左心室肥大等。

四、诊断

1. 左心衰竭

有累及左心的心脏病基础，出现肺循环淤血的表现。

1）呼吸困难、咳嗽、咯血、咳粉红色泡沫痰。

2）发绀、端坐呼吸、左心室扩大、心率增快、第一心音减弱、心尖区收缩期杂音、肺动脉瓣区第二心音亢进、舒张期奔马律、闻及肺底部或广泛性湿啰音等。

3）X 线检查示有肺门阴影增大及肺纹理增粗等肺淤血及左心室增大征象。

4）肺毛细血管楔压 >18 mmHg。

具备第1）、第2）项或兼有第3）项即可诊断，兼有第4）项可确诊。

2. 右心衰竭

有引起急性右心衰竭的病因，出现体循环淤血征象。

1）腹胀、上腹疼痛、恶心等肝及胃肠道淤血症状。

2）水肿、发绀、颈静脉怒张、三尖瓣区可听到收缩期杂音、肝大且压痛、肝颈静脉回流征阳性。

3）X 线检查示右心室增大，上腔静脉增宽。心电图示右心室肥厚。

4）心导管检查示右室充盈压明显增高，而左室充盈压正常或偏低，或两者增高不成比例（右室充盈压/左室充盈压 >0.65）。

具备第1）、第2）或有第3）项即可诊断，兼有第4）项可确诊。

五、鉴别诊断

心功能不全的某些症状如呼吸困难、水肿、肝大、肺底湿啰音等并非心功能不全所特有的表现，应与有类似症状的疾病鉴别。急性左心衰竭所致的劳力性呼吸困难，应与阻塞性肺气肿、肥胖、神经性呼吸困难、身体虚弱鉴别；夜间呼吸困难及心源性哮喘应与支气管哮喘相鉴别；肺底湿啰音应与慢性支气管炎、支气管扩张、肝炎鉴别；急性右心衰竭，应与心包积液或缩窄性心包炎相鉴别。

六、急救

心源性昏厥发作历时短暂，以治疗原发病和抗心律失常为主。心源性休克和心搏骤停见有关章节。急性肺水肿具体抢救措施如下：

（一）减少静脉回流

将患者置于坐位，两腿下垂，以立即减少静脉回心血量，必要时可四肢轮流结扎。

（二）吸氧

立即高流量给氧（6～8 L/min），严重者亦可采用面罩正压供氧。使20%～30%乙醇溶液消除泡沫。

（三）镇静

皮下或肌内注射吗啡5～10 mg，可减轻烦躁不安和呼吸困难，扩张周围静脉，减少回心血量。但有呼吸抑制、昏迷、休克和慢性肺炎者忌用。老年体弱者减量。

（四）快速利尿

呋塞米20～40 mg或依他尼酸钠25～50 mg静脉注射，以减少回心血量，降低前负荷。

（五）血管扩张药

可降低肺循环阻力。

1. 硝普钠：50 mg（1安瓿）溶于5%葡萄糖500 mL内（浓度100 μg/mL）静脉滴注，严格按医嘱定时监测血压，用输液泵控制滴速，根据血压调整剂量，维持收缩压在90～100 mmHg。

2. 酚妥拉明：对急性左心衰竭所致肺水肿可先给较大剂量，如第一分钟给5 mg，然后继以较小剂量静脉滴注，或以5～10 mg加入25%或50%葡萄糖20～40 mL内缓慢注射5～10分钟。一般常用量为1～5 μg/（kg·min）（成人0.05～0.3 mg/min）。

3. 硝酸甘油：舌下含化可迅速扩张静脉床，减少回心血量。

（六）氨茶碱

氨茶碱0.25 g加入50%葡萄糖液20～40 mL中缓慢静脉注射，以减轻呼吸困难。

（七）强心药

如发病2周内未用过洋地黄或洋地黄毒苷，1周内未用过地高辛，可予速效洋地黄制剂，以加强心肌收缩力和减慢心率，此对治疗伴有房性快速性心律失常的急性肺水肿特别有效，但对重度二尖瓣狭窄而伴有窦性心律失常的急性肺水肿患者忌用。如发病2周内曾用过洋地黄，则强心药的应用需根据病情，小剂量追加，用法同慢性心力衰竭。

（八）肾上腺皮质激素

地塞米松10～20 mg加入5%葡萄糖溶液500 mL中，静脉滴注。肾上腺皮质激素可扩张外周血管，增加心排血量，解除支气管痉挛，改善通气，促进利尿，降低毛细血管通透性，减少渗出，对急性肺水肿和改善全身情况有一定作用。

（九）氯丙嗪

国外报告氯丙嗪治疗急性左心衰竭有迅速改善临床症状的作用，国内亦有人用小剂量氯丙嗪治疗急性左心衰竭。用法：5~10 mg 肌内注射，仅有左心衰竭者用 5 mg，伴有急性肺水肿者用 10 mg，肌内注射后 5~10 分钟见效，15~30 分钟疗效显著，作用持续 4~6 小时。氯丙嗪扩张静脉作用大于扩张动脉，因此更适合以前负荷增高为主的急性左心衰竭；其镇静作用能很好地解除患者焦虑。

（十）静脉穿刺放血

可用于上述治疗无效的肺水肿患者，尤其是大量快速输液或输血所致的肺水肿，放血 300~500 mL，有一定效果。

七、护理要点

（一）一般护理

1. 安置患者于重症监护室，并协助患者取坐位，两腿下垂。注意给患者提供合适的支撑物，并保护患者的安全，防止坠床。迅速建立静脉通路，并保持通畅。注意监护呼吸、血压、脉搏及心电变化。

2. 宜用低钠、低脂肪、低盐、富含维生素、富于营养、易消化的低热量饮食。采用低热量饮食可降低基础代谢率，减轻心脏负荷，但时间不宜过长。低盐饮食可控制水、钠潴留，从而减轻心脏负荷，根据水肿程度忌用或少用含钠量高的食物，如发酵面食、点心、咸肉、咸菜、海鱼（虾）、含钠饮料和调味品、含盐的罐头等。进食量少或利尿明显者可适当放宽钠盐的限制。心力衰竭时因胃肠道淤血、呼吸困难、疲乏、焦虑而影响食欲和消化功能，应给予易消化食物，少食多餐，可减少胃肠消化食物所需的血液供应，使心脏负荷减轻。

3. 严重呼吸困难，应给氧。对四肢厥冷、发绀的患者，要注意保暖。保持大便通畅。

4. 抢救时护理人员应表情镇静，神态自若，操作熟练，使患者产生信任感和安全感。尽可能守护在患者身旁，安慰患者，告诉患者医护人员正在积极采取有效措施，病情会逐渐得到控制。对患者做简要解释，消除患者的紧张、恐惧心理。

5. 协助患者翻身，并进行按摩，可使用气垫或气圈，穿着宜柔软和宽松，并随时保持皮肤清洁。心力衰竭患者因肺淤血而易致呼吸道感染，需定时给患者叩背。应保持病房空气新鲜、暖和，避免患者受凉、呼吸道感染加重心力衰竭。应鼓励患者进行下肢活动，协助患者被动肢体锻炼，早晚用温水浸足，以预防和减少下肢静脉血栓形成。需密切观察患者有无疲倦、乏力、情感淡漠、食欲减退、尿量减少等症状，并监测液体出入量和电解质，以防低钾血症和低钠血症等水、电解质平衡失调。

（二）病情观察与护理

1. 观察体温、脉搏、呼吸、血压的变化。注意心力衰竭的早期表现，夜间阵发性呼吸困难是左心衰竭的早期症状，应予警惕。当患者出现血压下降、脉率增快时，应警惕心源性休克的发生，并及时报告医生处理。

2. 观察神志变化，由于心排血量减少，脑供血不足，缺氧及二氧化碳增高，可导致头晕、烦躁、反应迟钝、嗜睡、昏厥等症状，及时观察以利于医生综合判断及治疗。

3. 观察心率和心律，注意心率快慢、节律规则与否、心音强弱等。有条件时最好能做心电监护并及时记录，以利及时处理。出现以下情况应及时报告医生：①心率低于 40 次/分或高于 130 次/分；②心律不规则；③心率突然加倍或减半；④患者有心悸或心前区疼痛的病史而突然心率加快。

4. 注意判断治疗有效的指标，如自觉气急、心悸等症状改善，情绪稳定，发绀减轻，尿量增加，水肿消退，心率减慢，原有的期前收缩减少或消失，血压稳定。

5. 注意观察药物治疗的效果及不良反应，如使用洋地黄类药物时，应注意观察患者心率、心律的变化，观察药物的毒性反应，并协助医生处理药物的毒性及不良反应。此外，迅速建立良好的静脉通道，以保证药物的顺利应用，严格控制静脉输液速度。做好各种记录，发现异常及时报告医生，配合处理。备好一切抢救药品、器械。洋地黄制剂毒性反应的处理：①立即停用洋地黄类药物，轻度毒性反应如胃肠道、神经系统和视觉症状，一度房室传导阻滞、窦性心动过缓及偶发室性期前收缩等心律失常表现，停药后可自行缓解。中毒症状消失的时间，地高辛为 24 小时内，洋地黄毒苷需 7～10 天。②酌情补钾，钾盐对治疗由洋地黄毒性反应引起的各种房性快速心律失常和室性期前收缩有效，肾衰竭和高血钾患者忌用。③苯妥英钠：是治疗洋地黄中毒引起的各种过期前收缩和快速心律失常最安全有效的常用药物，但有抑制呼吸和引起短暂低血压等不良反应，应注意观察。

（三）健康教育

1. 向患者及家属介绍急性心力衰竭的诱因，积极治疗原有心脏疾病。急性肺水肿发作过后，如原发疾病得以去除，患者可完全恢复；若原发疾病继续存在，患者可有一段稳定时间，待有诱因时又可再发心功能不全症状。

2. 嘱患者在静脉输液前主动告诉护士自己有心脏病史，便于护士在输液时控制输液量及速度。

（刘燕　周俊华　吴华凤）

第三节　难治性心力衰竭

通过积极的治疗，而心力衰竭不见好转，甚至恶化者称为顽固性或难治性心力衰竭。随着医学的进步以及经验的积累，难治性心力衰竭的范围会愈来愈小。

一、病因

导致难治性心力衰竭的因素较多，主要见于无法手术治疗的冠心病，伴有广泛心肌梗死、心肌纤维化、乳头肌功能失调或室壁瘤而左室壁运动功能严重损害者；严重高血压心脏病伴肾或脑血管病变者；风湿性心脏病伴肺循环高压者；晚期心肌病等。常见的心外因素有肺内感染，甲状腺功能亢进，贫血，肝、肾疾患。治疗方面的因素有：洋地黄应用不足或过量导致中毒、利尿剂应用是否得当、是否长期或大量应用抑制心肌收缩的药物（奎尼丁、普鲁卡因胺、β受体阻滞剂）等。

二、护理评估

患者多有心脏病病史，有心力衰竭的临床表现且心力衰竭经常规治疗无效。

三、临床表现

顽固性心力衰竭患者，多数系全心衰竭的表现，经强心、利尿和扩张血管治疗无效或症状持续存在。

四、实验室及其他检查

酌情给予超声心动图、放射性核素检查及心导管、心血管造影等检查，以明确诊断。

五、诊断与鉴别诊断

（一）诊断

有明确诊断的引起心力衰竭的原发病存在，心力衰竭症状持续存在且对各种治疗反应较差，并具备以下临床特点者，诊断难治性心力衰竭即可成立。

1. 通常同时兼有左心衰竭和右心衰竭。

2. 持续心室率快，对洋地黄类药物疗效差，若稍增加洋地黄剂量，则易出现洋地黄中毒。

3. 顽固性水肿常伴有继发性醛固酮增多症，低钾、低镁或稀释性低血钠症。

4. 倦怠、肢端厥冷、发绀、血压低、脉压小及少尿，提示心排血量明显降低。

5. 血流动力学改变为左心室充盈压明显增高，心脏指数 < 2 L/（min·m^2），周围血管阻力增高。

（二）鉴别诊断

难治性心力衰竭患者有相当一部分是因诊断、治疗存在不足所造成的，因此，遇到难治性心力衰竭患者应注意仔细询问病史，认真查体，并采用必要的器械检查（超声心动图、放射性核素检查及心导管、心血管造影等），以求明确诊断，同时还应复核，以了解治疗措施是否适当、充分。

六、急救

处理包括如下内容：

1. 仔细寻找是否存在有影响纠正心功能不全的潜在原因，如甲状腺功能亢进、风湿活动及感染性心内膜炎等；对能够进行外科治疗的心血管疾病，应及时给予手术治疗。

2. 检查治疗措施是否得当：如洋地黄类药物剂量是否适当，利尿剂的选用是否合理，血管扩张药有无应用指征等。

3. 是否存在电解质紊乱。

（一）一般治疗

1. 卧床休息

卧床休息可减轻心脏负担。对于急性肺水肿患者，宜采取半卧位或坐位，两腿下垂以减少下肢静脉回流，降低心脏前负荷。

2. 供氧

一般用鼻导管法给氧，若能采用间歇或持续面罩加压供氧则效果更好。加压供氧还可提高肺泡和胸腔内压力，使肺泡内液体漏出和静脉回心血量减少，具有减轻肺水肿的作用。

3. 严格控制水、钠摄入量

每日钠摄入量限制在 2 g 以下，饮水量在 1 000 mL 以下，有稀释性低血钠时应严格限制水分摄入量。

4. 消泡沫剂应用

急性左心衰竭常有大量白色或粉红色泡沫样痰，对肺的换气功能有影响，在氧气湿化瓶内加入 20% ~ 30% 乙醇，以降低肺泡内泡沫表面张力，达到减少或消除泡沫的作用。

5. 应用镇静剂

对紧张和烦躁的患者可适当应用镇静剂，如地西泮 5 ~ 10 mg 肌内注射等。

（二）洋地黄的合理应用

洋地黄至今仍是治疗心力衰竭的重要药物之一，但必须应用得当，否则很难取得效果，甚至加重病情。具体从 3 个方面考虑。

1. 是否为适应证

各种原因的慢性心力衰竭，一般均可用洋地黄治疗，但由于病因和病情不同，疗效有差异，如心脏瓣膜病、先天性心脏病、高血压心脏病、阵发性室上性心动过速（非洋地黄中毒所致者）、快速型心房颤动或心房扑动等引起的心力衰竭疗效良好；继发于甲状腺功能亢进、严重贫血、维生素 B₁ 缺乏的心力衰竭、肺心病、活动性心肌炎或严重心肌损伤引起的心力衰竭疗效差；对机械因素引起的心力衰竭如高度二尖瓣狭窄、缩窄性心包炎或大量心包积液无效；肥厚型心肌病和预激综合征不宜用洋地黄治疗。

2. 使用剂量是否恰当

如考虑用量不足，可在严密的临床及心电图观察下，在短期内适当地加大洋地黄剂量，若产生较好效果，说明药量不足，待病情好转后，改为维持量。还需注意，心肌损害严重、肾功能有损害、电解质紊乱、高龄患者等，对洋地黄耐受性差。洋地黄中毒可使心肌收缩力减退，可产生各种心律失常，从而使心力衰竭加重。所以，目前主张尽量采用小剂量洋地黄治疗心力衰竭，宁可不足，也勿过量，以便随时追加。避免欲速则不达。当前倡用的负荷量远比过去要求的洋地黄化量为低，如地高辛的负荷量为 0.75 ~ 1.5 mg，半衰期为 36 小时，采用每日维持疗法，每次 0.25 mg，每日 2 次，5 ~ 8 天在血液和组织中达到稳定的有效浓度，然后每日 0.25 mg。这样摄入量与排出量几乎相等，体内的蓄积量也就不再明显增加。但是临床上应根据患者具体情况认真分析，具体掌握，不宜千篇一律。

3. 有无洋地黄中毒

洋地黄中毒可使心肌收缩力减退，并可产生各种心律失常，从而使心力衰竭加重而成为难治性心力衰竭。心力衰竭患者经洋地黄治疗后，病情一度好转又重新恶化时，应考虑有洋地黄中毒的可能。消化系统症状在右心衰竭加重时亦可出现，故其对洋地黄中毒的诊断意义不大。某些心律失常的出现，如文氏型二度房室传导阻滞、室性早搏呈二联或三联律、房性心动过速伴二度房室传导阻滞及非阵发性交界性心动过速等，均提示有洋地黄中毒的可能。对于严重的缺氧、肝肾功能不全、肺心病、急性心肌梗死、扩张型心肌病、电解质紊乱以及老年患者，更应小心应用，注意个体差异，严防洋地黄中毒。有条件者可用放射免疫法监测洋地黄的血清浓度，以指导给药。疑有洋地黄中毒时，应停用洋地黄并严密观察。如有室性早搏或快速性心律失常，可酌用钾盐及抗心律失常药物。近年来发现，镁离子不但可以兴奋受洋地黄抑制的 $Na^+ - K^+ - ATP$ 酶，还可改善心肌的代谢、防止钾的丢失、纠正严重的心律失常以及降低心脏前后负荷等作用，这样既能防治洋地黄中毒，又可治疗心力衰竭，一般主张用 25% 硫酸镁 10 mL 加入 5% 葡萄糖液静脉滴注，每日 1 次，连用 3 ~ 5 天多能显效。

（三）非洋地黄类强心剂

此类药物有强心作用而无洋地黄毒性，尤适用于洋地黄无效或易中毒的患者。

1. 多巴胺

小剂量多巴胺具有兴奋 β 受体的作用，故能增强心肌收缩力，增加心排血量及心脏指数，所以治疗难治性心力衰竭疗效是肯定的。该药还能选择性扩张内脏血管，特别是扩张肾血管作用显著，有利于利尿排钠。多巴胺宜采用小至中等剂量，大剂量时外周血管明显收缩，反而增加左室后负荷和抑制左室功能，一般用量为 20 ~ 40 mg 加于 5% 葡萄糖液 350 ~ 500 mL 内静脉滴注，开始剂量为每分钟 0.5 ~ 1 μg/kg，可渐增至每分钟 2 ~ 10 μg/kg。

2. 多巴酚丁胺

多巴酚丁胺是合成的异丙肾上腺素衍生物，具有强力的 $β_1$ 受体作用及 α 受体刺激作用，故能明显增强心肌收缩力，扩张冠脉血管，增加心排血量，降低心脏前、后负荷。治疗难治性心力衰竭效果显著。其正性肌力作用明显，而增快心率作用不明显。用法为 20 ~ 40 mg 加入 5% 葡萄糖液 100 ~ 200 mL 中，按每分钟 2.5 ~ 10 μg/kg 静脉滴注。

3. 氨力农

氨力农是一种非糖苷、非儿茶酚胺的强效正性肌力药，本品在洋地黄作用达高峰时或使用儿茶酚胺后，仍可增强心肌收缩力，且不易引起心律失常，对难治性心力衰竭有独特的疗效。本品静脉滴注用量为每日 1.5 ~ 2 mg/kg，滴速为每分钟 0.2 mg，也可选用 0.5 ~ 1 mg/kg 静脉滴注 5 ~ 10 分钟，继以每分钟 5 ~ 10 μg/kg 静脉滴注。每日总量不宜超过 8 mg/kg。口服剂量为 1 ~ 3 mg/kg，每 8 小时 1 次，口服后 1 小时即出现作用，持续 4 ~ 5 小时。

4. 胰高血糖素

每次 3~5 mg，加入葡萄糖溶液内，静脉注射，半小时至 1 小时 1 次；或以其 5~10 mg 加入葡萄糖溶液内，静脉滴注。

（四）利尿剂的合理应用

合理使用利尿剂是治疗心力衰竭的重要措施之一。但若使用不当，则或达不到治疗效果，或因过度利尿而引起水、电解质紊乱，使心力衰竭成为难治性。所谓合理应用利尿剂，其原则是：利尿剂主要用于以肺淤血或腔静脉淤血为临床表现的向后性心力衰竭。利尿剂应间断使用，其间断时间的长短多以利尿情况决定，一般规律是利尿剂连用 5 天以上多不再有利尿作用。而对于前向性心力衰竭、肺心病心力衰竭、心包积液及右心室心肌梗死的利尿应适可而止。对急性心肌梗死及扩张型心肌病等合并心力衰竭时，更应慎用利尿剂，因其左室充盈压 90~140 mmHg 才能维持适宜的心排血量，而使用大量强效利尿剂可使左室充盈压明显降低，心排量更为减少，反而使心力衰竭加重。目前多主张联合使用利尿剂，以便充分发挥利尿剂的效用。一般选用两种或两种以上作用部位不同的利尿剂。最常用的是噻嗪类与保钾利尿剂，仍无效者，可加用袢利尿剂和醛固酮拮抗剂，剂量也需加大，如氢氯噻嗪可用 50 mg，每日 3 次；依他尼酸 50~75 mg，每日 2~3 次；呋塞米 40~80 mg，每日 2~3 次；螺内酯 40~60 mg，每日 2~3 次。如胃肠道水肿影响吸收，可静脉注射依他尼酸钠 50~100 mg 或呋塞米 80~160 mg，每 6~8 小时 1 次。有人联合应用乙酰唑胺 250 mg，每日 3 次，1 周用 3~4 天，加螺内酯 25~50 mg，每日 4 次，加呋塞米 160 mg 静脉注射，同时用氨茶碱 250~500 mg 静脉注射或低浓度多巴胺静脉滴注治疗难治性心力衰竭、顽固性水肿取得显著利尿效果。

注意利尿剂失效的原因有：严重电解质紊乱，以稀释性低钠血症为常见；肾血流量减少；低蛋白血症；继发性醛固酮增多症；合并严重肾脏病变；同时使用含钠药物、镇静剂、麻醉剂（大剂量巴比妥、吗啡、哌替啶）、降压药（利血平）、苯妥英钠、非类固醇抗炎药（吲哚美辛）等拮抗利尿作用的药物。因此，应针对上述不同情况采取相应措施。

使用利尿剂应从小剂量开始，除顽固性病例外，对有严重水肿的心力衰竭患者，也不要开始就采用大剂量强效快速利尿剂，以免引起血容量急剧减少、血液浓缩及氮质血症等。对急性心肌梗死及扩张型心肌病等并发的心力衰竭，应用利尿剂更要审慎。使用强效快速利尿剂时，应对患者严密观察，注意临床症状、液体出入量、血电解质、心率及血压的变化。此外，利尿剂应间断使用，以便使体液和电解质在间歇期重新平衡，防止电解质紊乱。

（五）血管扩张药的应用

可根据肺毛细血管楔压、中心静脉压、心排血量、外周血压等合理选择血管扩张药。常用的血管扩张药有硝普钠、异山梨酯、酚妥拉明、肼屈嗪、卡托普利、哌唑嗪等。

1. 硝普钠

硝普钠既减轻后负荷，增加心排血量，又减轻前负荷，使肺淤血缓解。本品作用迅速，毒性小，疗效可靠，为紧急应用的首选药。从小剂量每分钟 0.5 μg/kg 开始，无效时以每分钟 0.5 μg/kg 递增，平均用量为每分钟 3 μg/kg。应进行严密的血流动力学监测，肝肾功能不全时慎用。

2. 酚妥拉明

酚妥拉明作用类似于硝普钠，但以扩张动脉为主，同时也扩张静脉，且具有正性肌力作用。静脉用量为 0.1 ~ 1 mg/min（平均用量 0.4 mg/min），从小剂量开始，逐渐增量，以维持疗效。滴注过程中应注意血压与心率的变化。

3. 硝酸酯类

硝酸酯类以扩张静脉、减轻前负荷为主，故更适用于肺淤血及呼吸困难的患者。急性心肌梗死并发肺水肿者，可硝酸甘油舌下含化，对慢性难治性心力衰竭，可含化异山梨酯 5 ~ 10 mg，每 2 ~ 6 小时 1 次，硝酸酯类与肼屈嗪合用有类似硝普钠的作用。

4. 肼屈嗪

肼屈嗪以扩张小动脉为主，适用于高阻低排性心力衰竭。口服 2 ~ 3 小时即见心搏量增加，24 小时达高峰。从小剂量开始，10 ~ 25 mg，每日 3 次，可根据情况逐渐增加，每日用量不应超过 200 mg，以免引起红斑狼疮。

5. 卡托普利

本品为血管紧张素转换酶抑制剂，以扩张小动脉为主。据新近国内外文献报道，该药治疗难治性心力衰竭可取得显著疗效。每次 12.5 ~ 25 mg，每日 3 次。常见的不良反应为低血压、蛋白尿等。

使用血管扩张药时应注意其选用原则：

1. 明确药物的血流动力学效应（如硝酸酯类以扩张静脉为主；肼屈嗪则以扩张动脉为主；而硝普钠、酚妥拉明同时扩张动、静脉）。

2. 了解心力衰竭的类型和特点。

3. 从小剂量开始。

4. 掌握足量指标。

5. 血容量不足时禁用血管扩张药。

6. 心包积液、缩窄性心包炎、主动脉狭窄与特发性肥厚性主动脉瓣下狭窄不宜用血管扩张药。

7. 轻度心力衰竭、心脏扩大不明显者一般不使用血管扩张药。

8. 熟悉每种药物的不良反应，用药时应严密观察，一旦出现问题，应及时处理。停止用药时应逐渐减量。

（六）肾上腺皮质激素

难治性心力衰竭患者应用小剂量肾上腺皮质激素常可获一定疗效，其机理可能是：①促进 Na^+、K^+ 转运正常化，使 Na^+ 转运至细胞外，K^+ 进入细胞内，细胞水肿得以减轻，血钠水平上升；②对抗抗利尿激素，使利尿剂得以发挥作用；③抑制垂体前叶分泌醛固酮，减少水、钠潴留；④增加肾小球滤过率。一般用泼尼松 5 ~ 10 mg，3 ~ 4 次/天，以后逐步减量，多在 4 ~ 5 天发挥疗效，可用 2 周左右。

（七）给予改善心肌代谢、营养的药物

如 ATP、肌苷、辅酶 A、辅酶 Q_{10}、细胞色素 C、极化液等治疗。有报道，1，6 -

二磷酸果糖可以加强心肌细胞收缩功能，用法为 5 g 加入 50% 葡萄糖 40 mL 中缓慢静脉滴注，每日 1~2 次。

（八）纠正电解质和酸碱平衡紊乱

心力衰竭患者多有低钾、低镁，不仅使心力衰竭难以控制，且易于发生洋地黄中毒和并发低氯性碱中毒。轻度低钾可口服 10% 氯化钾 10 mL，每日 3 次，或服用保钾利尿剂，重症低钾低镁者，可用 10% 氯化钾 1.0~1.5 g 及 25% 硫酸镁 10~20 mL 加入葡萄糖液 500 mL 内静脉滴注，每日 1 次，3~5 天多能显效。稀释性低钠血症是导致难治性心力衰竭的因素之一，亦是治疗中比较棘手的难题，主要应严格限制水分摄入量（500~1 000 mL/24 h），短期内应用肾上腺皮质激素或采取综合治疗等，一般不宜用高渗盐水。

（九）降低基础代谢

上述疗法无效而又无诱因可查时，可试用 [131] 碘或抗甲状腺药物，通过降低基础代谢率，减轻心脏负担与降低耗氧量。

（十）心肌梗死并发室壁瘤所致难治性心力衰竭

有条件者可施行室壁瘤切除术。冠心病患者若有指征可做冠状动脉搭桥术，改善心肌缺血，从而改善心功能状态。

（十一）进行机械性辅助循环

包括主动脉内球囊反搏术、左室辅助泵、人工心脏等，这样可以使病变心脏得到及时休息，有利于功能恢复。

（十二）腹膜透析

选用以高渗葡萄糖液为主的透析液进行透析，可减少血容量，减轻心脏前、后负荷，尤适用于尿毒症伴高血压心脏病的左心衰竭。透析液中加入有关的电解质，有助于纠正电解质紊乱。操作时严格按照无菌技术，防止继发感染，必要时于透析液中加入适量抗生素。

尽管采用上述积极适当的治疗而心力衰竭仍无法控制，如属于能矫正的心血管畸形，可冒险进行心血管检查及心血管造影。有适应证者可行外科手术，不适于矫正手术者，可考虑心脏移植。

（王杰　韦冉冉　刘芸）

第五章　心律失常

心律失常是指心脏激动的起源部位、频率、节律、传导速度和传导顺序等异常。在临床工作中，诊断心律失常的方法有心脏听诊、常规心电图、运动心电图、动态心电图、心电向量图、经食管心电生理检查、体表电位标测图、希氏束电图、窦房结电图、体表信号平均心电图、心内电生理检查、心肌单相动作电位记录技术、三维电磁导管标测系统和心律失常药物诊断试验（如阿托品试验、异丙肾上腺素试验）等。

一、心律失常的病因

心律失常的主要病因包括：①各种原因的器质性心脏病，如冠心病、风湿性心瓣膜病、心肌病，尤其是发生心力衰竭、心肌梗死和心肌炎时；②内分泌代谢病与电解质紊乱，以甲状腺功能亢进、血钾过高或缺乏多见；③药物的毒性作用，如洋地黄、胺碘酮等抗心律失常药物及咪康唑等；④房室旁道引起的预激综合征；⑤心脏手术或诊断性操作；⑥其他，如脑血管病、感染、自主神经功能紊乱等。心律失常也可发生于无明显心脏疾患和健康者，原因常不完全明确。

二、心律失常的发生机制

心律失常的发生机制主要是冲动发生异常和冲动传导异常以及两者联合存在。

（一）冲动发生异常

1. 窦性心律失常

是由于窦房结的冲动频率过快、过慢、不规则而形成的。

2. 异位性心律

冲动是由窦房结以外的起搏点发出，如房室结、希氏束（浦肯野纤维网的细胞发出）。

（二）冲动传导异常

1. 传导阻滞

冲动到某处时传导障碍或延缓，部分下传。

2. 折返现象

冲动沿一条途径下传，但从另一条途径又折返回原处恰到其反应期，使该处再一次进行冲动传递，形成环形传递，可表现为各种期前收缩、阵发性心动过速、扑动、颤动。

3. 传导紊乱

除正常途径传导外，在心房和心室间即房室结区有一部分异常激动过快地传到心室，使部分心室肌提前激动，出现传导紊乱，易引起阵发性室上性心动过速、心房颤动等。

对心脏功能影响大，常可危及生命的有阵发性室上性心动过速、心房扑动与心房颤动、阵发性室性心动过速与心室颤动。

三、心律失常的分类

（一）快速性心律失常

1. 窦性快速性心律失常

①窦性心动过速；②窦房结折返性心动过速。

2. 异位快速性心律失常

1）期前收缩：①房性期前收缩；②交界性期前收缩；③室性期前收缩。

2）心动过速

（1）房性心动过速：①自律性房性心动过速；②折返性房性心动过速；③紊乱性房性心动过速。

（2）交界性心动过速：①房室结折返性心动过速；②房室折返性心动过速；③非阵发性交界性心动过速。

（3）室性心动过速：①非持续性室性心动过速；②持续性室性心动过速；③尖端扭转型室性心动过速；④加速性心室自主节律。

3）扑动与颤动：①心房扑动；②心房颤动；③心室扑动；④心室颤动。

3. 房室间传导途径异常

预激综合征。

（二）缓慢性心律失常

1. 窦性缓慢性心律失常

①窦性心动过缓；②窦性心律不齐；③窦性停搏。

2. 传导阻滞

①窦房传导阻滞；②房内传导阻滞；③房室传导阻滞；④室内传导阻滞。

3. 逸搏与逸搏心律

1）逸搏：①房性逸搏；②房室交界性逸搏；③室性逸搏。

2）逸搏心律：①房性逸搏心律；②房室交界性逸搏心律；③室性逸搏心律。

四、常见的心律失常

（一）窦性心律失常

1. 窦性心动过速

当窦性心律的频率超过 100 次/分，称为窦性心动过速。常见于健康人吸烟，饮茶、咖啡、酒，剧烈运动与情绪激动；某些病理状态，如发热、甲状腺功能亢进、贫血、休克、心肌缺血、心功能不全以及应用肾上腺素、阿托品等药物。

窦性心动过速一般无须治疗，仅对原发病做相应处理即可。必要时可应用 β 受体阻滞剂如普萘洛尔减慢心率。

2. 窦性心动过缓

当窦性心律的频率低于 60 次/分，称为窦性心动过缓。常见于健康的青年人、运动员、睡眠状态，亦可见于颅内高压、甲状腺功能减退、阻塞性黄疸、服用洋地黄及抗心律失常药物，如 β 受体阻滞剂、胺碘酮、钙通道阻滞剂。器质性心脏病中常见于窦房结病变、心肌病。窦性心动过缓多无自觉症状，当心率过分缓慢，出现心排血量不足，患者可有胸闷、头晕甚至晕厥等症状。

无症状的窦性心动过缓通常无须治疗。如因心率过慢而出现症状者则可用阿托品、麻黄碱或异丙肾上腺素等药物。症状不能缓解者可考虑应用心脏起搏治疗。

3. 窦性停搏

窦性停搏是指窦房结长时间不能产生冲动，由低位起搏点（如房室结）逸搏取代发生冲动控制心室。心电图上可见很长一段时间内无 P 波，其后常可见异位节律点逸搏。

窦性停搏一般属病理性的，各种病因所致的窦房结功能低下是其主要原因，除常见的各类器质性心脏疾患外，还可见于药物中毒，如洋地黄、奎尼丁、β 受体阻滞剂。一旦窦性停搏时间过长而又不能及时出现逸搏，患者常可发生头晕、眩晕、晕厥甚至抽搐。非病理性的窦性停搏可见于迷走神经张力过高或颈动脉窦性晕厥。

窦性停搏的治疗可参照窦性心动过缓。

（二）病态窦房结综合征

病态窦房结综合征是由于窦房结或其周围组织的器质性病变导致功能障碍，从而产生多种心律失常和多种症状的综合表现。本病男女均可发病，发病年龄平均在 60 ~ 70 岁，常患有不同类型的心脏病，在此基础上发生心动过缓、心律失常或心脏停搏致使心排血量降低，出现不同程度的脑、心、肾供血不足的临床表现。

临床特点：起病隐匿；由于病变程度不一，病情发展的快慢也有差异，但一般进展缓慢。

主要临床表现是器官灌注量不足的表现，这是由于心室率缓慢及可伴有反复发作的快速性心律失常，导致心排血量下降所致。受累的器官主要为心、脑、肾，脑血流减少引起头晕、乏力、反应迟钝等，严重者可引起阿—斯综合征反复发作。心脏供血不足可引起心悸、心绞痛、心功能不全甚至心脏停搏。

体征：体检示心率常低于每分钟 50 次，心尖第一心音低钝及轻度收缩期杂音。窦性停搏时，心率及脉搏可有明显间歇；窦房结与房室结区同时病变出现完全性房室传导阻滞时，可闻及大炮音及第四心音，发生心房颤动或室上性心动过速时，心率变快，心律不规则或规则。

病态窦房结综合征的治疗原则为：无症状者应做密切临床观察，有症状者应选择起搏器治疗。应用起搏器治疗后，患者仍有心动过速发作，则可同时应用各种抗心律失常的药物。

（三）期前收缩

期前收缩亦称期前收缩，是一种提早出现的异位心搏。按起源部位可分为窦性、房性、交界性和室性 4 种。其中以室性最多见，其次为房性，窦性期前收缩罕见。期前收缩是常见的异位心律，可发生在窦性或异位性（如心房颤动）心律的基础上。可偶发或频发，可以不规则或规则地在每一个或每数个正常搏动后发生，形成二联律或联律性期前收缩。

期前收缩可见于正常人或无器质性心脏病者，以青年人多见，过度吸烟、饮酒、喝浓茶、疲劳、情绪波动等可诱发，又称功能性期前收缩。期前收缩多见于器质性心脏病，如心肌炎、冠心病、风湿性心脏病、充血性心力衰竭等。一些药物，如洋地黄、奎尼丁、锑剂、肾上腺素等中毒可引起期前收缩。

个别或偶发的期前收缩一般不引起症状，部分患者有漏搏的感觉，或感觉到间歇后较有力的搏动。当期前收缩频繁或连续时，引起心排血量减少，患者感觉心悸、乏力、心绞痛和呼吸困难。体征：听诊有心搏提早，其后有较长的间歇，第一心音常增强，第二心音减弱或消失。脉搏有 2 个急速而连续的跳动，其后有一较长时间歇，有时第 2 个跳动不能扪及。

本病的治疗要点为积极治疗原发病、解除诱因。如改善心肌供血，控制心肌炎症，纠正电解质紊乱，防止情绪紧张或过分疲劳等。不同类型的期前收缩可选用不同的药物。房性、交界性期前收缩通常无须治疗，严重者可选用维拉帕米、普罗帕酮、胺碘酮等药物。室性期前收缩常选用美西律、普罗帕酮、莫雷西嗪、胺碘酮等。对急性心肌梗死伴发的室性期前收缩常用利多卡因静脉注射，并持续静脉滴注以避免室性心动过速或心室颤动的发生。

（四）阵发性心动过速

阵发性心动过速是一种突然发作、突然终止的快速而规则的异位心律，频率多在每分钟 160～250 次。根据异位冲动发生的部位，将阵发性心动过速分为房性、房室交界性、室性 3 种。前两种不易鉴别时可统称为阵发性室上性心动过速。

室上性阵发性心动过速常见于无器质性心脏病者，也见于各种器质性心脏病以及洋地黄中毒时，后者常表现为室上性阵发性心动过速、房室传导阻滞。病态窦房结综合征和预激综合征也常伴发室上性心动过速。室性阵发性心动过速绝大多数见于有严重心肌损害的患者，亦常见于心脏手术、心脏导管术及洋地黄中毒。奎尼丁及普鲁卡因胺中毒、低钾血症、家族性 QT 延长综合征等可引起尖端扭转型室性心动过速。

阵发性心动过速以心动过速的突然发作和突然终止为特征。心率在 160～250 次/分。室上性者心悸可能是唯一的症状，但如有心脏病基础，心率超过 200 次/分且持续时间长时，可引起胸闷、头晕、乏力、心绞痛、血压下降等症状。检查心律绝对规则，第一心音强度不变，心室率与颈静脉搏动频率一致（房室交界性心动过速伴逆传阻滞时例外）。室性者大多数产生明显的血流动力学异常，其严重性取决于心脏的基本情况和心动过速的持续时间，可表现为心力衰竭、休克、阿—斯综合征发作甚至猝死。检查心律可略不规则，第一心音强度不一致，心室率快于颈静脉搏动频率。颈静脉搏动描记图可见间歇性巨 a 波。尖端扭转型室性心动过速发作时多有不同程度的昏厥，发作时间稍长常发生阿—斯综合征。

阵发性室上性心动过速治疗要点：①病因治疗。②兴奋迷走神经如按压颈动脉窦，压迫眼球或做瓦氏动作。③维拉帕米静脉注射，每次 5 mg 加葡萄糖 10～20 mL 缓慢静脉注射，总量不超过 20 mg。④毛花苷 C 0.4 mg 稀释后缓慢静脉注射，常用于伴心力衰竭者。预激综合征不宜应用。⑤ATP 20 mg 快速静脉注射，3～5 分钟可重复。老年人、病情严重者禁用。⑥电疗法：用食管调搏、同步直流电复律、心内膜电凝疗法等。⑦手术疗法：对顽固者可做旁道切除术。

阵发性室性心动过速的治疗要点：①立即控制发作，消除诱因及治疗原发病。②药物治疗，如利多卡因 50～100 mg 静脉注射，1～2 分钟注射完，必要时 5～10 分钟再给50 mg，共 2～3 次，然后以 1～4 mg/min 的速度静脉滴注；苯妥英钠 250 mg，用 20～40 mL 注射用水稀释后缓慢静脉注射，适用于洋地黄中毒引起者；亦可选用丙吡胺及普罗帕酮等。③电复律：对于出现休克或阿—斯综合征者亦首选同步直流电复律。④一旦发生心室颤动，立即进行非同步直流电除颤。在除颤器准备好以前，可先行胸外心脏按压，并准备好心脏复苏所需物品，积极配合治疗。

（五）心房扑动和心房颤动

心房内发生每分钟 300 次左右规则的异位冲动，引起心房快而协调的收缩，称为心房扑动。若心房异位冲动的频率增加为每分钟 350～600 次且不规则，引起心房各部不协调的乱颤，称为心房颤动。心房颤动远较心房扑动多见（约 20:1），是发生率仅次于期前收缩的常见心律失常。心房颤动和心房扑动各有阵发性和慢性两型，前者经反复发作可转变为后者。

心房颤动与心房扑动的病因基本相同，绝大部分患者心脏有显著病变。常见病因有风湿性心脏病（尤以二尖瓣狭窄多见）、冠心病、高血压心脏病、甲状腺功能亢进、原发性心肌病等。少数阵发性心房颤动的患者可无器质性心脏病，而心房扑动则罕见于无器质性心脏病者。心房颤动与心房扑动的发病机制主要有 2 种学说：异位起搏点自律性增高及多处微型折返学说。

症状可有心悸、胸闷与惊慌。心室率接近正常且无器质性心脏病患者，可无明显症状。但有器质性心脏病的患者，尤其是心室率快而心功能较差时，可使心搏量明显降低、冠状动脉循环及脑部血供减少，导致急性心力衰竭、休克、昏厥或心绞痛发作。风湿性心脏病二尖瓣狭窄患者，大多在并发心房扑动或心房颤动后，活动耐量明显降低，并发生心力衰竭，严重者可引起急性肺水肿。心房扑动或心房颤动发生后还易引起房内血栓形成，部分血栓脱落可引起体循环动脉栓塞，临床上以脑栓塞最为常见，常导致死亡或病残。体征：心房扑动时如房室传导比例呈 2:1，心律可绝对规则且不受自主神经张力影响者，心室率约为每分钟 150 次；若房室传导比例为 4:1 或 3:1，则心室率可减慢为每分钟 75～100 次。压迫颈动脉窦或眼球，可使心率暂时减慢，有时突然减慢一半。心室率不甚快的心房扑动，运动后可成倍增加。心房颤动时心率一般在每分钟100～160次，心音强弱不一，心律绝对不规整，脉搏短绌。此外，可有原发性心脏病的相应症状及体征。

心房扑动应针对原发病治疗。心房扑动转复为窦性心律最有效的办法为同步直流电复律术。普罗帕酮、胺碘酮对转复及预防心房扑动有一定的疗效。钙拮抗剂如维拉帕米对控制心房扑动心室率亦有效，但目前对单纯控制心房扑动的心室率仍首选洋地黄类制剂。

心房颤动除积极治疗原发病外，对阵发性心房颤动，如持续时间短、发作频度小、自觉症状不明显者无须特殊治疗，对发作时间长、频繁，发作时症状明显者可给予洋地黄、维拉帕米、普罗帕酮、胺碘酮药物治疗。对持续心房颤动者，可应用洋地黄类药物控制心室率；如有复律适应证者，可采用奎尼丁或胺碘酮做药物复律，但最有效的复律手段仍为同步直流电复律术。

（六）心室扑动与心室颤动

心室扑动与颤动是最严重的异位心律，各部分的心肌进行快而不协调的乱颤，心室丧失有效的整体收缩能力，对循环的影响相当于心室停搏，常为临终前的一种心律变化。

单纯心室扑动少见，且很快即会转为心室颤动。心室颤动分为临终前和原发性两类。临终前心室颤动一般难于逆转。原发性心室颤动的常见病因为急性心肌梗死，严重低钾血症，药物如洋地黄、奎尼丁、普鲁卡因胺、氯喹等的毒性作用，QT延长综合征，心脏手术，低温麻醉，电击等。

患者常有器质性心脏病，可查及上述病因的证据。①先兆症状：多数在发生心室扑动与心室颤动前有先兆征象，如肢体乏力、寒冷、心前区不适、头晕及原发病表现，进一步发展为发绀、血压下降、呼吸急促、胸闷、心跳改变、意识障碍及烦躁不安。心电示波可见频发性、多源性或连续性的室性期前收缩，尤其是可见RonT现象、短暂发作的室性心动过速、尖端扭转型室性心动过速、QT间期延长、传导阻滞等多种严重的心律失常。②发生心室扑动或心室颤动时：如不及时抢救，即可出现心搏骤停。由于血液循环中断，可引起意识丧失、抽搐、呼吸停止、四肢冰冷、发绀、无脉搏、无心音、无血压、瞳孔散大。

心室扑动和心室颤动为最严重的心律失常，一旦发生，应立即拳击心前区，迅速电复律，必要时置心脏起搏器。高危患者可行药物预防。

（七）房室传导阻滞

房室传导阻滞（AVB）是指激动在房室传导过程中受到阻滞。按其程度分为三度：第一度仅为房室间传导时间延长；第二度为部分激动不能由心房下传到心室，分Ⅰ型和Ⅱ型；第三度为所有激动均不能下传到心室。

一度及二度Ⅰ型AVB偶可见于正常人或迷走神经张力过高、颈动脉窦性晕厥者。对慢性或持久性AVB，多见于冠心病心肌硬化者，其次见于慢性风湿性心脏病、心肌病、克山病、心肌炎后遗症及先天性心脏病等。而一过性或暂时性AVB，多见于风湿热、冠心病、急性心肌梗死、洋地黄中毒、心肌缺氧、急性感染（流行性感冒、白喉）等。

应针对不同病因进行治疗。第一度或第二度Ⅰ型房室传导阻滞、心室率不过慢且无临床症状者，除必要的针对原发病的治疗外，心律失常本身无须特别治疗。第二度Ⅱ型或第三度房室传导阻滞，心室率慢并有血流动力学改变者，应及时提高心室率以改善症状，防止发生阿—斯综合征。

常用药物有：①阿托品，每次0.5~2 mg，静脉注入，适用于阻滞位于房室结的患者；②异丙肾上腺素1~4 μg/min静脉滴注，可用于任何部位的传导阻滞，但慎用于急性心肌梗死患者；③对心室率低于40次/分，症状严重者，特别是曾有阿—斯综合征发作者，应首选临时或埋藏式心脏起搏器治疗。

（八）预激综合征

预激综合征是指患者的房室传导途径中存在着附加旁道，冲动经附加旁道下传引起部分心室肌提前激动，是一种较少见的心律失常，诊断主要靠心电图。多见于正常健康人，也可见于高血压、冠心病患者。

预激综合征本身无特殊临床表现，但常导致快速性室上性心律失常发作。发生心房颤动或心房扑动时，心室率可为每分钟 220～360 次，而导致休克、心力衰竭甚至猝死。PR 间期缩短和（或）心室激动的先后产生第一心音亢进，第二心音分裂。

预激综合征本身无须治疗，并发室上性阵发性心动过速时，与一般室上性阵发性心动过速治疗相同。并发心房颤动或心房扑动时禁忌使用洋地黄，可选择应用奎尼丁、普鲁卡因胺、胺碘酮、普罗帕酮、阿普林定、丙吡胺、阿义马林等。药物不能终止者，应尽快采用同步直流电复律。顽固性发作者，可考虑外科手术治疗。

五、护理评估

（一）病史
病史有助于判断心律失常的类型和重要性。应详细询问激发发作、终止或加重的因素，持续时间，发作时的心率、节律，有无昏厥、胸痛、抽搐或心力衰竭表现以及治疗经过。

（二）身体状况
部分患者没有症状，仅在测量脉搏或心脏听诊时发现有心律不齐。

1. 心悸
窦性心动过速和室性期前收缩大多有心悸。

2. 脉搏短绌。

3. 头晕、眼花、晕厥、晕倒。

4. 胸痛、心绞痛。

5. 低血压。

6. 乏力、气喘、呼吸困难。

7. 脉搏消失、心搏停止。

（三）心电图检查
发作时心电图记录是确诊心律失常的主要依据。常规心电图根据 P 波和 QRS 波群形态、相互关系及 PP、PR 间期时间等，即可判断基本心律，对某些心律失常做出诊断。如 P 波形状不正常提示冲动起源不在窦房结。P 波呈频率快速的不规则或较规则的锯齿波，首先考虑心房颤动或扑动。QRS 波群宽大畸形，连续或不连续，可能是室性期前收缩、室性心动过速或束支传导阻滞，再结合其他改变不难做出诊断。此外，动态心电图连续记录，运动试验以及体表信号平均心电图检查，有助于心律失常的发作和非发作期的诊断，观察自主神经对心律失常的影响，症状与心律失常的关系，药物疗效和致心律失常的作用。

六、治疗

心律失常治疗时，力争达到制止发作、减少或杜绝再发、维持疗效的目的。

（一）病因治疗

控制病因和消除诱发因素是治疗心律失常的重要措施。如心肌炎、心肌缺血的治疗，甲状腺功能亢进的控制，电解质紊乱的纠正等。避免紧张、劳累、情绪激动、过度吸烟、饮酒、饮浓茶、喝咖啡等，可以防止某些心律失常的发生。

（二）心律失常发作期治疗

根据心律失常的类型及其对血流动力学的影响，可选用相应的治疗措施。缓慢型心律失常伴阿—斯综合征者应从静脉给予提高和维持心率的药物，无效时应进行心脏起搏治疗。快速性室上性心律失常（如阵发性室上性心动过速、心房扑动或颤动），可采用刺激迷走神经、药物控制心室率或转复为窦性心律的方法；室性心动过速应及时选用药物或同步直流电复律以中止发作。期前收缩是最常见的心律失常，通常对血流动力学影响不大，在去除病因和诱因的同时，可选用相应的抗心律失常药物口服治疗。

（三）预防心律失常的复发

对一些病因暂时难以消除的心律失常，需采取适当的方法来预防复发或根治。如慢性三度房室传导阻滞和病态窦房结综合征药物治疗无效时，应安置永久心脏起搏器治疗；反复发作的快速性心律失常可采用导管射频消融治疗；对高危患者可置入自动复律—除颤—起搏器。需要长期口服抗心律失常药物的患者，应选用疗效肯定而不良反应相对较轻的药物，必要时进行临床电生理测定或进行药物浓度监测，以协助选择可靠的抗心律失常药物。

七、护理要点

（一）一般护理

1. 患者宜安置在安静的单人房间，保持病房的安静，减少各种刺激。谢绝探视。一般患者可平卧，呼吸急促和血压不正常者可采用半卧位，休克者可采用中凹卧位。心律失常可因精神激动、烦躁而加重，护理人员应嘱患者安静勿躁，保持心情舒畅，并耐心听取患者诉说每次诱发心律失常的病因与处理经过，转告医生，以便做治疗参考。

2. 清醒患者可给予高热量、高蛋白饮食。昏迷患者靠输入营养药物通常不能满足机体的需要，故一般需给予鼻饲。

3. 立即行心电监测，以明确紧急抢救时心律失常的类型、发作频度，及时报告医生，争取早确定诊断，早定紧急抢救方案并协助处理。

4. 快速建立静脉通道，立即给予氧气吸入。

5. 急诊心律失常者，由于症状严重，病情凶险，患者多焦虑不安、惊恐、惧怕、有濒死感，加之原发病及血流动力学的影响，致使患者过度紧张，因此，应加强心理护理，耐心与患者交谈，并详细了解患者病情变化的原因，给患者讲明治疗方法和应该注意的事项，消除恐惧心理，使其积极配合治疗和护理，以利于早日康复。

（二）病情观察与护理

1. 对心律失常患者，除了重点监测心电图变化外，对全身情况的观察也很重要。要加强巡视，尤其是夜间巡视，要重视患者的申诉，密切观察病情微细的变化。定期测量血压、脉搏、呼吸。注意观察神色的变化，有时可出现在心律改变之前。并对病情的动态改变做好详细的记录。对于复律后的患者尚需警惕严重心律失常的复发。如发现异常，及时报告医生并协助处理。

2. 抗心律失常的药物常有一定的不良反应，甚至是毒性作用。护士应熟悉各种抗心律失常药物的作用机理、用法及注意事项等，并严格执行医嘱，在用药过程中，严密观察疗效及可能发生的药物不良反应。如利多卡因是当前治疗快速性室性异位心律的首选药物，但需注意剂量和给药的速度，静脉滴注一般为 1~4 mg/min，静脉注射时，一次为 50~150 mg，5~10 分钟可重复，但一般一小时内总量不超过 300 mg，否则因短时间内用量过多，会出现神经系统毒性症状，如嗜睡、抽搐、感觉异常等。老年患者使用时更需密切观察。奎尼丁及普鲁卡因胺有心肌抑制、血管扩张的不良反应，会导致血压下降，因此使用前后应观察血压、心率。奎尼丁药物易致过敏，因此第一次服用时必须使用试验剂量，并观察有否皮疹、发热等，使用前后需测定血压，若血压低于 90/60 mmHg 或心率慢于 60 次/分应停药并与医生联系。

3. 有些心律失常的发生常可能和电解质紊乱，尤其是钾或者酸碱失平衡有关。因此，常需紧急采血做血钾和血气分析的测定，以利及时纠正，使心律失常得到迅速地控制。

4. 应随时准备好有关药物、仪器、器械、吸引器等抢救物品和器材。对可能出现的快速威胁生命的心律失常，应备好除颤器。对可能出现高度或三度房室传导阻滞者，事先做好临时起搏导管电极及附件的浸泡消毒，并备好临时起搏器。

（三）健康指导

1. 加强心理指导，使患者保持情绪稳定，避免情绪波动对患者造成不良影响。

2. 指导患者避免刺激性饮食，戒烟酒、禁咖啡。

3. 注意劳逸结合，根据患者的病情决定活动量，必要时卧床休息。

4. 向患者及其家属提供有关心律失常及其防治的知识

1）对于仅有良性心律不齐的患者，仅需给予安慰和鼓励，解释产生此种心律不齐的原因即可。

2）对于有反复发生，危及生命的心律失常患者，尤其是那些在住院前或住院期间曾经历过许多突发事件（如昏厥）的患者，应提供基础心脏病及心律失常的知识；出院前应使患者充分理解按医嘱服用抗心律失常药物的必要性，并熟悉出院后服用药物的名称、剂量、不良反应等。

3）对于有生命危险的患者，应对其家属教授紧急情况下的处置方法，如心肺复苏术，也要让家属了解患者服用的药物剂量及不良反应。

4）告知患者如有不适立即复查心电图和血压，及早就诊。

5）教给患者门诊随访知识。

（王荣芝　孙俊伟　周艳艳）

第六章　急性冠状动脉综合征

急性冠状动脉综合征（ACS）包括不稳定型心绞痛（UA），非 ST 段抬高型心肌梗死（NSTEMI）和 ST 段抬高型心肌梗死（STEMI）。它们的共同病理基础是冠状动脉内粥样斑块破裂、表面破损或出现裂纹，局部血小板聚集继而引发不同程度的血栓形成和远端血管栓塞，引起冠状动脉不完全或完全性阻塞。

在轻度狭窄基础上，发生的冠状动脉痉挛可引起心绞痛、心肌梗死甚至猝死。冠状动脉的其他病变（炎症、梅毒、栓塞、结缔组织病、先天性畸形等）也可导致冠状动脉狭窄或阻塞而引起心绞痛或心肌梗死，但较少见。

ACS 患者心电图可表现为 ST 段抬高或不抬高。大多数 ST 段抬高的患者最终发生 Q 波心肌梗死；无 ST 段抬高的患者发生不稳定型心绞痛或无 Q 波心肌梗死，两者的鉴别取决于急性期是否可以检测到心肌损伤标志物。

一、不稳定型心绞痛和非 ST 段抬高型心肌梗死

不稳定型心绞痛是介于劳力性稳定型心绞痛与急性心肌梗死和猝死之间的临床综合征，系冠状动脉内粥样斑块不稳定而致破裂，继以血栓形成以及血管收缩或痉挛，引起心肌严重缺血所致。非 ST 段抬高型心肌梗死与不稳定型心绞痛在发病机制与临床表现等方面具有很多相似之处，所以统称为非 ST 段抬高的 ACS。

（一）病因和发病机制

目前认为，ACS 最主要的原因是易损斑块，即指那些不稳定和有血栓形成倾向的斑块。ACS 是在斑块破裂、糜烂和继发血栓形成、血管痉挛及微血管阻塞等多因素作用下导致的急性和亚急性心肌缺血缺氧。

（二）临床表现

1. 不稳定型心绞痛

心绞痛发作持续时间一般都达到或超过 15 分钟，有以下 5 种类型：

1）初发劳力型心绞痛：指心绞痛发作病程在 1 个月以内，过去未发生过心绞痛或心肌梗死者。

2）恶化劳力型心绞痛：指原有劳力型心绞痛在短期内心绞痛发作次数增多、持续时间延长且突然加重，硝酸甘油不能缓解。常有多支病变且病变有所发展。

3）卧位性心绞痛：属劳力型心绞痛晚期表现，多伴有左心室功能不全。比一般心绞痛更剧烈，持续时间更长。发作时必须坐位，甚至需要站立才可缓解，含服硝酸甘油亦可缓解，有的仅发生于夜间平卧睡眠时，多在午夜前，即平卧后 1~3 小时发作。

4）变异型心绞痛：疼痛一般较剧烈，持续可达 30 分钟。多发生于后半夜或凌晨欲醒或醒来时，几乎均在每天同一时刻发作。发作时，心电图呈现短暂的 ST 段抬高，对应的 ST 段降低，或原倒置的 T 波变成直立，出现"假改善"。

5）梗死后心绞痛：急性心肌梗死后 1 个月内开始出现反复发作的心绞痛，提示除已梗死的心肌外尚存在有缺血的心肌，或与梗死无关的其他冠状动脉也有严重狭窄病变，本型常易于使心肌梗死延展或近期再次出现急性心肌梗死。

不稳定型心绞痛患者血肌钙蛋白 T 及肌钙蛋白 I 不升高。

2. 非 ST 段抬高型心肌梗死

临床有不稳定型心绞痛表现，肌钙蛋白 T、肌钙蛋白 I 升高，应考虑有心肌梗死可能。

（三）实验室及其他检查

1. 心电图

静息十二导联心电图是可疑 NSTE-ACS 患者的首要检查手段。

ST-T 动态变化是 NSTE-ACS 最可靠的心电图表现，UA 时静息心电图可出现 2 个或更多的相邻导联 ST 段下移≥0.1mV。静息状态下症状发作时记录到一过性 ST 段改变，症状缓解后 ST 段缺血改变改善；或者发作时倒置 T 波呈伪性改善（假性正常化），发作后恢复原倒置状态，更具有诊断价值，提示急性心肌缺血，并高度提示可能是严重冠状动脉疾病。变异型心绞痛 ST 段常呈一过性抬高，但是心电图正常并不能排除 ACS 的可能性。

NSTEMI 的心电图 ST 段压低和 T 波倒置比 UA 更明显和持久，并有系列演变过程，如 T 波倒置逐渐加深，再逐渐变浅，部分还会出现异常 Q 波。两者鉴别除了心电图外，还要根据胸痛症状以及是否检测到血中心肌损伤标志物。高达 25% 的 NSTEMI 可演变为 Q 波心肌梗死，其余 75% 则为无 Q 波心肌梗死。

没有 ST 段抬高，则没有证据表明这些患者可以从溶栓治疗中获益。有资料提示溶栓治疗对只有 ST 段压低的患者有害。

2. 心肌损伤标志物

主要用于心肌缺血坏死的诊断及临床预后的判断。常用肌酸激酶同工酶（CK-MB）、肌钙蛋白。根据 CK-MB 诊断标准，若 CK-MB≥正常上限的 2 倍，即为 NSTE-MI，反之则为 UA；若以肌钙蛋白为诊断标准，肌钙蛋白阳性支持 NSTEMI，肌钙蛋白阴性支持 UA，至于对部分出现 CK-MB 并不升高，而肌钙蛋白超过正常上限的 ACS 患者，称为微小心肌损伤。

3. 连续心电监护

连续监测患者心律，及早识别心律失常，并在必要时监测血流动力学。连续的心电监测可发现无症状或心绞痛发作时的 ST 段变化。

4. 其他非创伤性检查

在患者病情允许的情况下可行其他非创伤性检查，其目的是为了判断患者病情的严重性及近、远期预后，包括活动平板训练、放射性核素心肌灌注扫描、超声心动图及药物负荷试验等。

5. 冠状动脉造影

仍是诊断冠心病的金指标，可以直接显示冠状动脉狭窄程度，并对决定治疗策略有重要意义。

6. 电子束 CT 检查

可对冠状动脉钙化程度和范围做无创性检查和评价。研究发现，UA 患者钙化检出率及集约化钙化计分均较稳定型心绞痛为低，提示其病变斑块的钙化程度不高，稳定性较差，而易于破裂。

7. 其他检查

还应从冠心病的二级预防着眼，对患者做血糖、血脂、肝功能、肾功能等常规检查，以加强控制危险因素和并发症，进行全面综合治疗。

（四）诊断

1. UA 的诊断标准

①相对稳定的心绞痛，近 2 个月逐渐加重；②近 2 个月新出现的心绞痛，日常轻度活动即引起心绞痛；③近 2 个月静息状态下出现的心绞痛；④梗死后心绞痛（急性心肌梗死 24 小时至 1 个月出现心绞痛）。

2. NSTEMI 的诊断标准

①典型缺血性胸痛 >60 分钟；②心电图仅有 ST 段压低或 T 波倒置，无 ST 段抬高或病理 Q 波；③反映心肌坏死的特异性标志物 CK－MB、肌钙蛋白 T、肌钙蛋白 I 水平升高（大于高限 2 倍）。

（五）鉴别诊断

1. 主动脉夹层

主动脉夹层的胸痛时间长、程度重，胸痛一开始即达高峰，呈撕裂状，并不能缓解，常放射到背、肋、腹、腰部和下肢，但一般无 ST－T 改变，无血清心肌坏死标志物异常升高。两上肢的血压和脉搏可有明显差别，可有下肢暂时性瘫痪、偏瘫和主动脉关闭不全的表现。二维超声心动图检查、X 线、计算机体层血管成像（CTA）或磁共振成像（MRI）有助于诊断。

2. 急性心包炎

尤其是急性非特异性心包炎，可有较剧烈而持久的心前区疼痛。有发热和呼吸系统疾病提示急性心包炎可能。其胸痛是典型的胸膜性疼痛，随呼吸、咳嗽、吞咽和体位改变而改变，仰卧位时胸痛加重。心包摩擦音对心包炎有诊断意义，但持续时间短，在心包腔出现渗液时消失。心电图除 aVR 外，其余导联均有 ST 段弓背向下的抬高，T 波倒置，无异常 Q 波出现。

3. 严重肺动脉高压

可有劳累性胸痛。严重肺动脉高压的胸痛是由于劳累引起右心室心肌缺血所致。其他伴随症状包括劳累时呼吸困难、头晕和昏厥。体检时可发现胸骨旁抬举感和肺动脉瓣第二心音亢进，心电图可见右心室肥大的表现。

4. 急性肺栓塞

急性大面积肺栓塞可引起胸痛、呼吸困难、昏厥、休克等表现，患者可伴有冷汗、发绀或濒死感。但患者的查体、心电图和 X 线胸片常常有急性肺动脉高压或者急性右心功能不全的表现，如心电图出现肺性 P 波、右束支传导阻滞或者较特异的 $S_1Q_{\text{III}}T_{\text{III}}$ 等；X 线胸片示上腔静脉影增宽，右下肺动脉增宽或肺动脉段突出、中外肺野纹理减少。超声心动图可发现右室搏动减弱，室间隔左移，根据三尖瓣反流情况还可估计肺动脉压。漂浮导管如中心静脉压、肺动脉压力增高，同时 PCWP 正常。必要时行肺动脉加冠状动脉造影检查。

5. 胸部外伤

应询问病史，胸部外伤者有触痛，疼痛与咳嗽、深呼吸、姿势或者某些活动有关。

6. 肋软骨炎和肋间神经痛

为刺痛或灼痛，可与活动有关，有明确的压痛点，有时伴有神经症的表现，心电图无变化，心肌酶不高。其他胸壁痛可由肋间肌肉劳损、病毒感染引起，胸痛特点为锐痛，有触痛，咳嗽、深呼吸可使其加重。

7. 胸部带状疱疹

在出现疱疹前可与心肌缺血性疼痛混淆。受累区域表现为皮肤过度敏感、有触痛，可有头痛、发热和全身不适等。

8. 肺炎

心电图可出现类似心肌梗死或心肌缺血的表现，但不符合心肌梗死或心肌缺血的演变，有发热、咳嗽或者咳痰等症状，系列心肌酶测定、X 线胸片检查可鉴别。

9. 自发性气胸

表现为突然的胸痛和呼吸困难，胸痛在气胸的发生侧，胸部叩诊呈鼓音，X 线胸片可确诊。

10. 纵隔气肿

胸痛和纵隔捻发音是典型的表现，颈或胸上部可出现皮下气肿，X 线胸片可以确诊。

11. 胸出口综合征

胸出口综合征由从胸腔上缘出来的或通过的神经和血管结构被压迫所致。与骨或肌肉异常有关系，症状多在 20～40 岁出现，可与职业活动、不良的体位或者颈外伤等有关系，多数患者表现为上肢痛，尤其尺侧，也可放射至颈部、肩部、肩胛区或腋下，极少数疼痛位于胸壁。应在仔细体检的同时，对胸痛者检查心电图、心肌酶学。

12. 胃肠道原因引起的疼痛

急性胰腺炎、消化性溃疡穿孔、急性胆囊炎、胆石症等，均可引起与 UA 或 NSTE-MI 相似的临床表现，可伴休克。通过仔细询问病史、体格检查、心电图检查、血清心肌标志物测定可协助鉴别。值得注意的是，部分急腹症也可产生类似急性心肌缺血的心电图改变。

（六）急救

1. 一般处理

（1）休息：患者应卧床休息，特别是心绞痛严重且频繁发作者应绝对卧床休息，晚间可酌用镇静剂和地西泮等药物治疗。

（2）吸氧：给予吸氧，对改善心肌缺氧状态、缓解疼痛、精神安慰有一定作用。

（3）去除诱发因素：对诱发冠状动脉病变的危险因素，应予以去除。如吸烟者给予戒烟，控制高脂血症，伴有高血压、心律失常及心功能不全者应采取相应措施。

2. 硝酸盐类药物的应用

这类药物除扩张冠状动脉，降低其阻力，增加其血流量外，还通过对周围血管的扩张作用，减少静脉回心血量，降低心室容量、心腔内压、心排血量和血压，减少心脏前、后负荷和心肌的耗氧，从而缓解心绞痛。

（1）硝酸甘油：$0.3 \sim 0.6$ mg舌下含服，可于 $1 \sim 2$ 分钟止痛，作用时间较短，可重复使用。仍不能控制发作者，可静脉点滴，硝酸甘油 $10 \sim 30$ mg 溶于 $250 \sim 500$ mL 5%葡萄糖液中，开始滴速为每分钟 $20 \sim 40$ μg，可逐渐加为每分钟 $100 \sim 200$ μg，作用迅速、效果明显，对胸痛严重而频繁或难以控制的心绞痛发作有良效。主要不良反应有头晕、头胀痛、头部跳动感、面红、心悸等，偶有血压下降，一般患者能坚持用药。

（2）硝酸异山梨酯：$5 \sim 10$ mg舌下含化，每2小时1次，必要时可加大剂量，$3 \sim 5$ 分钟见效，或用喷雾剂喷入口腔，每次 1.25 mg，1分钟见效。

（3）亚硝酸异戊酯：每安瓿 0.2 mL，用时以纱布包后折断，立即盖于鼻部吸入。作用快而短，约10秒见效，几分钟即消失。本药降低血压作用较硝酸甘油明显，血压低者应慎用。

3. 止痛剂

不稳定型心绞痛一旦诊断明确，且疼痛严重，可即刻静脉注射吗啡 $3 \sim 5$ mg 加生理盐水5 mL，常可达到满意的止痛效果。也可用罂粟碱 $30 \sim 60$ mg 加入 250 mL 液体内静脉滴注，每日1次，连用 $5 \sim 7$ 天多能缓解心绞痛发作。

4. β受体阻滞剂

单纯血管痉挛引起的心绞痛单用β受体阻滞剂治疗，可引起心绞痛加重。但大部分冠状动脉痉挛的患者尚合并器质性病变（狭窄），这类患者联合应用β受体阻滞剂与硝苯地平等药物，可明显增强抗心绞痛效果。口服美托洛尔，自小剂量开始，每次 $12 \sim 25$ mg，每天2次。紧急需要时可静脉注射，应用时应对心率及血压进行监测，心率控制在 $60 \sim 90$ 次/分为宜，剂量为5 mg，静脉缓注，5分钟一次，直至最大量15 mg 或心率得到控制。已有心功能不全特别是射血分数 <40% 者及有心力衰竭、哮喘及传导阻滞者忌用。

5. 钙拮抗剂

患者常有冠状动脉收缩与痉挛因素参与发病机制，故应用钙拮抗剂是合理的。单纯使用硝苯地平的效果不及β受体阻滞剂或硝酸酯类。有报道，单用硝苯地平后使心绞痛发作加剧者，单用地尔硫草则未见此种现象。目前倾向于同时应用三类不同的抗心绞痛药物。在同时使用两种负性肌力药物（β受体阻滞剂与钙拮抗剂如维拉帕米）时，应根据心功能等情况，权衡利弊，慎重选择，严密观察。

6. 抗凝及溶栓剂

不稳定型心绞痛（除自发性心绞痛外）与血栓形成有密切关系。目前多主张静脉或冠状动脉内给予肝素、尿激酶、链激酶或重组组织型纤维蛋白溶酶原激活剂，溶解非闭塞性血栓，具体用法见后文急性ST段抬高型心肌梗死。

7. 抗血小板聚集药物的应用

血栓素 A_2（TXA_2）有强烈的收缩血管及促使血小板聚集的作用，前列环素（PGI_2）则正相反，有扩张血管及抑制血小板聚集的作用，阿司匹林小剂量抑制 TXA_2，大剂量抑制 PGI_2。一般每日用 $40 \sim 50$ mg 即可生效。也可使用双嘧达莫（梗死后心绞痛不主张使用双嘧达莫）、低分子右旋糖酐等抑制血小板聚集的药物。

8. 放射性核素碘

有报道指出，对发作频繁而顽固的心绞痛，可考虑采用放射性核素碘治疗，以抑制甲状腺功能，降低基础代谢和心脏的氧需要量，从而减轻与减少心绞痛的发作。

9. 经皮冠状动脉激光成形术或斑块旋切术

通过心导管内的光导纤维将激光引入冠状动脉，使阻塞动脉的粥样硬化病变气化而再通；或引入旋转的刀片，将斑块切下并吸出。

10. 经皮冠状动脉腔内成形术（PTCA）

其指征为：心绞痛病程 <1 年，估计粥样硬化斑块无钙化；冠脉近端病变；有心肌缺血的客观证据；估计有较好的侧支循环和左室功能者。

11. 冠状动脉旁路移植术（CABG）

用于药物积极治疗不能控制的患者，指征为：左冠状动脉主干病变；三支病变或包括左前降支的二支病变；冠状动脉狭窄在 70% 以上。

12. 抗高血脂药

羟甲基戊二酰辅酶 A 还原酶抑制剂（他汀类）的应用，是 ACS 治疗学上的一大进展，备受重视，他汀类不但显著降低低密度脂蛋白—胆固醇（LDL－C）与血清总胆固醇（TC），更有一系列调血脂之外的特殊治疗作用。所以，应用他汀类强化治疗已成为当今防治 ACS 不可或缺的主要措施之一。

13. 其他

国内应用体外反搏治疗心绞痛，取得比药物疗效更好的效果。高压氧治疗能增加全身的氧供应，可使顽固的心绞痛得到改善，但疗效不易巩固。

14. 慢性稳定型心绞痛二级预防

大多数 UA 或 NSTEMI 患者有慢性稳定型心绞痛，而且病情还可能反复，因此其二级预防十分重要。常用的治疗包括：①无禁忌证时应长期坚持服用阿司匹林 75 ~ 325 mg/d，国人一般推荐 100 mg/d 为合适。②由于过敏或胃肠道不适，不能耐受阿司匹林，最好口服氯吡格雷 75 mg/d（有禁忌证者除外）。③凡已做经皮冠状动脉介入治疗（PCI）安放支架的患者，联合服用阿司匹林和氯吡格雷 9 个月。④无禁忌证时建议服用 β 受体阻滞剂。⑤控制血脂，凡血 LDL－C > 3.36 mmol/L（130 mg/dL）时，应坚持服用他汀类，并保持血脂处于达标水平，同时严格控制饮食。充血性心力衰竭、左室功能障碍（左室射血分数 <40%）、原发性高血压与糖尿病患者应口服 ACEI。⑥如胸痛持续 2~3 分钟，而休息不能终止发作时，可含服硝酸甘油片，必要时重复用药，但最多不超过 3 次，前后 2 次服药间隔 5 分钟。⑦如果心绞痛表现为不稳定状态，如发生频率增加，疼痛程度加重，发作时间延长，硝酸甘油效果不佳等，应及时就医检查，确诊病变性质，采取更积极的处理措施，包括有创性治疗等。⑧坚持有效地控制各种危险因素，推荐综合处理的方法，包括改善生活方式的治疗和药物治疗，药物治疗也宜联合用药，如阿司匹林、ACEI 与抗高血脂药合用。

（七）护理要点

1. 一般护理

1）患者应卧床休息，嘱患者避免突然用力的动作，饭后不宜进行体力活动，防止精神紧张、情绪激动、受寒、饱餐及吸烟酗酒，宜少量多餐，用清淡饮食，不宜进食含动物脂肪及高胆固醇的食物。对有恐惧和焦虑心理的患者，应向患者解释冠心病的性质，只要注意生活保健，坚持治疗，可以防止病情的发展；对情绪不稳定者，可适当应用镇静剂。

2）保持大小便通畅，做好皮肤及口腔的护理。

2. 病情观察与护理

1）不稳定型心绞痛患者应放监护室予以监护，密切观察病情和心电图变化，观察胸痛持续的时间、次数，并注意观察硝酸盐类等药物的不良反应。发现异常，及时报告医生，并协助相应的处理。

2）患者心绞痛发作时，嘱其安静卧床休息，做心电图检查观察其 ST - T 的改变，并给予舌下含化硝酸甘油 0.3 ~ 0.6 mg，吸氧。对有频繁发作的心绞痛或属自发性心绞痛的患者，需提高警惕，用心电监护仪观察有无发展为心肌梗死。如有上述变化，应及时报告医生。

3. 健康教育

1）给患者及家属讲解有关疾病的病因及诱发因素，防止过度脑力劳动，适当参加体力活动；合理搭配饮食结构；肥胖者需限制饮食；戒烟酒。积极防治高血压、高脂血症和糖尿病。有上述疾病家族史的青年，应早期注意血压及血脂变化，争取早期发现，及时治疗。

2）心绞痛症状控制后，应坚持服药治疗。避免导致心绞痛发作的诱因。对不经常发作者，需鼓励做适当的体育锻炼如散步、打太极拳等，这样有利于冠状动脉侧支循环的建立。随身携带硝酸甘油片或亚硝酸异戊酯等药物，以备心绞痛发作时自用。

3）出院时指导患者根据病情调整饮食结构，坚持医生、护士建议的合理化饮食。教会家属正确测量血压、脉搏、体温的方法。教会患者及家属识别与自身有关的诱发因素，如吸烟、情绪激动等。

4）出院带药，给患者提供有关的书面材料，指导患者正确用药。

5）教给患者门诊随访知识。

二、急性 ST 段抬高型心肌梗死

心肌梗死（MI）是冠状动脉急性闭塞导致血流中断，心肌因严重而持久的缺血而发生局部坏死的现象。据心电图有无 ST 段持续抬高，将急性心肌梗死分为 ST 段抬高型心肌梗死（STEMI）和非 ST 段抬高型心肌梗死（NSTEMI）。

NSTEMI 与 UA 具有相似的病理生理基础，即动脉粥样硬化斑块破裂，临床表现和治疗措施相似，只是病变程度不同而已，因而统称为非 ST 段抬高的 ACS，已在前文中进行了统一阐述。而 STEMI 的病理生理基础为动脉粥样硬化斑块破裂、形成血栓、血管急性闭塞，临床症状更重，治疗关键是强调尽早开通阻塞的血管。下文主要阐述此型心肌梗死。STEMI 在发达国家较常见，美国每年大约有 50 万该类患者，近年来，发展中国家的发病率有所增加。尽管如此，在过去的几十年中，该类患者的病死率已明显下降。

（一）病因

基本病因为冠状动脉粥样硬化。诱因以剧烈体力活动、精神紧张或情绪激动最为多见，其次为饱餐、上呼吸道感染或其他感染、用力排便或心动过速，少数为手术大出血或其他原因的低血压、休克等。气候寒冷、气温变化大亦可诱发。

（二）病理

急性心肌梗死（AMI）时，冠状动脉内常有粥样斑块破溃、出血和继发性血栓形成。急性期心肌呈大片灶性凝固性坏死、心肌间质充血、水肿，伴有大量炎性细胞浸润，以后坏死的心肌纤维逐渐溶解吸收形成肌溶灶，随后逐渐出现肉芽组织。坏死组织在梗死后 1～2 周开始吸收，并逐渐纤维化，在 6～8 周形成瘢痕而愈合，称为陈旧性心肌梗死。

（三）病理生理

主要出现左心室舒张和收缩功能障碍的一些血流动力学变化，其严重程度和持续时间取决于梗死的部位、程度和范围。心脏收缩力减弱、顺应性减低以及收缩不协调，左心室压力曲线上升速度减低，左心室舒张末期压增高和收缩末期容量增多。射血分数减低，心搏量下降，心率增快或有心律失常，血压下降，静脉血氧含量降低。心室重构出现心壁厚度改变、心脏扩大和心力衰竭，可发生心源性休克。右心室梗死在 AMI 患者中少见，其主要病理生理改变是右心力衰竭的血流动力学变化，右心房压力增高，心排血量减低，血压下降。

AMI 引起的心力衰竭称为泵衰竭，按 Killip 分级法可分为：Ⅰ级，尚无明显心力衰竭；Ⅱ级，轻至中度心力衰竭；Ⅲ级，重度心力衰竭，有急性肺水肿；Ⅳ级，有心源性休克不同程度或阶段的血流动力学变化。心源性休克是泵衰竭的严重阶段，但如兼有肺水肿和心源性休克则情况最严重。

（四）临床表现

发病前常有明显诱因，如精神紧张、情绪激动、过度体力活动、饱餐、高脂饮食、糖尿病未控制、感染、手术、大出血、休克等。少数在睡眠中发病。约有半数以上的患者过去有高血压及心绞痛史。部分患者则无明确病史及先兆表现，首次发展即是急性心肌梗死。

1. 先兆症状

急性心肌梗死多突然发病，少数患者起病症状轻微。1/2～2/3 的患者起病前 1～2日、1～2 周或更长时间有先兆症状，其中最常见的是稳定型心绞痛转变为不稳定型；或既往无心绞痛，突然出现心绞痛，且发作频繁，程度较重，用硝酸甘油难以缓解，持续时间较长，伴恶心、呕吐、血压剧烈波动。心电图显示 ST 段一时性明显上升或降低，T 波倒置或增高。这些先兆症状如诊断及时，治疗得当，半数以上患者可免于发生心肌梗死；即使发生，症状也较轻，预后较好。

2. 胸痛

胸痛为最早出现而突出的症状。其性质和部位多与心绞痛相似，但程度更为剧烈，呈难以忍受的压榨样、窒息感，甚至"濒死感"，伴有大汗淋漓及烦躁不安。持续时间可为 1～2 小时甚至 10 小时以上，或时重时轻达数天之久。用硝酸甘油无效，需用麻醉性镇痛药才能减轻。疼痛部位多在胸骨后，但范围较为广泛，常波及整个心前区，约10%的病例波及剑突下及上腹部或颈、背部，偶尔到下颌、咽部及牙齿处。约25%的病例无明显的疼痛，多见于老年、糖尿病（由于感觉迟钝）或神志不清的患者，或有急性循环衰竭者，疼痛被其他严重症状所掩盖。15%～20%的病例在急性期无症状。

3. 低血压和休克

仅于疼痛剧烈时血压下降，未必是休克。但如疼痛缓解而收缩压仍低于 80 mmHg，伴有烦躁不安、大汗淋漓、脉搏细快、尿量减少（<20 mL/h）、神志恍惚甚至昏厥时，则为休克，主要为心源性休克，是由于心肌广泛坏死、心排血量急剧下降所致。而神经反射引起的血管扩张尚属次要，有些患者还有血容量不足的因素参与。

4. 胃肠道症状

疼痛剧烈时，伴有频繁的恶心、呕吐、上腹胀痛、肠胀气等，与迷走神经张力增高有关。

5. 坏死物质吸收引起的症状

主要是发热，一般在发病后 1～3 天出现，体温 38 ℃左右，持续约 1 周。

6. 体征

①约半数患者心浊音界轻度至中度增大，有心力衰竭时较显著；②心率多增快，少数可减慢；③心尖区第一心音减弱，有时伴有奔马律；④10%～20%的患者在病后 2～3 天出现心包摩擦音，多数在几天内又消失，是坏死波及心包引起的反应性纤维蛋白性心包炎所致；⑤心尖区可出现粗糙的收缩期杂音或收缩中晚期喀喇音，为二尖瓣乳头肌功能失调或断裂所致；⑥可听到各种心律失常的心音改变；⑦常见到血压下降到正常以下（病前高血压者血压可降至正常），且可能不再恢复到起病前水平；⑧还可有休克、心力衰竭的相应体征。

7. 并发症

1）心律失常：见于75%～95%的患者，多发生于起病后 1～2 周，而以 24 小时内最多见。经心电图观察可出现各种心律失常，可伴乏力、头晕、昏厥等症状，且为急性期引起死亡的主要原因之一。其中最严重的心律失常是室性异位心律（包括频发性期前收缩、阵发性心动过速和心室颤动）。频发（>5 次/分），多源，成对出现，或 R 波落在 T 波上的室性期前收缩可能为心室颤动的先兆。房室传导阻滞和束支传导阻滞也较多见，严重者可出现完全性房室传导阻滞。室上性心律失常则较少见，多发生于心力衰竭患者。前壁心肌梗死易发生室性心律失常。下壁（膈面）梗死易发生房室传导阻滞。

2）心力衰竭：主要是急性左心衰竭，为心肌梗死后收缩力减弱或不协调所致，可出现呼吸困难、咳嗽、烦躁及发绀等症状。严重时两肺满布湿啰音，形成肺水肿，进一步则导致右心衰竭。右心室心肌梗死者可一开始就出现右心衰竭。

3）动脉栓塞：主要为左室壁血栓脱落所引起。根据栓塞的部位，可能产生脑部或其他部位的相应症状，常在起病后 1～2 周发生。

4）心室膨胀瘤：梗死部位在心脏内压的作用下，显著膨出。心电图常显示持久的ST 段抬高。

5）心肌破裂：少见。可在发病1周内出现，患者常突然休克甚至死亡。

6）乳头肌功能不全：乳头肌功能不全的病变可分为坏死性与纤维性2种，在发生心肌梗死后，心尖区突然出现响亮的全收缩期杂音，第一心音减弱。

7）心肌梗死后综合征：发生率约10%，于心肌梗死后数周至数月出现，可反复发生，表现为发热、胸痛、心包炎、胸膜炎或肺炎等症状、体征，可能为机体对坏死物质的过敏反应。

（五）实验室及其他检查

1. 心电图检查

STEMI有特征性心电图改变，其特征性改变是出现异常、持久的Q波或QS波以及持续1日以上的演进性损伤电位，以后T波逐渐倒置。如为下壁梗死，应描记右胸导联即$V_{4R} \sim V_{6R}$，以免漏掉右室心肌梗死。

有5%～15%的病例心电图改变不典型。如梗死图形可始终不出现或延后出现，常规心电图导联不显示梗死Q波而仅有ST－T改变以及其他一些非特异性的QRS波群改变等。

2. 心肌标志物测定

血清肌酸激酶（CK）和肌酸激酶同工酶（CK－MB）于发病6小时内升高，12～24小时达高峰，48～72小时消失。谷草转氨酶（GOT）于发病后6～12小时升高，24～48小时达高峰，3～6日恢复正常。乳酸脱氢酶（LDH）发病后8～12小时升高，2～3日达高峰，1～2周才恢复正常。LDH_2在AMI后数小时总乳酸脱氢酶尚未升高前就已出现，可持续10日。

3. 血肌钙蛋白测定

肌钙蛋白T（cTnT）和肌钙蛋白I（cTnI）测定是诊断心肌梗死最敏感的指标，可反映微型梗死。正常情况下，周围血液中无cTnT或cTnI（亦有报道其正常值为cTnT≤0.2 ng/mL，cTnI＜7 ng/mL），发生AMI时，两者均在3小时后升高，其中cTnT持续10～14日，cTnI持续7～10日。

4. 其他实验室检查

发病1周内白细胞计数可增为（10～20）×10^9/L，中性粒细胞比例多在0.75～0.90，嗜酸性粒细胞减少或消失，血沉增快，可持续1～3周。尿肌红蛋白在梗死后5～40小时开始排泄，平均持续83小时。血清肌红蛋白在4小时左右升高，多数24小时即恢复正常。

5. 超声心动图（包括二维和多普勒技术）

超声心动图是影像检查中最实用的一种技术。它能提供室壁活动度分析，瓣膜受影响的情况，心功能的评判。该技术由于经济、无创，很容易为患者所接受，可以作为心肌梗死的常规检查项目。近年来，高分辨率的仪器应用于临床。有文献报道，二维超声心动图可以直接分辨左、右冠脉的近、中、远段。经食管超声心动图使冠脉成像更清晰。血管内超声是无创与有创技术的结合，提供了冠脉横截面的图形，可分辨冠脉内膜及中层的病变及硬化。由于探头微型化，可使其与PTCA球囊或旋切刀相接，这样可以边治疗边观察，但是费用昂贵，使该技术远未普及。

二维超声心动图观察心肌梗死的主要表现为阶段性室壁活动异常，急性期可见到室壁阶段性活动度消失、室壁变薄，可用公式计算出梗死面积，目前定量的办法有以下几种：目测阶段性室壁活动异常（半定量），计算机辅助定量阶段性室壁活动异常，心内膜标测法。出现室壁瘤时，可见到阶段性室壁膨出。另外可提供心功能计算，乳头肌功能判定。

6. 放射性核素检查

利用坏死心肌细胞中的钙离子能结合放射性锝焦磷酸盐或坏死心肌细胞的肌凝蛋白可与其特异抗体结合的特点，静脉注射 ^{99m}Tc – 焦磷酸盐或 ^{111}In – 抗肌凝蛋白单克隆抗体，进行"热点"扫描或照相；或利用坏死心肌血供断绝和瘢痕组织中无血管以致 ^{201}Tl 或 ^{99m}Tc – 甲氧基异丁基异腈不能进入细胞的特点，静脉注射这种放射性核素进行"冷点"扫描或照相；均可显示心肌梗死的部位和范围。前者主要用于急性期，后者用于慢性期。用门电路 γ 闪烁照相法进行放射性核素心腔造影（常用 ^{99m}Tc – 焦磷酸盐标记的红细胞或清蛋白），可观察心室壁的运动和左心室的射血分数，有助于判断心室功能、诊断梗死后造成的室壁运动失调和心室壁瘤。目前多用单光子发射计算机化体层显像（SPECT）来检查，新的方法正电子发射体层显像（PET）可观察心肌的代谢变化，判断心肌是否坏死可能效果更好。

（六）诊断

1. 诊断标准

诊断 STEMI 必须至少具备以下标准中的 2 条：

1）缺血性胸痛的临床病史，疼痛常持续 30 分钟以上。

2）心电图的特征性改变和动态演变。

3）心肌坏死的血清心肌标志物浓度升高和动态变化。

2. 诊断步骤

对疑为 STEMI 的患者，应争取在 10 分钟内完成：

1）临床检查：问清缺血性胸痛病史，如疼痛性质、部位、持续时间、缓解方式、伴随症状；查明心、肺、血管等的体征。

2）描记十八导联心电图（常规十二导联加 $V_7 \sim V_9$，$V_{3R} \sim V_{5R}$），并立即进行分析、判断。

3）迅速进行简明的临床鉴别诊断后做出初步诊断：老年人突发原因不明的休克、心力衰竭、上腹部疼痛伴胃肠道症状、严重心律失常或较重而持续的胸痛或胸闷，应慎重考虑有无本病的可能。

4）对病情做出基本评价并确定即刻处理方案。

5）尽快进行相关的诊断性检查和监测，如血清心肌标志物浓度的检测，结合缺血性胸痛的临床病史、心电图的特征性改变，做出 STEMI 的最终诊断。此外，尚应进行血常规、血脂、血糖、凝血时间、电解质等检测以及二维超声心动图检查、床旁心电监护等。

3. 危险性评估

1）伴下列任一项者，如高龄（＞70岁）、既往有STEMI史、心房颤动、前壁心肌梗死、心源性休克、急性肺水肿或持续低血压等，可确定为高危患者。

2）病死率随心电图ST段抬高的导联数的增加而增加。

3）血清心肌标志物浓度与心肌损害范围呈正相关，可帮助估计梗死面积和患者预后。

（七）鉴别诊断

1. 心绞痛

心绞痛的疼痛性质与STEMI相同，但发作较频繁，每次发作历时短，一般不超过15分钟，发作前常有诱发因素，不伴有发热、白细胞增加、红细胞沉降率增快或血清肌钙蛋白、心肌酶增高，心电图无变化或有ST段暂时性压低或抬高，很少发生心律失常、休克和心力衰竭，含用硝酸甘油片疗效好，可资鉴别。应注意不稳定型心绞痛可在短期内演变为STEMI。

2. 主动脉夹层

该病也具有剧烈的胸痛，有时出现休克，其疼痛常为撕裂样，一开始即达高峰，多放射至背部、腹部、腰部及下肢。两上肢的血压和脉搏常不一致是本病的重要体征。可出现主动脉瓣关闭不全的体征，心电图和血清心肌酶学检查无STEMI时的变化。X线和超声检查可出现主动脉明显增宽。

3. 急腹症

急性胆囊炎、胆石症、急性坏死性胰腺炎、溃疡病穿孔等常出现上腹痛及休克的表现，但应有相应的腹部体征，心电图及酶学检查有助于鉴别。

4. 急性心包炎

特别是急性非特异性心包炎亦可有严重而持久的胸痛及ST段抬高。但胸痛与发热同时出现，呼吸和咳嗽时加重。早期可听到心包摩擦音。心电图改变常为普遍导联ST段弓背向上抬高，无STEMI心电图的演变过程，亦无血清酶学改变。

5. 肺动脉栓塞

可引起胸痛、咯血、呼吸困难、休克等表现。但有右心负荷急剧增加表现，如发绀、肺动脉瓣区第二心音亢进、颈静脉充盈、肝大、下肢水肿等。心电图示电轴右偏，Ⅰ导联S波加重，Ⅲ导联出现Q波和T波倒置，胸导联过渡区左移，右胸导联T波倒置等改变，与STEMI心电图的演变迥然不同，可资鉴别。

（八）急救

处理原则：改善冠状动脉血液供给，减少心肌耗氧，保护心脏功能，挽救因缺血而濒死的心肌，防止梗死面积扩大，缩小心肌缺血范围，及时发现、处理、防治严重心律失常、泵衰竭和各种并发症，防止猝死。

流行病学调查发现，50%的患者发病后1小时在院外猝死，死因主要是可救治的心律失常。因此，院前急救的重点是尽可能缩短患者就诊延误的时间和院前检查、处理、转运所用的时间；尽量帮助患者安全、迅速地转送到医院；尽可能及时给予相关急救措施，如嘱患者停止任何主动性活动和运动，舌下含化硝酸甘油，高流量吸氧，镇静止痛

（吗啡或哌替啶），必要时静脉注射或滴注利多卡因，或给予除颤治疗和心肺复苏；缓慢性心律失常者给予阿托品肌内注射或静脉注射；及时将患者情况通知急救中心或医院，在严密的观察、治疗下迅速将患者送至医院。

急诊室医生应力争在 10～20 分钟完成病史询问、临床检查、记录十八导联心电图，尽快明确诊断。对 ST 段抬高者应在 30 分钟内收住冠心病监护病房并开始溶栓，或在 90 分钟内开始行急诊 PTCA 治疗。

1. 护理和一般治疗

1）休息：患者应卧床休息，保持环境安静，减少探视，防止不良刺激。

2）监测：在冠心病监护室进行心电图、血压和呼吸的监测 5～7 日，必要时进行床旁血流动力学监测，以便于观察病情和指导治疗。

3）护理：第一周完全卧床，加强护理，协助患者进食、漱洗、大小便、翻身等。第 2 周可在床上坐起，第 3～4 周可逐步离床和在室内缓步走动，但病重或有并发症者，卧床时间宜适当延长。食物以易消化的流质或半流质为主，病情稳定后逐渐改为软食。便秘 3 日者可服轻泻剂或用甘油栓等，必须防止用力排便造成病情突变。焦虑、不安患者可用地西泮等镇静剂。禁止吸烟。

4）吸氧：急性心肌梗死患者常有不同程度的动脉血氧张力降低，在休克和左心室衰竭时尤为明显。吸氧对有休克或左心室衰竭的患者特别有用，对一般患者也有利于防止心律失常，并改善心肌缺血、缺氧，可有助于减轻疼痛。通常在发病早期用鼻导管或面罩吸氧 2～3 天，流量为 3～5 L/min，并发心力衰竭、休克或肺部疾患者则根据氧分压调整。

5）补充血容量：心肌梗死患者，由于发病后出汗、呕吐或进食少以及应用利尿剂等因素，引起血容量不足和血液浓缩，从而加重缺血和血栓形成，有导致心肌梗死面积扩大的危险。因此，如每日摄入量不足，应适当补液，以保持出入量的平衡。一般可用极化液。

6）缓解疼痛：AMI 时，剧烈胸痛使患者交感神经过度兴奋，产生心动过速、血压升高和心肌收缩力增强，从而增加心肌耗氧量，并易诱发快速性室性心律失常，应迅速给予有效镇痛药。本病早期疼痛难以区分坏死心肌疼痛和可逆性心肌缺血疼痛，二者常混杂在一起。先予含服硝酸甘油，随后静脉点滴硝酸甘油，如疼痛不能迅速缓解，应立即用强的镇痛药，吗啡和哌替啶最为常用。

吗啡是解除急性心肌梗死后疼痛最有效的药物，其作用于阿片受体而发挥镇痛作用，并阻滞中枢交感神经冲动的传出，导致外周动、静脉扩张，从而降低心脏前、后负荷及心肌耗氧量。通过镇痛，减轻疼痛引起的应激反应，使心率减慢。1 次给药后 10～20 分钟发挥镇痛作用，1～2 小时作用最强，持续 4～6 小时。通常静脉注射吗啡 3 mg，必要时每 5 分钟重复 1 次，总量不宜超过 15 mg。吗啡治疗剂量时即可发生不良反应，随剂量增加，不良反应发生率增加。不良反应有恶心、呕吐、低血压和呼吸抑制，其他还有眩晕、嗜睡、表情淡漠、注意力分散等。一旦出现呼吸抑制，可每隔 3 分钟静脉注射纳洛酮，其有拮抗吗啡的作用，剂量为 0.4 mg，总量不超过 1.2 mg。一般用药后呼吸抑制症状可很快消除，必要时采用人工辅助呼吸。

哌替啶有消除迷走神经作用和镇痛作用，其血流动力学作用与吗啡相似，75 mg 哌替啶相当于 10 mg 吗啡，不良反应有致心动过速和呕吐作用，但较吗啡轻。可用阿托品 0.5 mg 对抗。临床上可肌内注射 25~75 mg，必要时 2~3 小时重复，过量出现麻醉作用和呼吸抑制，当引起呼吸抑制时，也可应用纳洛酮治疗。对重度烦躁者可应用冬眠疗法，经肌内注射哌替啶 25 mg、异丙嗪 12.5 mg，必要时 4~6 小时重复 1 次。

中药可用复方丹参滴丸、麝香保心丸口服，或复方丹参注射液 16 mL 加入 5% 葡萄糖液 250~500 mL 中静脉滴注。

2. 再灌注心肌

起病 3~6 小时，使闭塞的冠状动脉再通，心肌得到再灌注，濒临坏死的心肌可能得以存活或使坏死范围缩小，预后改善，是一种积极的治疗措施。

1）急诊溶栓治疗：溶栓治疗是 20 世纪 80 年代初兴起的一项新技术，其治疗原理是针对急性心肌梗死发病的基础，即大部分穿壁性心肌梗死是由于冠状动脉血栓性闭塞引起的。血栓是由于凝血酶原在异常刺激下被激活，形成凝血酶，使纤维蛋白原转化为纤维蛋白，然后与其他有形成分如红细胞、血小板一起形成的。机体内存在一个纤维蛋白溶解系统，它是由纤维蛋白溶解原和内源性或外源性激活物组成的。在激活物的作用下，纤维蛋白溶酶原被激活，形成纤维蛋白溶酶，它可以溶解稳定的纤维蛋白血栓，还可以降解纤维蛋白原，促使纤维蛋白裂解，使血栓溶解。但是纤维蛋白溶酶的半衰期很短，要想获得持续的溶栓效果，只有依靠连续输入外源性补给激活物的办法。

（1）溶栓治疗适应证：美国心脏病学会和美国心脏病学院关于溶栓治疗指南的适应证为：①2 个或 2 个以上相邻导联段抬高（胸导联 ≥0.2 mV，肢体导联 ≥0.1 mV），或 AMI 病史伴左束支传导阻滞，起病时间 <12 小时，年龄 <75 岁；②对 ST 段抬高，年龄 >75 岁的患者慎重权衡利弊后仍可考虑溶栓治疗；③ST 段抬高，发病时间在 12~24 小时的患者如有进行性缺血性胸痛和广泛 ST 段抬高，仍可考虑溶栓治疗；④虽有 ST 段抬高，但起病时间 >24 小时，缺血性胸痛已消失者或仅有 ST 段压低者不主张溶栓治疗。

（2）溶栓治疗的绝对禁忌证：①活动性出血；②怀疑主动脉夹层；③最近有头部外伤或颅内肿瘤；④近期（<2 周）大手术或创伤；⑤任何时间出现出血性脑卒中史；⑥凝血功能障碍。

溶栓治疗的相对禁忌证：①高血压 >180/110 mmHg；②活动性消化性溃疡；③正在抗凝治疗；④延长心肺复苏；⑤糖尿病出血性视网膜病；⑥心源性休克；⑦怀孕。

（3）常用纤溶激活物：现在临床常用的纤溶激活物有两大类。一类为非选择性纤溶剂，如链激酶、尿激酶，它们除了激活与血栓相关的纤维蛋白溶酶原外，还激活循环中的纤溶酶原，导致全身的纤溶状态，因此可以引起出血并发症。另一类为选择性纤溶剂，有重组组织型纤维蛋白溶酶原激活剂，单链尿激酶型纤溶酶原激活剂及乙酰化纤溶酶原—链激酶激活剂复合物。它们选择性地激活与血栓有关的纤溶酶原，而对循环中的纤溶酶原仅有中等度的作用，这样可以避免或减少出血并发症的发生。

链激酶（SK）：SK 是 C 类乙型链球菌产生的酶，在体内将前活化素转变为活化素，后者将纤溶酶原转变为纤溶酶。SK 有抗原性，用前需做药物过敏试验。静脉滴注常用量为 50 万 ~100 万 U 加入 5% 葡萄糖液 100 mL 内，30 ~60 分钟滴完，后每小时给予 10 万 U，滴注 24 小时。治疗前半小时肌内注射异丙嗪 25 mg，加少量（2.5 ~5 mg）地塞米松同时滴注可减少过敏反应的发生。用药前后进行凝血方面的化验检查，用量大时尤应注意有无出血倾向。冠状动脉内注射时先做冠状动脉造影，经导管向闭塞的冠状动脉内注入硝酸甘油 0.2 ~0.5 mg，后注入 SK 2 万 U，继之每分钟 2 000 ~4 000 U，共 30 ~90 分钟，至再通后继用每分钟 2 000 U 30 ~60 分钟。患者胸痛突然消失，ST 段恢复正常，心肌酶峰值提前出现为再通征象，可每分钟注入 1 次造影剂观察是否再通。

尿激酶（UK）：作用于纤溶酶原使之转变为纤溶酶。本品无抗原性，作用较 SK 弱。50 万 ~100 万 U 静脉滴注，60 分钟滴完。冠状动脉内应用时每分钟 6 000 U 持续 1 小时以上至溶栓后再维持 0.5 ~1 小时。

重组组织型纤维蛋白溶酶原激活剂（rt – PA）：本品对血凝块有选择性，故疗效高于 SK。冠状动脉内滴注 0.375 mg/kg，持续 45 分钟。静脉滴注用量为 0.75 mg/kg，持续 90 分钟。

（4）纤溶激活物的选择：文献资料显示，用药 2 ~3 小时的开通率：rt – PA 为 65% ~80%，SK 为 65% ~75%，UK 为 50% ~68%，APSAC 为 68% ~70%。究竟选用哪一种溶栓剂，不能根据以上的数据武断地选择，而应根据患者的病变范围、部位、年龄、起病时间的长短以及经济情况等因素选择。比较而言，如患者年轻（年龄 <45 岁）、大面积前壁 AMI、到达医院时间较早（2 小时内）、无高血压，应首选 rt – PA。如果年龄较大（ >70 岁）、下壁 AMI、有高血压，应选 SK 或 UK。由于 APSAC 的半衰期最长（70 ~120 分钟），因此，它可在患者家中或救护车上一次性快速静脉注射；rt – PA 的半衰期最短（3 ~4 分钟），需静脉持续滴注 90 ~180 分钟；SK 的半衰期为 18 分钟，给药持续时间为 60 分钟；UK 半衰期为 40 分钟，给药时间为 30 分钟。SK 与 APSAC 可引起低血压和过敏反应，UK 与 rt – PA 无这些不良反应。rt – PA 需要联合使用肝素，SK、UK、APSAC 除具有纤溶作用外，还有明显的抗凝作用，不需要积极使用肝素。另外，rt – PA 价格较贵，SK、UK 较低廉。以上这些因素在临床选用溶栓剂时应予以考虑。

（5）溶栓治疗的并发症

①出血

a. 轻度出血：皮肤、黏膜、肉眼及显微镜下血尿或小量咯血、呕血等（穿刺或注射部位少量淤斑不作为并发症）。

b. 重度出血：大量咯血或消化道大出血、腹膜后出血等引起失血性休克或低血压，需要输血者。

c. 危及生命的出血：颅内出血、蛛网膜下隙出血、纵隔内或心包出血。

②再灌注心律失常：注意其对血流动力学的影响。

③一过性低血压及其他的过敏反应：多见于 SK 或 rSK 等。

溶栓治疗急性心肌梗死的价值是肯定的。加速血管再通，减少和避免冠状动脉早期血栓性再堵塞，可望进一步增加疗效。已证实有效的抗凝治疗可加速血管再通和有助于保持血管通畅。今后研究应着重于改进治疗方法或使用特异性溶栓剂，以减少纤维蛋白分解，防止促凝血活动和纤溶酶原缺失；研制合理的联合使用的药物和方法。如此，可望使现已明显降低的急性心肌梗死病死率进一步下降。

2）经皮冠状动脉腔内成形术（PTCA）

（1）直接 PTCA：急性心肌梗死发病后直接做 PTCA。指征：静脉溶栓治疗有禁忌证者；并发心源性休克（急诊 PTCA 挽救生命是作为首选治疗）者；诊断不明患者，如急性心肌梗死病史不典型或左束支传导阻滞者，可从直接冠状动脉造影和 PTCA 中受益；有条件在发病后数小时内行 PTCA 者。

（2）补救性 PTCA：在发病 24 小时内，静脉溶栓治疗失败，患者胸痛症状不缓解时，行急诊 PTCA，以挽救存活的心肌，限制梗死面积进一步扩大。

（3）半择期 PTCA：溶栓成功患者在梗死后 7～10 天，有心肌缺血指征或冠状动脉再闭塞者。

（4）择期 PTCA：在急性心肌梗死后 4～6 周，用于再发心绞痛或有心肌缺血客观指征时，如心电图运动试验、动态心电图、^{201}Tl 运动心肌断层显像等证实有心肌缺血。

（5）冠状动脉旁路移植术（CABG）：适用于溶栓疗法及 PTCA 无效，而仍有持续性心肌缺血者；急性心肌梗死并发有左房室瓣关闭不全或室间隔穿孔等机械性障碍者，需要手术矫正和修补，同时进行 CABG；多支冠状动脉狭窄或左冠状动脉主干狭窄。

3. 缩小梗死面积

AMI 是心肌氧供/氧需的严重失衡，纠正这种失衡，就能挽救濒死的心肌，限制梗死的扩大，有效地减少并发症和改善患者的预后。控制心律失常，适当补充血容量和治疗心力衰竭，均有利于减少梗死区。目前多主张采用下列药物治疗：

1）扩血管药物：扩血管药物必须应用于梗死初期的发展阶段，即起病后 4～6 小时。一般首选硝酸甘油或硝酸异山梨酯静脉滴注或舌下含化，也可在皮肤上用硝酸甘油贴片或软膏。使用时应注意：静脉给药时，最好有血流动力学监测，当 PCWP 为 15～18 mmHg，动脉压正常或增高时，其疗效较好，反之，则可使病情恶化；应从小剂量开始，在应用过程中保持 PCWP 为 15～18 mmHg，且动脉压不低于正常低限，以保证必需的冠状动脉灌注。

2）β 受体阻滞剂：大量临床资料表明，在 AMI 发生后的 4～12 小时，给普萘洛尔或阿普洛尔、阿替洛尔、美托洛尔等药治疗（最好是早期静脉内给药），常能达到明显降低患者的血清酶（CK、CK－MB 等）水平的效果，提示有限制梗死范围扩大的作用。但因这些药的负性肌力、负性频率作用，临床应用时，当心率低于每分钟 60 次，收缩压 ≤110 mmHg，有心力衰竭及下壁心梗者应慎用。

3）低分子右旋糖酐及复方丹参注射液等活血化瘀药物：一般可选用低分子右旋糖酐每日 250～500 mL 静脉滴注，7～14 天为一疗程。在低分子右旋糖酐内加入活血化瘀药物如血栓通 4～6 mL、川芎嗪 80～160 mg 或复方丹参注射液 12～30 mL，疗效更佳。心功能不全者慎用低分子右旋糖酐。

4）极化液（GIK）：可减少心肌坏死，加速缺血心肌的恢复。但近几年因其效果不显著，已趋向不用，仅用于 AMI 伴有低血容量者。其他改善心肌代谢的药物有维生素 C（3～4 g）、辅酶 A（50～100 U）、肌苷（0.2～0.6 g）、维生素 B_6（50～100 mg），每日 1 次，静脉滴注。

5）其他：有人提出用大量激素（氢化可的松 150 mg/kg）或透明质酸酶（每次 500 U/kg，每 6 小时 1 次，每日 4 次），或用钙拮抗剂（硝苯地平 20 mg，每 4 小时 1 次）治疗 AMI，但对此分歧较大，尚无统一结论。

4. 严密观察，及时处理并发症

1）心力衰竭的处理：AMI 并发心力衰竭可致广泛性心肌梗死或室壁瘤，导致顽固性心力衰竭。目前，经过有效的冠状动脉再灌注治疗后，顽固性心力衰竭发生率明显降低，但仍可见到由于再灌注损伤而导致心力衰竭者。对 AMI 伴有心力衰竭的处理同一般原因所致心力衰竭处理有些不同，因此，在处理这一类心力衰竭时应注意：①在 AMI 发病 24 小时之内不用洋地黄制剂，因为其增加心肌耗氧量，致使心肌梗死范围扩大；②血压正常或偏高者主要选用利尿剂、硝酸甘油、血管紧张素转化酶抑制剂、β 受体阻滞剂等；③血压偏低者用多巴胺或在用多巴胺的基础上加用硝酸甘油、β 受体阻滞剂、利尿剂；④心率偏慢的心力衰竭，可用异丙肾上腺素、多巴胺、米力农或氨力农等；⑤经上述治疗，心力衰竭仍不见好转，可以加用曲美他嗪、磷酸肌酸或 1, 6 - 二磷酸果糖、左卡尼汀等改善心肌能量代谢的药物，促进缺血性心肌的恢复。

2）心源性休克的处理：在严重低血压时应静脉滴注多巴胺 5 ~ 15 μg/（kg·min），一旦血压升为 90 mmHg 以上，则可同时静脉滴注多巴酚丁胺 3 ~ 10 μg/（kg·min），以减少多巴胺用量。如血压不升，应使用大剂量多巴胺 [≥15 μg/（kg·min）]。大剂量多巴胺无效时，可静脉滴注去甲肾上腺素 2 ~ 8 μg/min。轻度低血压时，可用多巴胺或与多巴酚丁胺合用。药物治疗无效者，应使用主动脉内球囊反搏术（IABP）。AMI 并发心源性休克提倡 PTCA 再灌注治疗。中药可酌情选用独参汤、参附汤、生脉散等。

3）抗心律失常：急性心肌梗死约有 90% 以上患者出现心律失常，绝大多数发生在梗死后 72 小时内，不论是快速性或缓慢性心律失常，对急性心肌梗死患者均可引起严重后果。因此，应及早发现心律失常，特别是严重的心律失常前驱症状，并给予积极的治疗。

（1）快速性心律失常的处理：AMI 并发快速性心律失常的特征为①室性心律失常为主，所以常以利多卡因与美西律合用即可以控制其发作；②AMI 时心肌收缩力均有不同程度减弱，应该避免应用对心肌有较强抑制作用的抗心律失常药物（奎尼丁、丙吡胺、普罗帕酮等），一般推荐用美西律、胺碘酮；③严密心电监护，一旦发现心室扑动、心室颤动应该立即电复律。

（2）缓慢性心律失常的处理：药物治疗效果不好时，使用临时心脏起搏器。

临时心脏起搏器应用指征：①窦性心动过缓（心率 <50 次/分）经药物治疗不能提高心室率且伴有低血压时收缩压 <80 mmHg 或用异丙肾上腺素后出现室性心动过速；②二度 Ⅱ 型窦房传导阻滞或窦性静止伴交界性或室性逸搏心律；③二度 Ⅱ 型以上房室传导阻滞；④双束支或三束支传导阻滞伴 PR 间期延长。

临时心脏起搏器一般应用 7 ~ 10 天，上述心电图仍未见改善，可以考虑安装永久性心脏起搏器。

4）机械性并发症的处理

（1）心室游离壁破裂：可引起急性心脏压塞致突然死亡，临床表现为电—机械分离或心脏停搏，常因难以即时救治而死亡。亚急性心脏破裂应积极争取冠状动脉造影后行手术修补及血管重建术。

（2）室间隔穿孔：伴血流动力学失代偿者，提倡在血管扩张药和利尿剂治疗及IABP支持下，早期或急诊手术治疗。如穿孔较小，无充血性心力衰竭，血流动力学稳定，可保守治疗，6周后择期手术。

（3）急性二尖瓣关闭不全：急性乳头肌断裂时突发左心衰竭和（或）低血压，主张用血管扩张药、利尿剂及IABP治疗，在血流动力学稳定的情况下急诊手术。因左心室扩大或乳头肌功能不全者，应积极应用药物治疗心力衰竭，改善心肌缺血并行血管重建术。

5. 恢复期处理

住院3~4周，如病情稳定，体力增强，可考虑出院。近年主张出院前做症状限制性心电图运动负荷试验、放射性核素和（或）超声显像检查，如显示心肌缺血或心功能较差，宜行冠状动脉造影检查进一步处理。心室晚电位检查有助于预测发生严重室性心律失常的可能性。近年又提倡急性心肌梗死恢复后，进行康复治疗，逐步做适当的体育锻炼，有利于增强体力和增进工作能力。经2~4个月的体力活动锻炼后，酌情恢复部分工作或轻工作，以后部分患者可恢复全天工作，但应避免过重体力劳动或精神过度紧张。

（九）护理要点

1. 一般护理

1）休息：发病后不要搬动患者，就地抢救为宜。由于发病48小时内病情易变，死亡率高，应向患者解释急性期卧床休息可减轻心脏负荷，减少心肌耗氧量，限制或缩小梗死范围，有利于心功能的恢复。因此，第1周应绝对卧床，进食、排便、翻身、洗漱等一切日常生活由护理人员帮助照料，避免不必要的翻动，并限制亲友探视。此外，各项必需的医疗护理工作要集中做完，尽量减少患者的心脏负担。

2）饮食：患者进入监护室后禁食4~6小时，随后根据患者的状态个别化地开始进食，给高维生素的流食和半流食如果汁、菜汤、米粥、面片等。有心力衰竭者适当限盐。急性期后恢复冠心病饮食（同不稳定型心绞痛饮食），以少食多餐为原则。

3）保持大小便通畅：心肌梗死患者由于卧床休息、消化功能减退、哌替啶或吗啡等止痛药物的应用，使胃肠功能抑制和膀胱收缩无力，易发生便秘和尿潴留。应予以足够的重视，酌情给予轻泻剂，嘱患者排便时勿屏气，避免增加心脏负担和导致附壁血栓脱落。排便不畅时宜加用开塞露，对5日无大便者可保留灌肠或给低压盐水灌肠。对排尿不畅者，可采用物理或诱导法，协助排尿，必要时导尿。

4）吸氧：氧疗可改善低氧血症，有利于心肌梗死的康复。急性期给患者高流量吸氧，持续48小时。氧流量在每分钟3~5 L，病情变化可延长吸氧时间。待疼痛减轻，休克解除，可降低氧流量。注意鼻导管的通畅，24小时更换1次。如果并发急性左心衰竭，出现重度低氧血症时，可采用加压吸氧或乙醇湿化吸氧。

5）防止血栓性静脉炎或深静脉血栓形成：血栓性静脉炎表现为受累静脉局部红、肿、痛，可延伸呈条索状，多因反复静脉穿刺输液和多种药物输注所致。所以行静脉穿刺时应严格无菌操作，患者感觉输液局部皮肤疼痛或红肿，应及时更换穿刺部位，并予以热敷或理疗。下肢深静脉血栓形成一般在血栓较大引起阻塞时才出现患肢肤色改变、皮肤温度升高和凹陷性水肿，应注意每日协助患者做被动下肢活动 2～3 次，注意下肢皮肤温度和颜色的变化，避免选用下肢静脉输液。

6）做好心理护理：急性心肌梗死是内科急症，严重威胁着患者的生命安全，此时患者均会产生相应的心理变化，影响治疗效果。护士应根据患者的不同心理状态，采取相应的心理护理。如患者有精神紧张、持续剧烈的疼痛，应立即给予止痛及镇静剂，同时耐心安慰患者，消除其恐惧心理，增强患者战胜疾病的信心，使其积极配合治疗。

2. 病情观察与护理

急性心肌梗死系危重疾病，应早期发现危及患者生命的先兆表现，如能得到及时处理，可使病情转危为安。故需严密观察以下情况：

1）血压：始发病时应 0.5～1 小时测量一次血压，随血压恢复情况逐步减少测量次数为每日 4～6 次，基本稳定后每日 1～2 次。若收缩压在 90 mmHg 以下，脉压减小，且音调低落，要注意患者的神志状态、脉搏、面色、皮肤色泽及尿量等，是否有心源性休克的发生。在通知医生后，按医嘱对休克者采取抗休克措施，如补充血容量，应用升压药、血管扩张药以及纠正酸中毒，避免脑缺氧，保护肾功能等。有条件者应准备好中心静脉压测定装置或漂浮导管测定 PCWP 设备，以正确应用输液量及调节液体滴速。

2）心率、心律：在冠心病监护病房进行连续的心电、呼吸监测，在心电监测示波屏上，应注意观察心率及心律变化。及时检出可能作为恶性心动过速先兆的任何室性期前收缩以及心室颤动或完全性房室传导阻滞，严重的窦性心动过缓，房性心律失常等，如发现室性期前收缩为：①每分钟 5 次以上；②呈二、三联律；③多源性期前收缩；④室性期前收缩的 R 波落在前一次主搏的 T 波之上，均为阵发性室性心动过速及心室颤动的先兆，易造成心搏骤停。遇有上述情况，立即通知医生，按医嘱应用相应的抗心律失常药物，并准备好除颤器和人工心脏起搏器，协同医生抢救处理。

3）胸痛：急性心肌梗死患者常伴有持续剧烈的胸痛，因此，应注意观察患者的胸痛程度，因剧烈胸痛可导致低血压，加重心肌缺氧，扩大梗死面积，引起心力衰竭、休克及心律失常。常用的止痛剂有罂粟碱，肌内注射或静脉滴注，硝酸甘油 0.6 mg，舌下含服，疼痛较重者可用哌替啶或吗啡。在护理中应注意可能出现的药物不良反应，同时注意观察血压、尿量、呼吸及一般状态，确保用药的安全。

4）呼吸急促：注意观察患者的呼吸状态，对有呼吸急促的患者应注意观察血压、皮肤黏膜的血循环情况，肺部体征的变化以及血流动力学和尿量的变化。发现患者有呼吸急促、不能平卧、烦躁不安、咳嗽、咳泡沫样血痰时，立即取半坐位，给予吸氧，准备好快速强心、利尿剂，配合医生按急性心力衰竭处理。

5）体温：急性心肌梗死患者可有低热，体温在 37～38.5 ℃，多持续 3 天左右。如体温持续升高，1 周后仍不下降，疑有继发肺部或其他部位感染，应及时向医生报告。

6）意识变化：如发现患者意识恍惚，烦躁不安，应注意观察血流动力学及尿量的变化，警惕心源性休克的发生。

7）栓塞：在急性心肌梗死第 1、第 2 周内，注意观察组织或脏器有无发生栓塞现象。因左心室内附壁血栓可脱落，而引起脑、肾、四肢、肠系膜等动脉栓塞，应及时向医生报告。

8）心室膨胀瘤：在心肌梗死恢复过程中，心电图表现虽有好转，但患者仍有顽固性心力衰竭或心绞痛发作，应疑有心室膨胀瘤的发生。这是由于在心肌梗死区愈合过程中，心肌被结缔组织所替代，成为无收缩力的薄弱纤维瘢痕区。该区内受心腔内的压力而向外呈囊状膨出，造成心室膨胀瘤。应配合医生进行 X 线检查以确诊。

9）心肌梗死后综合征：需注意在急性心肌梗死后 2 周、数月甚至 2 年内，可并发心肌梗死后综合征。表现为肺炎、胸膜炎和心包炎征象，同时也有发热、胸痛、红细胞沉降率和白细胞升高现象，酷似急性心肌梗死的再发。这是由于坏死心肌引起机体自身免疫变态反应所致。如心肌梗死的特征性心电图变化有好转现象又有上述表现时，应做好 X 线检查的准备，配合医生做出鉴别诊断。本病应用肾上腺皮质激素治疗效果良好，若因误诊而用抗凝药物，可导致心腔内出血而发生急性心脏压塞。故应严密观察病情，在确诊为本病后，应向患者及家属做好解释工作，解除顾虑，必要时给患者应止痛剂及镇静剂；做好休息、饮食等生活护理。

3. 健康教育

1）注意劳逸结合，根据心功能情况进行适当的康复锻炼。

2）避免紧张、劳累、情绪激动、饱餐、便秘等诱发因素。

3）节制饮食，禁忌烟、酒、咖啡、酸辣刺激性食物，多吃蔬菜、蛋白质类食物，少食动物脂肪、胆固醇含量较高的食物。

4）按医嘱服药，随身常备硝酸甘油等扩张冠状动脉的药物，定期复查。

5）指导患者及家属在病情突变时，采取简易应急措施。

（曹丽　张海俊　王荣芝）

第七章　肺源性心脏病

肺源性心脏病简称肺心病，是由于支气管—肺组织、胸廓或肺血管病变致肺血管阻力增加，产生肺动脉高压，使右心室结构或（和）功能改变的疾病。根据起病缓急和病程长短，可分为急性和慢性肺心病两类。临床上以后者多见。

第一节 急性肺源性心脏病

急性肺源性心脏病是由于内源性或外源性栓子堵塞肺动脉或其分支使肺循环阻力增加，心排血量降低，引起右心室急剧扩张和急性右心衰竭的临床病理生理综合征。大块肺动脉栓塞尚可引起猝死。肺栓塞曾被认为是我国的少见病，以至长期以来国内临床界在很大程度上忽视了对该病的识别与诊断，这种现象使临床肺栓塞的识别与检出率低下。实际上，肺栓塞绝非少见，且病死率很高，近年来由于对肺栓塞诊断的重视，临床病例有增加趋势，欧美国家的流行病学调查更是说明了其多发性。

一、病因和发病机制

引起急性肺源性心脏病的肺栓塞（PE）主要由右心或周围静脉内栓子脱落阻塞肺动脉及其分支所形成。

（一）血栓来源

肺栓塞常由下肢深部静脉系统血栓脱落所致，也可源于盆腔静脉、肾静脉、肝静脉以及锁骨下静脉或上腔静脉长期留置导管处的血栓。有时非血栓物质，如脂肪颗粒、羊水、空气、瘤细胞团等亦可引起。据国内报道，有30%左右的栓子来自右心室，特别是心脏病患者并发心肌梗死、心房颤动、心功能不全时，易发生附壁血栓引起的肺栓塞和肺梗死（肺栓塞后肺组织缺血、坏死）。

（二）心脏病

心脏病为我国PE的最常见原因，几乎包括各类心脏病，并发心房颤动、心力衰竭和亚急性细菌性心内膜炎者的PE发病率较高。以右心腔血栓最常见，少数来源于静脉系统。细菌性栓子除见于亚急性细菌性心内膜炎外，亦可由起搏器感染引起。前者感染性栓子主要来自三尖瓣，偶尔先天性心脏病患者的二尖瓣赘生物可自左心经缺损分流处进入右心而到达肺动脉。

（三）肿瘤

肿瘤在国内为脉栓塞第二位原因，占35%，远较国外6%为高。以肺癌、消化系统肿瘤、绒癌、白血病等较多见。恶性肿瘤并发肺栓塞仅约1/3为瘤栓，其余均为血栓。据推测，肿瘤患者血液中可能存在凝血激酶以及其他能激活凝血系统的物质，如组蛋白、组织蛋白酶和蛋白水解酶等，故肿瘤患者PE发生率高，脉栓塞也可以是肿瘤早发症状。

（四）妊娠和分娩

孕妇 PE 发病率较同龄的非孕妇高数倍，产后和剖宫产术后发生率最高。妊娠时腹腔内压增加，激素松弛血管平滑肌，盆静脉受压引起静脉血流缓慢、改变血液流变学特性等均易加重静脉血栓形成。此外还伴有凝血因子和血小板增加，血浆素原—血浆素蛋白溶解系统活性降低。但这些改变与无血栓栓塞的孕妇相比并无绝对差异。羊水栓塞也是分娩期的严重并发症。

（五）其他

少见的病因还有长骨骨折致脂肪栓塞，意外事故和减压病造成空气栓塞，寄生虫和异物栓塞。没有明显的促发因素时，还应考虑到遗传性抗凝因子减少或纤溶酶原激活抑制剂的增加。

（六）诱发因素

血液淤滞、静脉损伤、高凝状态是促进深静脉血栓形成的三要素。

1. 血液淤滞

长期卧床、肥胖、心功能不全、静脉曲张和妊娠等情况易发生血液淤滞。

2. 静脉损伤

外科手术、创伤及烧伤后常易引起静脉损伤。尤其以盆腔和腹部的恶性肿瘤切除等大手术及下肢较大的矫形手术后更易引起下肢静脉血栓形成和肺栓塞。

3. 高凝状态

某些凝血和纤溶系统异常，易引起静脉血栓和肺栓塞。如抗凝血酶Ⅲ、蛋白 C 和蛋白 S 及纤溶系统中某些成分缺乏等。

二、病理生理

（一）呼吸生理的变化

肺栓塞后引起生理无效腔增大，通气受限，肺泡表面活性物质减少，通气/血流比值失调，故常出现低氧血症。

（二）血流动力学改变

肺栓塞后，即引起肺血管床减少，使肺毛细血管血流阻力增加。阻力增加明显时，可引起肺动脉高压，急性右心衰竭，心排血量骤然降低，心率加快，血压下降等。患者平均肺动脉压一般为 25～30mmHg。

（三）神经体液介质的变化

新形成的血栓在肺血管内移动时，引起其表面覆盖的血小板脱颗粒，释放各种血管活性物质，如腺嘌呤、肾上腺素、组胺、5-羟色胺、缓激肽、前列腺素及纤维蛋白降解产物（FDP）等。它们可以刺激肺的各种神经受体和气道的受体，引起呼吸困难、咳嗽、心率加快、血管通透性增加等。

三、临床表现

肺栓塞的临床表现多种多样，缺乏特异性，实际是一较广的临床谱。临床症状主要取决于血管堵塞的范围、发生速度和心肺的基础状态。不同患者临床表现差异很大，当仅 2～3 个肺段栓塞时，可无任何临床症状；当栓塞 15 个肺段以上时，可发生休克或猝死。

肺栓塞基本上有 4 个临床综合征：①急性肺源性心脏病，表现为突然呼吸困难、濒死感、发绀、低血压、肢端湿冷以及左心衰竭的症状，见于 2 个以上肺叶突然栓塞的患者。②肺梗死，表现为突然呼吸困难、胸痛、咯血，有胸膜摩擦音或胸腔积液。③"不能解释的呼吸困难"，栓塞面积相对较小，是提示无效腔增加的唯一症状。④慢性反复性肺血栓栓塞，起病缓慢，发现较晚，主要表现为重症肺动脉高压和右心功能不全。另外，也有少见的矛盾性栓塞和非血栓性肺栓塞，矛盾性栓塞系指与肺栓塞同时存在的脑卒中，是由于肺动脉高压导致卵圆孔开放，静脉栓子到达体循环系统引起；非血栓性肺栓塞是由长骨骨折引起的脂肪栓塞综合征或与中心静脉导管有关的空气栓塞。

1. 症状

1) 呼吸困难及气短：为肺栓塞最重要的临床症状，可伴有发绀。呼吸困难的程度和持续时间的长短与栓子的大小有关。栓塞较大时，呼吸困难严重且持续时间长，反复发生的小栓塞，可多次突发呼吸困难，呼吸困难的特征是浅而速。

2) 胸痛：常为钝痛，较大的栓塞可有夹板感。若表现为胸骨后压迫性痛，这可能为肺动脉高压或右心室缺血所致。冠状动脉供血不足，也常可发生心肌梗死样疼痛。有时因栓塞部位附近的胸膜有纤维素性炎症，产生与呼吸有关的胸膜性疼痛。据此可判断肺栓塞的部位。

3) 昏厥：可提示有大的肺栓塞存在，发作时均可伴脑供血不足。要注意与中枢神经系统疾病相鉴别。

4) 咯血：肺栓塞或有充血性肺不张时，可出现咯血，均为小量咯血，大咯血少见。

5) 休克：多见于巨大的栓子栓塞，常伴肺动脉反射性痉挛，可致心输出量急剧下降，血压下降，患者常有大汗淋漓、四肢湿冷、焦虑、面色苍白等，严重者可猝死。

6) 其他：如室上性心动过速、充血性心力衰竭突然发作或加重、慢性阻塞性肺部疾病恶化、过度通气等。

2. 体征

1) 一般体征：大约半数患者有不同程度的发热，呼吸急促，急、慢性肺栓塞常伴有心力衰竭而出现发绀，这是右向左分流和周围循环不良所致，此时 PaO_2 降低。

2) 心脏体征：急性肺栓塞时常见肺动脉压升高所致的肺动脉第二心音亢进，时有窦性心动过速或呈现期前收缩。慢性肺栓塞亦可由于肺动脉压升高而导致肺动脉第二心音亢进。

3) 肺部体征：慢性肺动脉栓塞在肺部可听到干、湿啰音，少数患者可有胸膜摩擦音及胸腔积液。

4) 腹部体征：慢性肺栓塞，由于常并发右心衰竭而肝脾大。

5) 四肢体征：慢性肺栓塞可见由于右心衰竭而致的四肢水肿或下肢静脉曲张。

肺栓塞临床表现极不一致，微小的肺栓塞可以无任何体征。慢性肺栓塞患者除有慢性右心衰竭外，多数患者并无明显心肺疾患体征。急性肺栓塞者，初期无症状及体征，一旦大的静脉血栓栓塞时，可引起窦性心动过速、室性心动过速、心室颤动而突然死亡。

四、实验室及其他检查

1. 实验室检查

血白细胞、血清乳酸脱氢酶、血清纤维蛋白降解产物可轻度升高。血气分析常提示急性呼吸性碱中毒和过度通气。

2. 胸部 X 线检查

典型表现为肺中下部有圆形或楔形的浸润阴影，楔形阴影的底部朝向胸膜，可有少量胸腔积液。

3. 心电图检查

出现各种心律失常及右束支传导阻滞，电轴右偏，明显沿顺时针方向转位。肺型 P 波，S_I、Q_{III} 型改变，T 波倒置。

4. 放射性核素检查

用放射性核素[113]铟或[99m]锝行肺灌注扫描，显示被阻塞的肺动脉供血区缺损有诊断意义。

5. 肺动脉造影检查

肺动脉造影检查是肺栓塞最特异性的确诊方法，可探测到直径为 3 mm 的栓子。如出现充盈缺损和轨道征的血流流动中断，可作为肺栓塞的依据，其中以充盈缺损更为可靠。

6. 动脉血气分析及肺功能

1）血气分析：肺栓塞后常有低氧血症。PaO_2 平均为 62 mmHg，仅有 9% 的肺栓塞患者显示 PaO_2 大于 80 mmHg。原有心肺疾病的肺栓塞患者 PaO_2 更低。但是 PaO_2 无特异性，如果无低氧血症也不能排除肺栓塞。

2）肺泡气氧分压与动脉血氧分压差 $[P_{(A-a)}O_2]$：$P_{(A-a)}O_2$ 梯度的测定较 PaO_2 更有意义，因肺栓塞后，常有过度通气，因此 $PaCO_2$ 降低，而肺泡气的氧分压（PaO_2）增高，$P_{(A-a)}O_2$ 梯度应明显增高，当 $P_{(A-a)}O_2$ 梯度和 $PaCO_2$ 正常，可作为排除肺栓塞的依据。

3）生理无效腔增大：即无效腔气/潮气量比值（V_D/V_T）在栓塞时增高。当患者无限制性或阻塞性通气障碍时，$V_D/V_T > 40\%$，提示肺栓塞可能。$V_D/V_T < 40\%$，又无临床肺栓塞的表现，可排除肺栓塞。

7. 数字减影血管造影（DSA）

DSA 是一种新的以电子计算机为辅助的 X 线成像技术。静脉法 DSA 有周围静脉法（穿刺肘窝或股静脉注入造影剂）及中心法（通过短导管自腔静脉入口或右房内注入造影剂）。不需高浓度的造影剂，从而减少造影剂不良反应。由于 DSA 空间分辨率低，肺段以下肺动脉分支的显影远不如肺动脉造影的显影。然而 DSA 在肺栓塞的诊断中仍有假阳性及假阴性，特别是周围静脉法的准确性受到一定限制，因此，个别病例还要做肺动脉造影。

8. 电子计算机断层扫描（CT）

近年来快速 CT（螺旋 CT 和超高速 CT）检查、肺 MRI 动脉造影和 MRI 周围静脉造影的技术发展很快，已成为准确、无创伤、简易、快速的检出急性 PE 的方法。CT 和 MRI 成像的准确性只限于肺段以上的肺动脉分支，但当结合了对下肢深静脉血栓的评价后，就足以满足临床需要了。因为 PE 患者主要的危险是梗死的复发，故发现下肢深静脉残余的血栓十分重要。这样的准确性足以识别需外科治疗的慢性 PE 患者的中心性栓子，并在诊断和术前评价病情时，为常规动脉造影补充信息，甚至可避免行动脉造影检查。一般来说 CT 优于 MRI，这是因为 CT 可获得较好的空间分辨率，血栓和血流间的对比度高，检查时间短，更易于监测和细致地观察纵隔与肺实质的情况。但 MRI 亦有其优势，它不需用碘化的对比剂，有肺动脉和周围静脉联合成像的功能，对血栓性栓塞可做较全面的评价，在检出无症状却有血栓栓塞危险性患者的深静脉血栓方面，准确性要高于超声波和容积阻抗测定法，且较少有人为因素的影响。

9. 超声心动图检查

经胸与经食管超声心动图能间接或直接提示肺栓塞存在征象，是有价值的检查方法。

1）直接征象：右心血栓可有活动和不活动两个类型，活动型右心血栓多为蛇样运动的组织，不活动型右心血栓多为无蒂及致密的组织。活动型 98% 发生肺栓塞，病死率为 44%，不活动型 40% 发生肺栓塞，病死率为 9%。混合型栓子肺栓塞的发生率为 62%，病死率为 29%。

2）间接征象：右室扩张为 71%～100%，右肺动脉内径增加 72%，左室径变小 38%，室间隔左移及矛盾运动 42% 以及肺动脉压增高等。小的肺动脉栓塞和先前有右心疾病者间接征象是易呈阴性。

经胸超声心动图肺栓塞的检出率为 5.6%，经食管超声心动图为 14%。经食管超声心动图对肺栓塞的诊断敏感性为 97%、特异性为 88%，阳性预计准确性为 91%，阴性预计准确性为 96%。当并发肺动脉高压和肺源性心脏病时，出现相应的超声征象，如肺动脉和右心室流出道血流加速、三尖瓣跨瓣压差增加，肺动脉瓣回声曲线"α"波变浅，收缩中期提前关闭及右心房、室增大等。

五、诊断和鉴别诊断

1. 诊断

根据病史、临床表现，结合实验室及其他检查可作诊断。肺栓塞的临床表现不典型，容易误诊。

减少误诊的首要条件是提高临床医生对肺栓塞的认识，其次要清楚肺栓塞可能发生的情况，包括下肢无力、静脉曲张、不对称性下肢水肿和血栓性静脉炎。原有疾病发生突然变化，呼吸困难加重或创伤后呼吸困难、胸痛、咯血；昏厥发作；原因不明的呼吸困难；不能解释的休克；低热、血沉增快、黄疸、发绀等；心力衰竭对洋地黄制剂反应不好；胸片示肺野有圆形或楔形阴影；肺灌注扫描有血流灌注缺损；"原因不明的肺动脉高压"及右室肥大等。国外资料显示，肺栓塞从出现症状到明确诊断时间为 7 天之内者占 68%，7~30 天者 23%，>30 天者 9%。

2. 鉴别诊断

肺栓塞的临床表现不典型，容易漏诊，因此对临床已发现的可疑患者必须做进一步的鉴别诊断。

1）冠状动脉供血不足：约 19% 的肺栓塞患者可发生心绞痛，原因有：

（1）巨大栓子栓塞时，心输出量明显下降，造成冠状动脉供血不足，心肌缺血。

（2）右心室的压力升高，冠状动脉中可形成反常栓塞（或矛盾栓塞）。所以诊断冠状动脉供血不足时，如发现患者有肺栓塞的易发因素时，则需考虑肺栓塞的可能性。

2）细菌性肺炎：可有与肺梗死相似的症状和体征，如呼吸困难、胸痛、咳嗽、咯血、心动过速、发热、发绀、低血压，X 线表现也可相似，但肺炎有寒战、脓痰、菌血症等。

3）胸膜炎：约 1/3 的肺栓塞患者可发生胸腔积液，易被诊断为结核性胸膜炎。但是并发胸腔积液的肺栓塞患者缺少结核病的全身中毒症状，胸腔积液常为血性，量少，消失也快。

4）支气管哮喘：继发于肺栓塞的支气管痉挛需与哮喘发作时的支气管痉挛相鉴别。肺栓塞患者虽可因支气管痉挛出现哮鸣，但不多见，缺少既往的哮喘病史。哮喘患者的动脉血气也可出现异常，但肺灌注扫描多正常，如临床怀疑肺栓塞时可进一步行肺动脉造影检查。

5）原发性肺动脉高压：与肺栓塞症状相似，有乏力、劳力性呼吸困难、胸痛、昏厥及咯血等，临床均可出现右心衰竭，血流动力学有右室压力增加。其不同点是原发性肺动脉高压患者较年轻（20~40 岁），女性较多，呈进行性恶化，无间断稳定期，肺动脉收缩压多大于 60 mmHg，肺灌注扫描无肺段性缺损，肺动脉造影无"剪枝"样改变等。

6）夹层动脉瘤：肺栓塞患者在出现剧烈胸痛、上纵隔阴影增宽、胸腔积液及伴休克时，需与夹层动脉瘤进行鉴别。夹层动脉瘤患者多有高血压病史，疼痛部位广泛，与呼吸无关，发绀不明显，超声心电图检查有助于鉴别。

7）急性心肌梗死：急性肺栓塞可出现剧烈胸痛伴心电图酷似心梗图形，需与急性心肌梗死相鉴别。

六、肺栓塞的临床分型

（一）急性肺血栓栓塞症

1. 大面积肺血栓栓塞症

临床上以休克和低血压为主要表现，即体循环动脉收缩压 <90 mmHg，或较基础值下降幅度 ≥40 mmHg，持续 15 分钟以上。需除外新发生的心律失常、低血容量或感染、中毒所致的血压下降。

2. 非大面积肺血栓栓塞症

不符合以上大面积肺血栓栓塞症的标准，即未出现休克和低血压的肺血栓栓塞症。

非大面积肺血栓栓塞症中一部分病例临床出现右心功能不全，或超声心动图表现有右心室运动功能减弱（右心室前壁运动幅度 < 5 mm），归为次大面积肺血栓栓塞症亚型。

（二）慢性血栓栓塞性肺动脉高压

多可追溯到呈慢性、进行性发展的肺动脉高压的相关临床表现，后期出现右心衰竭；影像学检查证实肺动脉阻塞，经常呈多部位、较广泛的阻塞，可见肺动脉内贴血管壁、环绕或偏心分布、有钙化倾向的团块状物等慢性栓塞征象；常可发现深静脉血栓的存在；右心导管检查示静息肺动脉平均压 > 20 mmHg，活动后肺动脉平均压 > 30 mmHg；超声心动图检查示右心室壁增厚（右心室游离壁厚度 > 5 mm），符合慢性肺源性心脏病的诊断标准。

七、治疗

（一）一般治疗

1. 休息

发生肺栓塞后，应立即卧床休息，采取仰卧位，使静脉回流不受障碍。如血栓来自下肢，应抬高下肢，减少活动。

2. 吸氧

一般给予持续鼻导管吸氧。如果缺氧明显，且伴有低碳酸血症者，则用面罩给氧，必要时用人工呼吸机或高频通气。

3. 止痛

剧烈胸痛可皮下注射吗啡 5 ~ 10 mg（昏迷、休克、呼吸衰竭者禁用），也可用哌替啶 50 ~ 100 mg 肌内注射或罂粟碱 30 ~ 60 mg 肌内注射。

4. 抗休克

严重低血压是肺血流大部被阻断或急性右心衰竭的表现，一般提示预后不良。用多巴胺 20 ~ 40 mg 或（和）间羟胺 20 ~ 40 mg 加入 100 ~ 200 mL 5% 葡萄糖液中静脉滴注，根据血压调整升压药物的浓度和滴注速度，使收缩压保持在 90 mmHg 左右。

5. 治疗心力衰竭

可用毒毛花苷 K 0.25 mg 或毛花苷 C（西地兰）0.4 ~ 0.8 mg 加入 50% 葡萄糖液 20 ~ 40 mL 内缓慢静脉注射。

6. 缓解支气管平滑肌和肺血管痉挛

皮下或静脉注射阿托品 0.5 ~ 1 mg，以减低迷走神经张力，防止肺动脉和冠状动脉反射性痉挛。必要时可每 1 ~ 4 小时注射 1 次。阿托品还可缓解支气管平滑肌痉挛，并减少支气管黏膜腺体分泌。对支气管平滑肌痉挛明显者给予氨茶碱 0.25 g 加入 50% 葡萄糖 40 mL 内缓慢静脉注射，必要时可加用地塞米松 10 ~ 20 mg 静脉注射。

7. 防治继发感染

肺栓塞可从含菌栓子或支气管引入感染，故宜给予有效抗生素。可选用青霉素、氨苄西林或头孢类、阿米卡星等抗菌药物。

8. 心脏复苏

对于心脏停搏者，应立即复苏，体外心脏按压能使近心脏区肺动脉栓子碎裂而有被推入末梢部位的可能。

（二）抗凝治疗

应用抑制血液凝固的药物，可防止血栓扩大及新血栓形成。但有出血倾向、中枢神经手术后、消化性溃疡及大量出血史、未经控制的严重高血压病、严重肝肾衰竭者等为抗凝治疗的禁忌证。

1. 肝素疗法

无抗凝绝对禁忌证的肺栓塞病例，应立即开始肝素治疗。当肝素与抗凝血酶Ⅲ结合时，可终止凝血活酶生成和抑制其活性，它也可抑制血小板聚集及脱颗粒，防止神经递质（5–羟色胺等）释放，并促使纤维蛋白溶解，从而中止血栓的生长及促进其溶解。

肝素使用方法：

1）持续静脉内输液：效果最好，出血并发症也少，适用于巨大栓子所致肺栓塞，首次应给予一个初始负荷剂量（1万~2万U）静脉内冲入。2~4小时开始标准疗法，每小时滴入1 000 U，由输液泵控制滴速，每日总量为2.5万U。

2）间歇静脉注射：每4小时（5 000 U肝素）或每6小时（7 500 U肝素）静脉内给肝素1次，每日总量为3.6万U。

3）间歇皮下注射：每4小时（5 000 U）、每8小时（1万U）、每12小时（2万U）皮下注射一次肝素，必须避免肌内注射，以防发生血肿。

肝素一般连续使用7~10天。肝素抗凝治疗的主要并发症是出血，出血部位常见于皮肤插管处，其次为胃肠道、腹膜后间隙或颅内。凡年龄 >60岁、凝血功能异常、尿毒症、酒精性肝炎、舒张压 >110 mmHg 或严重肺动脉高压症，易发生出血，使用肝素时应非常慎重。一般用肝素前，必须测定凝血时间、活化部分凝血活酶时间（APTT）、凝血酶原时间及血浆肝素水平等来调节剂量，以维持凝血时间延长一倍或 APTT 延长至对照值的1.5~2.5倍所需用的肝素剂量为所需剂量，当并发出血时，APTT 及凝血时间延长，此时应中断治疗数小时；如出血明显可用等量的鱼精蛋白对抗肝素的作用。待出血停止后再用小剂量肝素治疗，并使 APTT 维持在治疗范围的下限。

使用肝素的禁忌证：两个月内有脑出血、肝肾功能不全、出血性疾病、活动性消化性溃疡，10天内刚做过大手术（尤其是颅内及眼科手术）及亚急性细菌性心内膜炎。

2. 华法林

在肝素开始应用后的第1~3天加用口服抗凝剂华法林，初始剂量为3.0~5.0 mg。由于华法林需要数天才能发挥全部作用，因此与肝素需至少重叠应用4~5天，当连续2天测定的国际标准化比率（INR）达到2.5（2.0~3.0）时，或凝血酶原时间延长至正常值的1.5~2.5倍时，方可停止使用肝素，单独口服华法林治疗。应根据 INR 或凝血酶原时间调节华法林的剂量。

抗凝治疗的持续时间因人而异。一般口服华法林的疗程应为3~6个月。部分病例的危险因素短期内可以消除，例如服雌激素或临时制动，疗程可能为3个月即可；对于栓子来源不明的首发病例，需至少给予6个月的抗凝治疗；对复发性静脉血栓栓塞症、并发肺源性心脏病或危险因素长期存在者，抗凝治疗的时间应更为延长，达12个月或以上，甚至终生抗凝。

妊娠的前 3 个月和最后 6 周禁用华法林，可用肝素或低分子肝素治疗。产后和哺乳期妇女可以服用华法林，育龄妇女服用华法林者需注意避孕。

华法林的主要并发症是出血。华法林所致出血可以用维生素 K 拮抗。华法林有可能引起血管性紫癜，导致皮肤坏死，多发生于治疗的前几周。

3. 苯茚二酮

开始 200~300 mg，以后每日 50~100 mg 维持，每日复查凝血酶原时间（奎克法）使之维持正常的 2 倍左右（25~30 秒），疗程 6 周以上。

（三）溶栓治疗

溶栓治疗可迅速溶解肺栓塞时的血栓，恢复肺组织再灌注，逆转右心衰竭，增加肺毛细血管血容量及降低病死率和复发率。溶栓疗法是药物直接或间接将血浆蛋白纤溶酶原转变为纤溶酶，迅速裂碎纤维蛋白，溶解血栓；同时通过清除和灭活凝血因子 Ⅱ、Ⅴ 和Ⅷ，干扰血液凝血作用，增加纤维蛋白和纤维蛋白原的降解，抑制纤维蛋白原向纤维蛋白转变及干扰纤维蛋白的聚合，发挥抗凝效应。

链激酶与尿激酶能渗透到血栓内部激活纤溶酶原，使其转变为纤溶酶，因而可使血栓加速溶解。目前溶栓治疗主要应用在大块型肺栓塞患者或栓子阻塞肺血管床 50% 以上，或伴有低血压的患者。禁忌证为大手术、分娩、大创伤后不满 10 日者，有急性内出血、严重高血压、凝血因子缺乏或有出血倾向者，2 个月内有过脑出血或颅内手术史者。用药时机：起病 6~9 小时用药可直接溶解血栓，也有人指出开始治疗的时间可推迟到 48 小时以内，但最迟不能超过 5 日。

具体用药方法：链激酶具有抗原性和致热原性，故给药前应先做皮试。如皮试阴性，先给予异丙嗪 25 mg 肌内注射，半小时后静脉注射 25 万 U，30 分钟内注射完，继以每小时 10 万~15 万 U 持续静脉滴注 24~72 小时，与少量地塞米松（2.5~5 mg）同时静脉滴注，可防止链激酶引起寒战、发热不良反应。尿激酶首次 10 分钟内注入 20 万 U，继以每小时 20 万 U 持续静脉滴注 24~72 小时。链激酶和尿激酶均无选择地激活全身纤溶系统，导致全身纤溶状态和出血倾向，目前应用日益广泛的人组织型纤溶酶原激活剂（t-PA）为一种新型的溶栓剂，对纤维蛋白有较高的亲和力，能选择性地与血栓表面的纤维蛋白结合，所形成的复合物对纤溶酶原有很高的亲和力，在局部可有效地激活纤溶酶原转变成纤溶酶，使血栓溶解而不产生全身纤溶状态。此类药物的用法是，以基因重组术组织型纤溶酶原激活剂（rt-PA）50 mg 静脉滴注 2 小时，必要时再追加 40 mg 静脉滴注 4 小时，用药后肺栓塞的血栓可在 2~6 小时溶解，其有效率为 94%。也可用生物活性组织型纤溶酶原激活剂（mt-PA）治疗。也可以 t-PA 和链激酶合用，t-PA 90~120 mg 溶于 150 mL 生理盐水内静脉滴注 4~6 小时，接着用链激酶 60 万 U 溶于 50 mL 生理盐水内静脉滴注 30 分钟，每日 1 次，共 5 日。除以上溶栓药物外，还可根据情况选用纤维蛋白溶酶、去纤维蛋白制剂——安克络酶等。通常溶栓治疗仅进行 24~72 小时，治疗结束后要等 2~4 小时使纤维蛋白溶酶作用消失后，再继续用肝素治疗 7~14 日，但应注意诱发出血等不良反应。

（四）手术治疗

对溶栓治疗有禁忌，抗凝后仍有反复发作或预计有致命性抗栓塞者，待危险期稳定后可进行必要的造影，然后采取静脉导管吸取栓子或手术取栓子。为了阻断原发病走向肺部的通路，可结扎下腔静脉或经皮下腔静脉安装 Greenfield 过滤器或 Hunter-Session 阻塞气囊。

1. 肺栓塞取栓术

死亡率可为 65% ~ 70%，本手术可挽救部分患者的生命，但必须严格掌握手术指征。

1）肺动脉造影证明肺血管 50% 或以上被阻塞；栓子位于主肺动脉或左右肺动脉处。

2）抗凝或（和）溶栓治疗失败或有禁忌证。

3）经治疗后患者仍处于严重低氧血症、休克和肾脑损伤的状态。

2. 腔静脉阻断术

主要预防下肢或盆腔栓子再次脱落入肺循环，以至危及肺血管床。方法如下：①下腔静脉结扎术。②下腔静脉折叠术，包括用缝线间隔缝合或用塑料钳夹，本手术病死率为 5% 以内，术后易发生下肢肿胀、血液淤滞及皮肤溃疡，目前可以做下腔静脉置网术，即在肾静脉至下腔静脉开口之下方，用不可吸收的血管缝线，缝制间隔为 1 mm 的网，这样可滤过由下腔静脉进入肺动脉的致命大血栓，并避免了上述方法的并发症。③下腔静脉伞式过滤器法，即从颈内静脉插入特制的器材，直至下腔静脉远端，敞开伞式过滤器，使下腔静脉部分阻塞。这样 3 mm 以上的栓子即被留滞，但其可发生滤器的脱落、移行及静脉穿孔等危险。上述各种腔静脉的阻断术后，复发率为 10% ~ 20%。因术后侧支循环可能增大，栓子能通过侧支循环进入肺动脉，或阻断的器材局部也可有血栓形成，因此术后需继续抗凝治疗。

（五）非血栓性肺栓塞的治疗

1. 肺空气栓塞

立即采用头低脚高位，使空气栓子由低位浮向高位的肢体，从而解除肺栓塞。同时及时采取肝素抗凝、有效的氧疗及抗休克治疗等。

2. 肺脂肪栓塞

及时处理原发病，以切断脂肪栓子的来源为主。同时采用正压面罩给氧，以 60% 氧浓度，5 cmH$_2$O 压力给氧，可改善肺泡水肿，纠正低氧。亦可用高频通气机给氧，可起到持续气道加压作用。

3. 羊水栓塞

本病一旦确诊，应及时采用有效的氧疗，酌情补充血容量，应用硝苯地平 10 mg，每日 3 次，氨茶碱 250 mg 稀释后缓慢静脉注射以降低肺动脉压，减轻心脏负荷，改善心肺功能，同时采用肾上腺皮质激素抗过敏及肝素抗凝治疗。待病情平稳后，及时结束产程。

八、预后

肺栓塞的部位和原有肺功能情况决定预后。肺栓塞的自然病死率不完全清楚。大约不到 10% 的栓塞在急性期致死，其中 75% 在症状出现后 1 小时内死亡，其余 25% 在以后的 48 小时内死亡。大多肺栓塞可在血凝块碎破、脱落和蛋白溶解作用下被消除；或在原位机化收缩后血流动力学改善，2~8 周可恢复至原来水平。肺栓塞极少导致慢性肺部疾病，发生永久性肺动脉高压亦为罕见。当频繁反复发生栓塞而吸收不充分时可发展成慢性肺动脉高压，主要见于慢性病患者。

九、预防

积极防治静脉血栓形成或血栓性静脉炎。如口服阿司匹林肠溶片 25~50 mg，1 次/日或双嘧达莫 25~50 mg，3 次/日，有一定预防作用。长期卧床患者应经常翻身、活动肢体，以助静脉血回流通畅。手术后患者早期下床活动，腹带或肢体绷带勿过紧或压迫过久，以免妨碍膈肌运动及下肢静脉回流。保持大便通畅，避免突然用力使腹压升高，导致栓子脱落。

（张海芹　周艳艳　韦冉冉）

第二节　慢性肺源性心脏病

慢性肺源性心脏病是由支气管—肺组织、胸廓或肺动脉的慢性病变引起的肺循环阻力增高，导致肺动脉高压和右心室肥大，伴有或不伴有右心衰竭的心脏病。

肺源性心脏病是呼吸系统的常见病，寒冷、高原、贫困农村地区患病率高，随着年龄增高，患病率增加，肺源性心脏病在冬春季节、气候骤变时易急性加重。

一、病因和发病机制

（一）病因

1. 支气管、肺疾病

以慢性阻塞性肺疾病（COPD）最为多见，占 80%~90%，其次为支气管哮喘、支气管扩张、重症肺结核、肺尘埃沉着病、特发性肺间质纤维化和各种原因引起的肺间质纤维化、结节病、变应性肺泡炎、嗜酸性肉芽肿、药物相关性肺疾病等。

2. 胸廓运动障碍性疾病

较少见，严重的脊椎后凸或侧凸、脊椎结核、类风湿性关节炎、胸膜广泛粘连及胸廓形成术后造成的严重胸廓或脊椎畸形以及神经肌肉疾患如脊髓灰质炎，均可引起胸廓活动受限、肺受压、支气管扭曲或变形，导致肺功能受损。气道引流不畅，肺部反复感染，并发肺气肿或纤维化。缺氧，肺血管收缩、狭窄，阻力增加，肺动脉高压，进而发展成慢性肺源性心脏病。

3. 肺血管疾病

甚少见。累及肺动脉的过敏性肉芽肿病，广泛或反复发生的多发性肺小动脉栓塞及肺小动脉炎以及原因不明的原发性肺动脉高压症，均可使肺小动脉狭窄、阻塞，引起肺动脉高压和右心室负荷过重，而发展成为肺源性心脏病。

4. 呼吸中枢功能障碍造成通气不足

包括原发性肺泡通气不足、慢性高原病、呼吸中枢损害等。

（二）发病机制

肺源性心脏病发生的先决条件是肺动脉高压。持久而日益加重的肺动脉高压使右心负荷加重、右心室肥大，最终导致右心衰竭。

1. 肺动脉高压形成

1）肺血管阻力增加的功能性因素：缺氧、高碳酸血症时收缩血管的活性物质增多，使肺血管收缩，血管阻力增加；而高碳酸血症（二氧化碳潴留），会使肺动脉对缺氧反应更加敏感，促进并加重肺小动脉痉挛，增加肺循环阻力而产生肺动脉高压；缺氧还可使支气管平滑肌细胞膜对 Ca^{2+} 的通透性增强，细胞内 Ca^{2+} 含量增高，使平滑肌兴奋—收缩耦联效应增强，肺血管收缩。

2）肺血管阻力增加的解剖因素：长期反复发作的慢性支气管炎及支气管周围炎可累及邻近细小动脉，引起管壁炎症，管壁增厚、管腔狭窄甚至完全闭塞，随肺气肿的日益加重，肺泡内压增高，使肺泡壁毛细血管受压，也造成管腔狭窄或闭塞；肺泡壁的破裂造成毛细血管网的毁损，肺泡壁毛细血管床减损，当其减少超过 70% 时，肺循环阻力增大，促使肺动脉高压发生。

肺动脉高压的形成机制中，功能性因素较解剖因素更为重要，在急性加重期经治疗缓解后，缺氧和高碳酸血症得到纠正后，肺动脉压可明显降低，甚至可恢复正常。

3）血容量增加与血液黏稠度增高：慢性缺氧产生继发性红细胞增多症，当血细胞比容超过 55% 时，血液的黏稠度会显著增加，血流阻力随之增高，缺氧和高碳酸血症使交感神经兴奋，心排血量增加，肾小动脉收缩，肾血流减少，水、钠潴留，血容量增多。因此，血液黏稠度增加和血容量增多，会加重肺动脉高压和心脏负荷。

2. 右心肥大及心功能不全

肺循环阻力增加，右心负荷加重，发挥其代偿功能而肥厚。早期右心室尚能代偿，随病情发展，尤其当急性呼吸道感染时，加重了肺动脉高压，当超过右心负荷时则发生右心功能不全。此外，由于心肌缺氧，乳酸堆积，高能磷酸键合成降低，血容量增多，电解质及酸碱失衡所致心律失常等，均可促使心功能不全的发生。

3. 其他器官的损害

由于反复或持续缺氧及高碳酸血症，脑细胞及其间质水肿，可导致颅内高压，甚至发生脑疝、脑出血，肝肾功能受损，胃、十二指肠黏膜糜烂、水肿、溃疡或大出血等，造成多器官功能损伤。

二、临床表现

1. 肺、心功能代偿期

1）原发病表现如 COPD 患者长期反复咳嗽、咳痰，逐渐出现乏力、呼吸困难，体格检查可有明显慢性阻塞性肺疾病的体征。

2）肺动脉高压及右心室肥大表现为肺动脉瓣区第二心音亢进，提示有肺动脉高压,剑突下见到心脏收缩期搏动或三尖瓣区闻及收缩期杂音多提示有右心室肥大。

2. 肺、心功能失代偿期

本期可见胸闷、乏力、呼吸困难、呼吸频率加快、发绀,重者可出现头痛、失眠、神志恍惚、张口呼吸、大汗淋漓、谵妄、抽搐甚至昏迷等呼吸衰竭症状;也可见气急、心慌、厌食、呕吐、上腹胀满、面部及下肢水肿等右心衰竭症状。体征可见球结膜充血水肿、眼底视网膜血管扩张和视神经乳头水肿等颅内压增高表现。腱反射减弱或消失。皮肤潮红、多汗,颈静脉怒张,肝大且有压痛,肝颈静脉回流征阳性,腹腔积液及下肢肿胀。血压早期升高,晚期下降。心率增快或心律失常,三尖瓣区闻及收缩期吹风样杂音,严重者出现舒张期奔马律及第三心音、第四心音。肺动脉瓣第二心音亢进。

3. 并发症

1)心律失常:多表现为房性期前收缩及阵发性室上性心动过速,也可有心房扑动及心房颤动。

2)上消化道出血:缺氧、高碳酸血症及循环淤滞可使上消化道黏膜糜烂、坏死,发生弥散性渗血;或因其他原因产生应激性溃疡而出血。

3)肾衰竭:呼吸衰竭、心力衰竭、休克等原因均可导致氮质血症、尿毒症的发生。

4)休克:可因严重感染、严重心力衰竭、上消化道大出血等引起。

5)酸碱平衡失调及电解质紊乱:呼吸衰竭时,呼吸性酸中毒普遍存在。但由于体内代偿情况的不同,或并存有其他疾病时,可出现各种不同类型的酸碱平衡失调及电解质紊乱。

6)肺性脑病:为中、重度呼吸衰竭所引起的高碳酸血症、低氧血症、酸碱平衡失调等一系列内环境紊乱而致的脑部综合征。患者表现为烦躁不安、神志模糊、嗜睡、谵语及四肢肌肉抽搐等。

7)弥散性血管内凝血(DIC):因严重缺氧、酸中毒、感染、休克等因素激活凝血因子以及使红细胞增多,血液黏稠度增高,促使血液进入高凝状态,发生弥散性血管内凝血。

三、实验室及其他检查

1. X线检查

除肺、胸基础疾病及急性肺部感染的特征外,尚可有肺动脉高压症,如右下肺动脉干扩张,其横径≥15 mm;其横径与气管横径比值≥1.07;肺动脉段明显凸出或其高度≥3 mm;中央动脉扩张,外周血管纤细,形成"残根"征;右心室增大征等,皆为诊断慢性肺源性心脏病的主要依据。个别患者心力衰竭控制后可见心影有所缩小。

2. 心电图检查

主要表现有右心室肥大的改变,如电轴右偏、额面平均电轴≥+90°、重度顺钟向转位、$R_{V1}+S_{V5}≥1.05$ mV 及肺性 P 波。也可见右束支传导阻滞及低电压图形,可作为诊断慢性肺源性心脏病的参考条件。在 V_1、V_2 甚至延至 V_3,可出现酷似陈旧性心肌梗死图形的 QS 波,应注意鉴别。

3. 超声心动图检查

通过测定右心室流出道内径（≥30 mm）、右心室内径（≥20 mm）、右心室前壁的厚度、左右心室内径比值（<2）、右肺动脉内径或肺动脉干及右心房增大等指标，可诊断慢性肺源性心脏病。

4. 血气分析

慢性肺源性心脏病肺功能代偿期可出现低氧血症或并发高碳酸血症，当 $PaO_2 < 60$ mmHg、$PaCO_2 > 50$ mmHg 时，表示有呼吸衰竭。

5. 血液检查

红细胞及血红蛋白可升高。全血黏度及血浆黏度可增加，红细胞电泳时间常延长；并发感染时白细胞总数增高，中性粒细胞增加。部分患者血清学检查可有肾功能或肝功能改变；血清钾、钠、氯、钙、镁均可有变化。除钾以外，其他多低于正常。

6. 其他

肺功能检查对早期或缓解期慢性肺源性心脏病患者有意义。痰细菌学检查对急性加重期慢性肺源性心脏病可以指导抗生素的选用。

四、诊断与鉴别诊断

1. 诊断标准

1）病史：有慢性支气管炎、肺气肿及其他引起肺的结构或功能损害而导致右心肥大的疾病。

2）临床表现：有慢性咳嗽、咳痰症状及肺气肿体征，剑突下有增强的收缩期搏动和（或）三尖瓣区心音明显增强或出现收缩期杂音，肺动脉瓣区第二心音明显亢进（心肺功能代偿期）。在急性呼吸道感染或较剧烈活动后出现心悸、气短及发绀等症状及右心功能不全体征（心肺功能失代偿期）。

3）胸部 X 线诊断

（1）右肺下动脉干扩张：横径≥1.5 cm。经动态观察右肺下动脉干横径增宽为 2 mm 以上。

（2）肺动脉段凸出，高度≥3 mm。

（3）中心肺动脉扩张与外周分支纤细，两者形成鲜明对比，呈"残根状"。

（4）右前斜位圆锥部凸出高度≥7 mm。

（5）右心室增大（结合不同体位判断）。

具有第（1）~（4）项中 2 项以上或第（5）项者可诊断。

4）心电图检查

（1）主要条件

①额面平均电轴≥＋90°。

②重度顺钟向转位 $V_5 R/S \leq 1$（阳性率较高）。

③$V_1 R/S \geq 1$；aVR R/S 或 R/Q≥1（阳性率较低）。

④$V_1 \sim V_3$ 呈现 QS、Qr、qr（需除外心肌梗死）。

⑤$R_{V1} + S_{V5} \geq 1.05$ mV。

⑥肺性 P 波：P 波电压≥0.22 mV；或电压≥0.2 mV，呈尖峰型；或低电压时 P 电压 $> \frac{1}{2}$，R 波呈尖峰型；P 电轴≥+80°。

（2）次要条件

①肢体导联普遍低电压。

②完全或不完全性右束支传导阻滞。

具有 1 项主要条件即可诊断，有 2 项次要条件者为可疑。

必要时可做超声心动图、心电向量图检查作为辅助诊断。

5）血流动力学方面的诊断：有条件时可做漂浮导管检查，静息状态下肺动脉收缩压 >30 mmHg，平均压 >20 mmHg 作为早期肺源性心脏病诊断依据；平均肺动脉压 >30 mmHg 则应考虑肺动脉高压伴右心室肥厚。

6）超声心动图诊断

（1）主要条件：①右室流出道≥30 mm；②右室舒张末期内径≥20 mm；③右室前壁厚度≥5.0 mm，或者振幅增强者；④左室与右室内径比值 <2；⑤右肺动脉内径≥18 mm，或主肺动脉内径≥20 mm；⑥右室流出道与左房内径之比值 >1.4；⑦肺动脉瓣超声心动图出现肺动脉高压征象者（"α"波低平或 <2 mm，有收缩中期关闭征）。

（2）参考条件：①室间隔厚度≥12 mm，振幅 <5 mm 或是矛盾运动征象者；②右房≥25 mm（剑突下区探查）。

7）心电向量诊断：在肺胸疾病基础上，心电向量图具有右心室及（或）右心房增大指征者均符合诊断。

8）放射性核素诊断：肺灌注扫描示肺上部血流增加，下部减少，即表示可能有肺动脉高压。

肺源性心脏病基层诊断参考条件如下：

（1）慢性胸、肺疾病病史或（和）具有明显肺气肿体征。

（2）气急、发绀能除外其他心脏病所致者，或出现无其他原因可以解释的神志改变。

（3）剑突下明显增强的收缩期搏动或（和）三尖瓣区（或剑突下右侧）心音较心尖明显增强或出现收缩期杂音。

（4）肝大、有压痛，肝颈静脉回流征阳性或（和）踝以上水肿伴颈静脉怒张。

（5）静脉压增高。

（6）既往有肺源性心脏病史或右心衰竭史者。

以第（1）条为基数，加上（2）～（6）条中任何一条即可诊断。

2. 鉴别诊断

本病需与以下疾病进行鉴别。

1）风湿性心脏病：肺源性心脏病心脏增大时，可伴有三尖瓣相对关闭不全而出现明显收缩期杂音，易与风湿性心脏病相混淆，其鉴别一般可根据风湿性心脏病发病年龄较轻，常有风湿性关节炎和心肌炎的病史，二尖瓣区有明显的杂音，X 线检查除心肌肥厚外，有明显的左心房扩大，心电图有"二尖瓣 P 波"，超声心动图有反映二尖瓣狭窄的改变等特征，与肺心病鉴别。

2）冠心病：肺源性心脏病与冠心病均多见于老年人，二者有相似之处，且可合并存在。其鉴别在于冠心病患者多有典型心绞痛或心肌梗死史、左心衰竭史，常与高血压、高脂血症并存，体检、X线及心电图检查呈左心室肥厚为主的征象，可资鉴别。肺源性心脏病伴冠心病时何者为主，需通过详细询问病史、体检和肺、心功能检查予以明确。

3）充血型原发性心肌病：肺源性心脏病心脏扩大伴右心衰竭，可与本病相似，但本病多为全心增大，无明显慢性呼吸道感染史及显著肺气肿征；X线检查无突出的肺动脉高压症；心电图无明显的心脏顺时针方向转位及电轴右偏，而以心肌劳损多见等，可助鉴别。

4）成人呼吸窘迫综合征：是急性呼吸衰竭的一种类型。常见的发病原因有：休克、严重创伤、严重感染、补液过量等。可使肺循环障碍，导致肺毛细血管壁通透性增大，造成肺间质及肺泡水肿；同时Ⅱ型肺泡细胞损伤，使肺表面活性物质缺失而致肺不张。均可导致肺通气和弥散功能障碍而引起低氧血症，造成呼吸窘迫。临床特点为：在严重原发疾病的过程中突然发生呼吸窘迫，呼吸频率超过35次/分，给氧不能改善，伴发绀、烦躁、大汗。体征早期无异常，偶可闻干性啰音，后期可有湿啰音和管状呼吸音。X线检查，早期肺纹理增多或有小片状阴影，可迅速扩大融合成大片状阴影。血气分析示PaO_2降低，$PaCO_2$可正常或降低等。通过病因和临床表现可与慢性呼吸衰竭鉴别。

五、治疗

慢性肺源性心脏病是呼吸系统病变的晚期表现，其所发生的低氧血症和高碳酸血症，常影响全身各重要脏器和组织。因此，在治疗中，急性加重期关键在于迅速有效地控制感染，保持呼吸道通畅，纠正缺氧和CO_2潴留，处理好电解质紊乱和酸碱失衡，改善右心衰竭状态；病情缓解期，应抓紧扶正固本的防治措施，积极治疗基础病变，提高免疫力，减少急性发作，延缓病情发展。

（一）急性发作期治疗

1. 控制感染

呼吸道感染是发生呼吸衰竭和心力衰竭的常见诱因，故需积极应用药物予以控制。目前主张联合用药。宜根据痰培养和致病菌对药物敏感的测定选用，但不要受痰菌药物试验的约束。未能明确何种致病菌时，根据感染的环境及痰涂片革兰染色选用抗菌药物。院外感染以革兰阳性菌占多数，院内感染则以革兰阴性菌为主，可选用两者兼顾的抗菌药物治疗。除全身用药外，尚可局部雾化吸入或气管内滴注药物。长期应用抗生素要防止真菌感染。一旦真菌成为肺部感染的主要病原菌，应调整或停用抗生素，给予抗真菌治疗。

2. 治疗呼吸功能不全

1）清除痰液，保持气道通畅：给予化痰药物溴己新等，或结合雾化吸入稀释痰液，同时配合使用氨茶碱等支气管解痉剂解除气道痉挛，保持气道通畅，改善肺通气功能，以利于氧气吸入和二氧化碳的排出，缓解机体缺氧状况。

2）吸氧：慢性肺源性心脏病多为Ⅱ型呼吸衰竭，因此，吸氧应采取24小时持续低流量、低浓度、鼻导管方式。尤其当$PaCO_2 > 80$ mmHg 时，此时由于二氧化碳对呼吸中枢不仅没有兴奋作用，反而抑制呼吸，而呼吸中枢的兴奋性刺激主要来自低氧血症，若给予高浓度吸氧会造成外周血氧分压突然升高，减少或停止对呼吸中枢刺激，加重呼吸衰竭或导致呼吸停止。另外，呼吸衰竭患者禁止使用镇静药物，以免抑制呼吸。

3）使用呼吸兴奋剂及呼吸机：严重呼吸性酸中毒或呼吸衰竭患者可使用呼吸兴奋剂如尼可刹米、洛贝林等，必要时使用呼吸机改善呼吸功能。

4）经鼻人工气道技术的应用：经鼻人工气道技术的引进是降低呼吸衰竭死亡率的关键，国内对重症Ⅱ型呼吸衰竭的治疗，多先应用静脉滴注呼吸兴奋剂如尼可刹米、二甲弗林、多沙普仑、氨苯噻唑及洛贝林等。呼吸兴奋剂若与抗感染、扩张支气管和排痰等措施配合应用则能起到有益的作用，但如气道不通畅，其应用可增加耗氧量，反而不利，一般在应用24小时后若未能使$PaCO_2$下降，反致$PaCO_2$上升即应停用，考虑建立人工气道，施用机械通气治疗。国内在20世纪80年代初及以前多经口腔插管建立人工气道，但神志清醒的患者，常难于接受，而且在插管时可能发生迷走神经反射性心脏停搏。近年来，气管插管导管的制作材料由橡胶改为塑料，又进而使用硅胶体，组织相容性较橡胶好，聚氯乙烯塑料导管用热水浸泡后变软有利于通过弯曲的上呼吸道，硅胶管较塑料管更佳。因此，经鼻气管插管患者易于接受，很少引起支气管黏膜的损伤，患者可以进食，也便于口腔护理及长期应用机械通气。

5）机械通气技术的应用：机械通气的适应证为①肺性脑病时；②呼吸频率 > 30次/分或 < 6次/分；潮气量 < 200 mL 或吸气压力为 15 ~ 20 cmH_2O；③在适当控制氧疗情况下 $PaO_2 < 4.67$；④失代偿性呼酸 pH 值为 7.20 ~ 7.25；⑤$PaCO_2$进行性升高时，在未建立人工气道条件下若呼吸衰竭不严重，患者神志清醒能配合治疗时，可采用鼻面罩双水平气道正压呼吸，可取得一定疗效。在严重Ⅱ型呼吸衰竭，自主呼吸受到明显抑制时，可采用同步持续强制通气方式（ACMV）通气。当感染得到控制、病情好转时，要换用同步间歇通气（SIMV），在进一步好转、准备撤机时，可换用压力支持通气方式（PSV），在新型机械通气机具有 PSV + SIMV 方式时将压力下调至 5 cmH_2O 或更低，使刚好能克服通气机管道阻力水平，稳定 2 ~ 4 小时即考虑撤机。

3. 控制心力衰竭

肺源性心脏病是以右心损害为主的心脏病，右心衰竭的治疗，最主要是去除病因。除上述积极控制感染、合理氧疗、降低右心后负荷外，主要治疗从三个方面考虑：①扩张肺血管；②利尿；③强心剂的应用。

1）控制感染、吸氧：与呼吸衰竭治疗相同。

2）利尿剂：可增加尿量、减少血容量、减轻右心负荷，纠正右心衰竭。宜选用作用轻、小剂量的利尿剂。如氢氯噻嗪 25 mg，每日 1 ~ 3 次；尿量多时注意补钾，或用保钾利尿剂，如螺内酯 20 ~ 40 mg，每日 1 ~ 2 次。重度而急需行利尿的患者可用呋塞米 20 mg 肌内注射或口服。使用利尿剂后容易出现低钾、低氯性碱中毒，痰液黏稠不易咳出和血液浓缩，应注意观察症状并监测血清电解质及进行动脉血气分析。

3）强心剂：慢性肺源性心脏病右心衰竭应用强心剂的疗效较其他心脏病为差，且慢性缺氧及感染，易发生心律失常，这与处理一般心力衰竭有所不同。因此，对控制感染、改善肺心功能及应用利尿剂有效的右心衰竭患者一般不用强心剂。如经上述处理后右心功能未能改善者或以右心衰竭为主要表现者可考虑使用强心剂。强心剂的剂量宜小，一般约为常规剂量的 1/2 或 2/3 量，同时选用作用快、排泄快的强心剂，常用制剂有毛花苷 C0. 2 ~0.4 mg 加入 10% 葡萄糖液 20 mL 内缓慢静脉推注。用药前应注意纠正缺氧，防治低钾血症，以免发生药物毒性反应。低氧血症、感染等均可使心率增快，故不宜以心率作为衡量强心药的应用和疗效考核指征。

4）扩张血管的药物：评价血管扩张药治疗肺动脉高压的标准为①肺血管阻力下降20%；②心排血量增加或不变；③肺动脉压降低或不变；④周围动脉血压不变或降低，但未产生不良反应，不影响氧合。在临床经常使用的血管扩张药有：

（1）酚妥拉明：通过对肺小动脉 α 受体的阻滞作用，使血管扩张，肺动脉压下降，减轻右心室的后负荷。用法：本品 10 ~ 20 mg 加入 10% 葡萄糖 250 ~ 500 mL 中静脉滴注，每分钟 30 ~ 40 滴，每日 1 次，维持 3 ~ 11 天。

（2）多巴胺：在综合治疗基础上加用本品 30 mg、山莨菪碱 30 ~ 60 mg 加入 10% 葡萄糖溶液 250 mL 内静脉滴注，每分钟 20 ~ 30 滴，每日 1 次。

（3）多巴酚丁胺：通过改善心肌的收缩力，增加心排血量，减轻右心室的淤血状态。用法：本品 250 mg 加入 5% 葡萄糖 500 mL 中，以每分钟 2.5 ~ 10 μg/kg 的速度静脉滴注。心房颤动者禁用。

（4）硝普钠：国内近来研究表明，硝普钠能直接扩张肺血管床使肺循环阻力降低，从而降低右心室射血阻力，肺动脉、右心房压力下降，心排血量增加，应用硝普钠后临床症状改善明显，患者能从端坐位转为平卧或高枕位，发绀、水肿、颈静脉怒张、呼吸频率及心率等均有改善，静脉压下降。故认为硝普钠对于肺源性心脏病心力衰竭患者亦是有用的药物之一。

4. 肝素疗法

肝素不仅能抗凝，还能激活多种活性物质，结合抗体抗原复合物，抑制细菌毒性作用，增强吞噬细胞对病原菌的吞噬作用，加快炎症的吸收。有报道 480 例重症肺源性心脏病患者在综合治疗基础上给肝素 100 mg（125 U/ mg）分两组加入 5% ~10% 葡萄糖500 ~1 000 mL 中，静脉滴注每分钟 30 滴，每日 1 次，7 天为一疗程，总有效率为80.3%，对照组总有效率为 63.8%，两组对比 $P < 0.05$。

5. 控制心律失常

肺源性心脏病心律失常多因感染、缺氧、高碳酸血症、电解质紊乱或洋地黄过量引起。经积极控制呼吸道感染，纠正缺氧、高碳酸血症和电解质紊乱或停止使用洋地黄后，多数患者心律失常即可消失。经上述处理后，仍有心律失常者，可考虑应用抗心律失常药物，如属室上性心律失常，且未使用过洋地黄者，可考虑选用毛花苷 C 或维拉帕米等；室性异位心律者可给予利多卡因或美西律等。对于药物不能控制的快速性心律失常，根据指征，必要时进行电复律。多源性房性心动过速不宜用洋地黄或抗心律失常药物治疗，应治疗基础病因，调整全身情况。由于 β 受体阻滞剂对呼吸道的作用，不适宜于肺源性心脏病患者。

6. 并发症的处理

1）肺性脑病：肺性脑病的治疗基本上和呼吸衰竭的治疗相同，对脑水肿应降低颅内压，除纠正缺氧与二氧化碳潴留的各项措施外，可再用脱水剂和地塞米松、20%甘露醇或25%山梨醇，剂量为 1~2 g/kg，静脉快速滴注，每日 1~2 次。在应用脱水剂时要注意血液浓缩和加重电解质与酸碱平衡紊乱的不良反应。对躁动者使用镇静剂应慎重，可用 10% 水合氯醛 10~15 mL 保留灌肠，或奋乃静口服，每次 4 mg，已做气管插管或气管切开及辅助呼吸者，镇静剂可酌情增加。

2）纠正酸碱失衡及电解质紊乱

（1）呼吸性酸中毒：一般不需补充碱性药物，经积极通畅气道，改善呼吸功能多可纠正，若血气 pH 值在 7.2 以下时，可小量补充 5% 碳酸氢钠 50~100 mL 观察。

（2）呼吸性酸中毒并发代谢性碱中毒：首先要消除诱发因素，补充氯化钾，每日 5~10 g，直至纠正。单纯补钾不能纠正的低钾血症要同时静脉滴注硫酸镁 2~5 g，每日 1 次。并发代谢性酸中毒时补碳酸氢钠。对于由于利尿、大量出汗或长期低钠饮食、肾上腺皮质功能减退或抗利尿激素分泌失常等引起的缺钠性低钠血症，尤其是有低渗性脑病者，可补充 3% 氯化钠，一般补至血钠为 130 mmol/L 即可，可根据 120 − 测得血钠（mmol/L）×0.6×体重（kg）算出所需血钠，再根据 17 mmol 血钠 = 1 g 氯化钠换算成氯化钠克数。补钠原则：①分次给予，每一天补缺钠量的 1/3；②宁少勿多，以免血容量急骤增加，加重心脏负荷；③速度不要过快，一般 50 mmol/h 以下，或每分钟不超过 25 滴；④血钠水平有所回升，症状改善后及时改为口服，血清钠接近正常或出现口渴立即停止补钠。对心力衰竭引起的稀释性低钠血症，限制水的入量及改善心功能为治疗的根本措施。肺源性心脏病急性发作期患者进食减少，右心衰竭影响镁的吸收，利尿剂、强心苷的使用增加镁的排泄，当血镁低于 0.75 mmol/L，24 小时尿镁低于 20 mmol 时，认为机体有缺镁，当出现精神症状时，必须补镁治疗，一般 25% 硫酸镁 10~20 mL 加入 500 mL 5% 葡萄糖液中静脉滴注，1 次/天，直至症状缓解。低血磷患者，尤其血磷低于 0.32 mmol/L 时要静脉滴注磷酸钠或磷酸钾配制的溶液，首剂 0.08~0.16 mmol/kg，并根据血磷及临床症状调整用量。静脉补磷可出现低血钙、迁徙性钙化、低血压、高血钾、高血钠等不良反应，因而只适用于严重低磷患者。轻度低磷，增加饮食中磷的摄入即可。中度低磷可用磷酸盐制剂，1 天 2~2.5 g，分 2~3 次口服。

3）其他并发症的治疗：如积极纠正酸碱失衡及电解质紊乱以及消化道出血、休克、DIC 等治疗。

（二）缓解期治疗

缓解期防治是改善预后、减少急性发作和住院次数、增强劳动力和延长患者寿命、降低病死率的重要措施。因此应积极预防呼吸道感染、防治慢性支气管炎和支气管哮喘等肺部疾患，提高机体免疫力等。

根据患者情况，选用下列方法提高机体免疫能力：

1. 免疫疗法

①卡介苗做皮肤划痕治疗，每周 1 次，3 个月一疗程；②左旋咪唑 50 mg，每日 3

次，每隔2周服3天，连用3~6个月；③支气管炎菌苗疗法，开始剂量0.1 mL，每周1次，皮下注射，每次递增0.1~0.2 mL，至1 mL时作为维持量，每年用2~3个月，有效者可连用2~3年。

2. 扶正固本疗法

据机体情况不同进行辨证施治；或给予归脾丸、金匮肾气丸、百合固金丸或固肾定喘丸等。此外，亦可酌情使用胎盘组织液及丙种球蛋白。

（三）营养疗法

肺源性心脏病患者多数有营养不良（占60%~80%），营养疗法有利于增强呼吸肌力及改善免疫功能，提高机体抗病能力。应按具体情况给予合理营养疗法，糖类不宜过高，因为糖的呼吸商高，会生成过多CO_2，增加呼吸负荷。

六、预后

肺源性心脏病常反复急性发作，随肺功能的损害，病情逐渐加重，多数预后不良，病死率在10%~15%，但经积极治疗可以延长寿命，提高患者生活质量。

七、预防

主要是防治足以引起本病的支气管、肺和肺血管等疾病。积极提倡戒烟，加强卫生宣教，增强抗病能力。防治原发病的诱因，如呼吸道感染、各种变应原及有害气体的吸入、粉尘作业等的防护工作等。

（韦冉冉　张海芹　戚丰磊）

第三节　原发性肺动脉高压

原发性肺动脉高压是指原因不明的肺血管阻力增加所致的持续性肺动脉高压，原发性肺动脉高压，是少见且进行性加重的疾病，其发病率目前尚不清楚。其病理改变主要是肺肌型动脉和小动脉中层肥厚、内膜纤维化和丛状现变。临床特点是肺动脉高压和右室肥大，由于其临床表现缺乏特异性，故其诊断通常在排除肺胸疾病、肺血栓栓塞症和心脏疾病所致的继发性肺动脉高压之后才可确立。原发性肺动脉高压这一诊断在临床上可能包括三种疾病，即真正的原发性肺动脉高压、慢性反复肺血栓栓塞症和肺静脉闭塞性疾病。对上述三种疾病临床上鉴别较困难，因此世界卫生组织将它们统称为不能解释的肺动脉高压。近年由于诊断技术提高，临床发现的病例增多，已成为心血管病鉴别诊断中经常遇到的重要问题，引起临床广泛重视。

一、病因和发病机制

原发性肺动脉高压迄今病因不明，目前认为其发病与遗传因素、自身免疫及肺血管收缩等因素有关。

（一）遗传因素

家族性至少占所有原发性肺动脉高压的6%，家系研究表明其遗传类型为常染色体显性遗传。

（二）免疫因素

免疫调节作用可能参与原发性肺动脉高压的病理过程。有29%的原发性肺动脉高压患者抗核抗体水平明显升高，但却缺乏结缔组织病的特异性抗体。

（三）肺血管内皮功能障碍

肺血管收缩和舒张由肺血管内皮分泌的收缩和舒张因子共同调控，前者主要为血栓素 A_2 和内皮素1，后者主要是前列环素和一氧化氮。由于上述因子表达的不平衡，导致肺血管处于收缩状态，从而引起肺动脉高压。

（四）血管壁平滑肌细胞钾离子通道缺陷

原发性肺动脉高压患者存在电压依赖性钾离子（K^+）通道（Kv）功能缺陷，K^+ 外流减少，细胞膜处于去极化状态，使 Ca^{2+} 进入细胞内，从而使血管处于收缩状态。

二、临床表现

原发性肺动脉高压可发生于任何年龄，但多数在30~40岁，女性多于男性。

1. 症状

进行性乏力和劳力性呼吸困难是最常见的早期症状，逐渐发展到休息时也感气急。昏厥是本病的常见症状，其产生原因由心输出量明显减低，一过性脑缺血引起；也有人认为是肺动脉壁压力感受器通过血管迷走神经反射所致。劳累时常有胸骨后压迫感，有时出现明显的心绞痛，可能由于心输出量减低造成相对性冠状动脉供血不足以及右心室肥厚使右心室相对缺血所致。部分患者发生间歇性少量咯血，可能与局限性小动脉瘤破裂有关。个别病例可因左肺动脉扩张，压迫喉返神经，出现声音嘶哑。难治性右心衰竭是主要死亡原因。

2. 体征

严重患者多有发绀，多系周围性，如卵圆孔再开放则出现中心性发绀。颈静脉充盈，出现心房收缩波（a波）。肺动脉瓣区有肺动脉收缩期搏动，肺动脉瓣关闭音增强及第二心音分裂，并可听到收缩期喷射音及喷射性杂音，主肺动脉高度扩张时，可在胸骨左缘第2至第3肋间听到肺动脉瓣相对关闭不全的反流性杂音。胸骨左下缘可听到室性或房性奔马律及三尖瓣关闭不全的反流性杂音。右心衰竭时可出现室性或房性奔马律，颈静脉怒张，肝大及下肢水肿等。

三、实验室及其他检查

1. 心电图检查

1）电轴右偏。

2）右心室大。

3）肺性 P 波。

2. 超声波检查

1）右心室内径大，室壁增厚。

2）室间隔矛盾运动。

3）肺动脉增宽。

3. X 线检查

1）肺动脉段突出，左、右肺动脉粗大，周围动脉细小呈截断现象。

2）右心室增大。

3）上腔静脉影增宽。

4. 右心导管检查

提示右心室和肺动脉压力增高。一般不予造影，以防检查中出现意外。

5. 放射性核素肺灌注扫描和肺动脉造影

放射性核素肺灌注扫描多数正常，也可呈不规则的灌注缺损或放射性核素分布稀疏。肺动脉造影可见肺动脉干增粗及肺动脉主要分支扩张，末梢动脉细小，造影剂在肺内循环时间延迟。此两项检查对诊为原发性肺动脉高压的特异性不高，但可除外较大的肺动脉栓塞。

6. 肺活组织检查

肺活组织检查是鉴别不能解释的肺动脉高压病因（即对真正的原发性肺动脉高压、慢性反复肺血栓栓塞症及肺静脉闭塞性疾病进行鉴别）的唯一依据。主要病理改变的特点是：

1）原发性肺动脉高压呈典型致丛性肺动脉病变。

2）慢性反复肺血栓栓塞症的病理改变可见新、旧血栓，血栓机化、再通，内膜偏心性纤维化，肌型动脉中层肥厚较轻。

3）肺静脉闭塞性疾病的病理改变是肺静脉和肺小静脉内膜纤维化、血栓形成，致管腔狭窄或堵塞；肺动脉中层肥厚，内膜纤维化及血栓形成，常伴有肺间质充血、水肿、纤维化和含铁血黄素沉着。

肺活组织检查对上述 3 种疾病的鉴别虽有诊断意义，但在严重肺动脉高压时进行肺活组织检查有一定危险，所取标本也未必有代表性，因此限制了临床应用。

四、诊断和鉴别诊断

根据临床表现、实验室检查，包括右心导管检查，证实肺动脉压增高，且无引起肺动脉高压的其他心、肺疾病，即可考虑原发性肺动脉高压的诊断。但必须与肺静脉闭塞性疾病及慢性反复肺血栓栓塞症相鉴别。

五、急救

（一）一般治疗

吸氧以纠正低氧血症，缓解肺动脉痉挛，改善血流动力学肺动脉高压，对于伴有呼吸衰竭者甚为有益。

（二）降低肺动脉压药物

1. 血管扩张药

1）肼屈嗪可降低肺动脉阻力，降低肺动脉高压，又能增加 PaO_2，降低 $PaCO_2$。12.5～25 mg，3 次/天，口服，当出现耐药时，可予加大剂量。

2）硝酸甘油：对于肺动脉高压伴有高血压病和冠心病者比较适用，10 mg，加入 5% 葡萄糖液体 250 mL 内静脉滴注，必要时还可舌下含化。

3）硝普钠：该药治疗肺动脉高压作用强，但作用维持时间短，同时引起动脉血压下降者需要监测，不能作为经常性给药。50 mg 加入 5% 葡萄糖液 250～500 mL 或相同量的生理盐水内，以 20～500 μg/min 速度静脉滴注，因为可演变为氰化物，所以，应用时现配药。

2. 钙通道阻滞剂

该类药可缓解肺血管痉挛，松弛支气管平滑肌，降低肺动脉高压，常用药物有硝苯地平 10 mg，3 次/天，口服，或维拉帕米 40 mg，3 次/天，口服，或硫氮草酮 30 mg，2～3 次/天，口服。

3. α 受体阻断剂

α 受体阻断剂，可使血管扩张，血压下降，肺动脉阻力和肺动脉高压均可下降，同时解除支气管痉挛。常用药物有酚妥拉明 10 mg 加入 5% 葡萄糖液 250 mL 或相同剂量生理盐水内静脉滴注，或用哌唑嗪，开始剂量 0.5 mg，逐渐增为 1～2 mg，2～3 次/天，口服。

4. β 受体兴奋剂

这类药物可兴奋心肌，增加心搏出量，解除支气管痉挛，因此适用于支气管痉挛、喘息性病变而导致的肺动脉高压。常用药物：多巴酚丁胺 20～40 mg 加入 5% 葡萄糖液 250 mL 内静脉滴注，还有异丙肾上腺素、吡布特罗等。

5. 卡托普利

为血管紧张素转换酶抑制剂，可降低肺血管阻力，降低肺动脉压，增加心搏出量，常用量 25 mg，3 次/天，口服。

其他还有丹参、川芎嗪、氨茶碱和前列腺素等，均有不同程度降低肺动脉高压的作用，可予选择给药。

（三）抗凝治疗

组织学研究发现，原发性肺动脉高压患者，由于血管内皮损伤，多有弥散性微血栓形成；同时右心衰竭导致静脉淤血，由此产生深静脉血栓形成及肺梗死。因此，目前倾向于对所有原发性肺动脉高压患者采用抗凝治疗。一般用口服抗凝药物华法林。成人开始口服 5～10 mg/d，3 日后根据凝血酶原时间确定维持量。维持量每日 2.5～5 mg，使凝血酶原时间维持在正常对照值（12～14 秒）的 1.5～2 倍。当凝血酶原时间 >30 秒或出现出血时，即应停药。如有严重出血，可缓慢静脉注射维生素 K_1 20 mg，6 小时后，凝血酶原时间可恢复正常。

（四）心力衰竭的治疗

与其他原因引起的心力衰竭治疗基本相同。但心管扩张药剂量应小，有人认为洋地黄可使肺血管收缩和在肺心病患者中易发生中毒，主张不用或与钙拮抗剂合用，以消除后者的负性肌力作用。

（五）其他药物

目前试用于原发性肺动脉高压的药物有吲哚美辛、阿司匹林、双嘧达莫、肾上腺皮质激素、硫唑嘌呤及组胺受体拮抗剂等，但它们的疗效目前尚无明确结论。

（六）心肺移植

国外已有对原发性肺动脉高压实施肺或心脏移植的病例报告。但死亡率仍较高，有待积累经验。随着治疗技术的不断提高，心肺移植可望有较快的发展。

六、预后

原发性肺动脉高压的预后差。有报告指出五年存活率仅为21%。主要死因有右心衰竭，肺炎和猝死。出现症状至死亡大约3年。

（周艳艳　咸丰磊　方爱）

第四节　肺源性心脏病的护理

一、一般护理

1. 保持环境安静、空气新鲜，室温和湿度适当。心肺功能失代偿期，患者应绝对卧床休息。限制探视，减少不良环境刺激，保证充足的睡眠和休息。采取舒适体位，如半卧位或坐位等，减少机体耗氧量，以利于减轻呼吸困难和心脏负担。对肺性脑病患者要做好安全防护，可加床档，必要时约束四肢，设专人护理。

2. 观察患者有无颈静脉怒张、肝脏增大和骶尾部、下肢水肿，有无并发压疮，做好压疮的预防与护理，如在受压部位垫气圈或海绵垫，有条件者可用气垫床，抬高下肢，定时变换体位。

3. 限制钠盐摄入，给予高纤维素、易消化的清淡饮食，每天给予热量至少30 kcal＊/kg。防止便秘、腹胀而加重呼吸困难。少食多餐，以减少用餐时的疲劳。进食前后应漱口，保持口腔清洁，增进食欲。

4. 做好心理护理，减少情绪波动，帮助患者解除思想顾虑，调动患者的积极性，积极配合治疗。

二、病情观察与护理

1. 观察咳嗽、咳痰及体温变化。评估痰的性状、颜色、量，发现患者咳嗽、咳黄

＊　1 kcal＝4.186 kJ。

色或脓性黏痰，并伴有发热，应考虑继发感染，按医嘱给予止咳祛痰或超声雾化吸入和抗生素治疗，并留取痰液做痰培养。同时应注意保持呼吸道通畅，改善通气功能，对长期卧床不起或无力咳嗽及咳痰的患者，应鼓励患者尽量咳嗽，指导患者有效排痰的方法，辅助叩背，鼓励患者尽可能将痰液咳出，必要时可给予吸痰管吸痰。

2. 观察呕血和黑便。患者呕吐咖啡样内容物或大便呈柏油样，常为缺氧引起胃肠道黏膜水肿、糜烂，导致出血所致，也说明病情较严重。应禁食并报告医生，按医嘱经胃管注入去甲肾上腺素冰水或西咪替丁止血，待出血停止后，可服少量温流质食物，密切观察血压、脉搏的变化情况。

3. 患者兴奋、四肢麻木、肌肉痉挛、抽搐或神志淡漠、少言无力、反应迟钝等，可能是由于长期食欲减退、恶心、呕吐及长期限制钠盐或应用利尿剂等，引起血清中钾、钠、氯等电解质紊乱所致。发现上述情况应立即报告医生进行处理。

4. 监测患者血压、脉搏、呼吸、心率、心律、尿量及意识状态，记录24小时出入液量。观察有无尿量减少、下肢水肿、心悸、腹胀、腹痛等右心衰竭表现。做好心电监护，及时辨认出现的异常心律并估计其危险性，若发现心率过快或过慢，或心律不规则，脉搏不规整，应及时做心电图检查，以确定心律失常类型，同时报告医生进行相应处理。

5. 肺源性心脏病急性发作期常并发肺性脑病，应向患者和家属解释肺性脑病的原因、临床表现及预防措施。密切观察病情变化，注意患者体温、脉搏、呼吸、血压、心率、瞳孔、神志的变化，若发现患者表情淡漠、头痛、肌肉颤动、烦躁不安、嗜睡或昏迷等，常提示已发生肺性脑病，尤其是夜间最易发生，可给低流量（每分钟 1 ~ 2 L）持续吸氧、正压给氧或用呼吸机。肺性脑病并发急性呼吸衰竭者需应用呼吸兴奋剂，对伴有高血压、动脉硬化、冠心病或癫痫患者，呼吸兴奋剂应慎用。肺性脑病时忌用镇静剂，严禁用吗啡类制剂。肺性脑病兼有酸碱紊乱者，应定期取血查二氧化碳结合力、pH 值、$PaCO_2$、PaO_2 和电解质，以供治疗参考。肺源性心脏病心力衰竭时，对洋地黄制剂较敏感，易发生毒性反应，故剂量宜小，并严密观察毒性反应，发现异常及时通知医生。

三、并发症护理

肺源性心脏病有肺性脑病、酸碱失衡和电解质紊乱、心律失常、休克、消化道出血、弥散性血管内凝血六大并发症。其中肺性脑病是由呼吸衰竭致缺氧、二氧化碳潴留而引起精神障碍及神经系统症状的一种综合征，是肺源性心脏病死亡的主要原因。宜将患者安排在呼吸重症监护室，进行持续的心电监护，除监测生命体征外，还应注意观察血氧饱和度、心率、发绀等情况，需给予特级护理。其余并发症的护理可参阅有关疾病的护理。

四、健康教育

1. 帮助患者及家属认识肺源性心脏病的病因和发病机制，积极防治上呼吸道感染，积极治疗慢性支气管炎、支气管哮喘、支气管扩张等疾患，以防止肺组织的进一步损害。

2. 改善环境卫生，居室应安静、舒适，既保暖，又保持空气流通。注意个人卫生，减少各类诱发因素。

3. 注意休息，适当开展体育锻炼，如打太极拳、散步、做保健呼吸操等。适当进行耐寒锻炼，从夏季开始，可有意识地开始冷水洗手、洗脸、洗腿。

4. 酌情应用三联或五联菌苗、卡介苗、核酪、细胞转移因子、左旋咪唑、丙种球蛋白、胸腺素等，提高机体免疫力，防止肺源性心脏病发作。

5. 坚持医生、护士建议的合理化饮食，鼓励患者戒烟，消除呼吸道不良刺激。

6. 告知患者病情变化时，及时就诊。

（周艳艳　戚丰磊　方爱）

第八章 创 伤

第一节　颅脑损伤

颅脑损伤多见于交通、工矿等事故，自然灾害，爆炸、火器伤，坠落、跌倒以及各种锐器、钝器对头部的伤害；常与身体其他部位的损伤合并存在。颅脑损伤可分为头皮损伤、颅骨损伤与脑损伤，三者虽皆可单独发生，但需警惕其合并存在。其中，对预后起决定性作用的是脑损伤的程度及其处理效果。

一、病因

颅脑损伤多由暴力直接作用头部或通过躯体传递间接作用于头部引起。平时多为交通事故、高处坠落、挤压伤、刀刃伤、拳击伤等。战时多为火器伤或爆炸性武器引起的冲击波所致。

二、临床表现

1. 头皮损伤

1）头皮挫伤：损伤累及皮下组织。临床可见头皮肿胀、淤血。

2）头皮血肿：多为钝器直接损伤所致。可分为皮下血肿、帽状腱膜下血肿及骨膜下血肿3种，有时也可同时发生，混杂存在。

3）头皮裂伤：裂伤发生在外力作用部位。外力的形式不同，边缘亦异。锐性外力，创缘较整齐；钝性外力，创缘常有挫伤。裂伤的程度也不等。如帽状腱膜横向（与其纤维垂直）断裂，由于两端肌肉收缩，伤口便开大。由于头皮血管丰富，出血很多，严重时可引起休克。

4）头皮撕脱伤：头皮撕脱伤为头皮受到强烈的牵扯，如多因发辫卷入转动的机器中，使头皮由帽状腱膜下方部分或全部撕脱，伤者常因大量失血和创口疼痛发生休克。

2. 颅骨骨折

外伤后患者出现头皮局部肿胀，或有擦伤、挫伤等，有时头皮肿胀，头颅变形易误诊为凹陷骨折。

1）颅盖骨折：发生率较高，可分线形骨折和凹陷骨折。线形骨折伤处头皮可有压痛、肿胀或血肿。凹陷骨折在伤处可触及骨质凹陷，但局部有头皮血肿时，不易鉴别。

2）颅底骨折：分颅前窝、颅中窝和颅后窝骨折3种，以颅中窝骨折为最多见，颅前窝骨折次之，颅后窝骨折较少见。

3）鞍区骨折：损伤颈内动脉或海绵窦时，血液经蝶窦流入鼻咽腔，出现口鼻剧烈出血，甚至血流因流入气管发生窒息。

颅底骨折时，因硬脑膜损伤，血液可流入蛛网膜下隙，引起头痛、烦躁、恶心、呕吐等症状。检查颈部有抵抗感，凯尔尼格征阳性。并发脑和脑干损伤时，可有意识障碍等脑损伤症状，病情危重。

3. 脑震荡

脑震荡是指头部受外力打击后，由于脑干网状结构受损而立即发生的一时性广泛的脑功能障碍。伤后立即出现短暂的意识障碍，其时间由数秒钟到数分钟，一般不超过半小时。在意识障碍的同时，可有皮肤苍白、出汗、瞳孔或大或小、血压下降、心动徐缓、呼吸减慢、肌张力降低、各种生理反射迟钝或消失等"脑性休克"的表现，但很快随着意识的恢复而消失。醒后常有头痛、头昏、恶心、呕吐等症状。患者对受伤当时，乃至受伤前一段时间的情况不能回忆，称之为"逆行性遗忘"。通常在 1 周内逐渐好转。神经系统检查无阳性体征可见，脑脊液化验亦属正常。

4. 颅内血肿

1）硬脑膜外血肿：占颅脑损伤的 1% ~3%。多见于穹隆部线形骨折，更多见于颞部。常因颅骨骨折跨越脑膜中动脉骨沟，或当颅骨变形、硬脑膜与之突然分离时，使穿行在颅骨骨沟中的硬脑膜中动脉撕裂，形成急性硬脑膜外血肿。也可能是线形骨折处板障静脉破裂或颅骨变形时硬脑膜自颅骨内板剥离，硬脑膜表面小血管撕裂出血引起的过程缓慢的幕上硬膜外血肿。

2）硬脑膜下血肿：占颅脑损伤的 3%，常伴较重的脑挫伤，较少出现中间清醒期，所以临床上与硬脑膜外血肿有所不同。

3）脑内血肿：占颅脑损伤的 1% ~2%，是指脑实质内出血形成的血肿，多因对冲性脑挫裂伤引起，常与硬脑膜下血肿合并存在，好发于额叶及颞叶。少数可因颅骨凹陷性骨折刺破皮质，引起脑实质内出血，形成单发的脑内血肿。脑内血肿的临床表现与硬脑膜下血肿相似，并常同时存在，故术前不易做出确切诊断。手术探查时若颅内压甚高，而且未有硬脑膜外或硬脑膜下血肿发现，或清除血肿后颅内压仍不降低，而他处又无血肿发现，皆需考虑脑内血肿之可能。

4）颅后窝血肿：各型颅内血肿皆可发生于颅后窝，但其发生率远较幕上血肿低，颅内窝血肿可直接压迫延髓生命中枢，病情较为险恶。颅后窝血肿的诊断比较困难，凡枕部有直接受伤史，特别是有枕骨骨折者，若伤后出现进行性颅内压增高症状，一度出现小脑体征，或有进行性加重的延髓受压表现，皆应提高警惕，诊断可疑而情况许可者，宜做 CT 检查以明确之。

5）多发性血肿：可是同一部位不同类型（如颞部硬脑膜内、外血肿），不同部位同一类型（如两侧颞部硬脑膜外血肿）或不同部位不同类型（如左顶硬脑膜外血肿及右颞硬脑膜下血肿）。

5. 脑挫裂伤

伤后患者意识丧失时间大于 30 分钟，轻症者意识障碍多在 2 小时以上，可出现轻微的颅内压增高症状，肢体的肌张力、肌力、腱反射不对称，出现颅骨骨折和血性脑脊液等。脑挫伤严重者意识障碍持续 6~12 小时且程度较深，更有单瘫、偏瘫或失语等局灶症状。若意识障碍超过 12 小时，持续加深，颅内压增高和局灶症状也逐渐加重，患者常可死亡或成为植物人状态。如有脑干延髓损伤，伤后患者立即陷入昏迷状态，多数持续数天，数周或数月。中脑损害为瞳孔大小不等，对光反射消失，四肢肌张力增高，去大脑强直。脑桥损害可见双侧瞳孔常极度缩小，对光反射消失，眼球同向偏斜等。延髓损害突出表现为呼吸功能障碍，如呼吸不规律、潮式呼吸或呼吸迅速停止。头颅 CT 检查可确诊。

6. 开放性颅脑损伤

引起开放性颅脑损伤的原因，在平时多为撞击或锐物刺入，战争时则多由火器伤所致。火器伤可分为非贯通伤、贯通伤和切线伤等类型。颅脑内脑组织创道中，常有异物存留，如碎骨片、金属片、泥土、砂石等。切线伤是指投射物沿切线方向在颅外冲击头部，造成头皮破裂和颅骨的沟槽状损伤，多引起邻近脑组织的挫裂伤。

三、实验室及其他检查

1. 头颅 X 线平片

可发现骨折线长短、走行、骨折凹陷深度，是颅脑损伤最基本的检查方法。硬脑膜外血肿患者颅骨平片常可发现骨折线跨越硬脑膜血管沟。

2. 头颅 CT 检查

CT 可显示颅骨骨折、脑挫裂伤及颅内血肿等，是目前脑损伤最理想的检查方法。

3. 颅骨钻孔检查

既是一种检查方法，又是一种治疗措施。尤其适用于无其他检查设备，又怀疑颅内血肿引起脑疝的患者。钻孔部位应考虑到头部着力部位、受伤机制、临床表现及血肿好发部位等。

四、急救

（一）头皮挫伤

通常不需要特殊处理。若有皮肤擦伤，可剪去头发，用甲紫溶液涂布。

（二）头皮裂伤

应争取在伤后 72 小时内清创缝合。

（三）头皮撕脱伤

1. 部分头皮撕脱

蒂部保留供应动脉者，彻底清创后，将皮瓣复位缝合。

2. 头皮完全性撕脱

①头皮污染不重，在伤后 12 小时以内，头皮动静脉条件良好者，可采取显微外科手术进行头皮动脉吻合，再将头皮再植。如血管不能吻合，将头皮制成中厚皮片后再植。②头皮完全性撕脱，头皮污染严重，时间过久无法利用时，如创面清洁可取大腿中厚皮片移植。有颅骨暴露时，可将颅骨外板多处钻孔或锉除，待长出健康肉芽后，再由身体其他部位取皮移植。无论头皮复位缝合或再植，均需行多孔引流，适当加压包扎。

（四）头皮血肿

通常在伤后 1～2 周自行吸收。若 5 日以上血肿无吸收迹象，可行穿刺吸除积血。

（五）颅骨骨折

1. 颅骨单纯线形骨折

一般不需特殊治疗，但需注意，这种骨折可因损及脑膜中动脉或颅内静脉窦，而继发颅内硬脑膜外血肿等。

2. 颅骨凹陷骨折

下陷大于 1 cm，可造成脑受压或下陷的内板形成骨折片，造成硬膜或脑损伤；小儿凹陷骨折，有导致脑损伤的可能；位于重要功能区或引起功能障碍等。上述均为手术治疗指征，尤其伴有颅内组织损伤、出血或粉碎骨折者应行紧急手术处理。对在矢状窦弯处凹陷骨折，无症状者不必处理，否则应在充分准备大量输血的条件下慎重处理。

3. 颅底骨折

骨折本身绝大多数无须治疗，重要的是治疗脑损伤和其他并发损伤，严防感染，应使用破伤风抗毒素。

（六）脑震荡

应卧床休息 7～10 天，伤后 24～48 小时，定时测量脉搏、呼吸、血压、体温，并注意观察意识、瞳孔、肢体活动等神经系统体征的变化，以及时发现颅内继发性病变。头痛、头晕、情绪紧张者，给予镇静、止痛剂，如安定、止痛片等，但需谨慎用药，以免掩盖病情。

（七）颅内血肿

1. 硬脑膜外血肿的治疗

本病一旦确诊应立即手术探查，有的急性血肿患者就诊时已有脑疝形成，为争取时间，可不做辅助检查而根据临床表现直接手术探查，部分呼吸已经停止的患者在人工辅助呼吸下尽快手术可得救，故不应轻率放弃手术治疗的机会。

2. 硬脑膜下血肿的治疗

硬脑膜下血肿治疗与硬脑膜外血肿相同。

3. 脑内血肿的治疗

同急性硬脑膜外血肿，以开颅清除血肿为原则，手术不发生危险者，也常残留某些后遗症。

4. 颅后窝血肿的治疗

尽早做颅后窝钻孔探查，清除血肿。若血肿大，病情重，或延误手术，常常导致死亡。

5. 多发性颅内血肿的治疗

手术清除多处血肿，并行减压术。术后综合治疗同脑挫裂伤。

（八）脑挫裂伤

1. 急救

严密观察生命体征、意识、瞳孔的变化。休克患者，在积极进行抗休克治疗的同时，应详细检查有无胸腹脏器损伤和内出血，避免延误合并伤的治疗。对昏迷患者，应及时清除呼吸道内分泌物，保持呼吸道通畅。对呼吸困难者，行气管插管、人工辅助呼吸，对呼吸道分泌物多，影响气体交换或估计昏迷久者，应早期行气管切开术。伤后数日内禁食或给予低盐易消化的半流质，静脉输液量成人每日应限制在 1 500 mL 左右。昏迷过久者应予鼻饲，但脑脊液鼻漏者禁用。躁动不安时，可用安定或水合氯醛等药物控制，但禁用吗啡类药物，以免掩盖病情和抑制呼吸。

2. 防治脑水肿

防治脑水肿是治疗脑挫裂伤极为重要的环节。

3. 给脑细胞活化剂及促醒药物。

4. 冬眠低温疗法

对严重脑挫裂伤、脑干损伤患者，可用冬眠低温疗法，将体温保持在 33～35 ℃，以减低脑组织代谢和氧耗量，并可减少脑体积，降低颅内压。

5. 防治感染

预防性使用抗生素，主要防治肺部感染。

6. 治疗各种并发症

如上消化道出血、肺水肿、肺炎、心动过缓、癫痫或抽搐。

7. 手术治疗

头颅 CT 检查发现脑挫裂伤、脑水肿、颅内血肿增大，应尽早开颅手术，清除血肿，去骨瓣减压，脑室分流脑脊液等，以挽救患者生命。

（九）脑干损伤

1. 急性期治疗

主要措施有：①早期施行冬眠低温治疗；②保持呼吸道通畅，应早期行气管切开；③控制脑水肿，应用脱水剂、地塞米松等；④应用改善脑组织代谢的药物；⑤积极防治各种并发症，如肺部感染、尿路感染、压疮等。

2. 恢复期治疗

在患者恢复意识后，重点在于促进脑干功能恢复、苏醒，增加营养，加强语言和肢体功能的训练，做好康复工作，防治各类并发症。

五、护理要点

（一）一般护理

1. 休克或术后麻醉未清醒者应取平卧位。重症颅脑损伤如无休克，应取头高卧位，将床头抬高15°～30°，以利于静脉回流，减轻脑水肿。昏迷患者以侧卧位或侧俯卧位较好，防止误吸口腔及鼻腔分泌物引起窒息。经常予以翻身叩背，保持患者口腔清洁。

2. 患者意识清楚后，可进食，但应限制饮水量及食盐量，预防脑水肿，每日总入量为 1 000～1 500 mL，保持尿量在 500～800 mL 即可。对呕吐频繁或昏迷者应禁食，由静脉输液维持营养和水、电解质平衡，总量不超过 2 000 mL 并尽量不给盐水，且滴入速度要慢而均匀，每分钟为 15～30 滴，以防脑水肿加重。对昏迷时间较长者可用鼻饲。每次鼻饲食物前，应先抽出胃内残存的食物，同时还可以观察胃管是否脱出，胃内是否出血。此外，留置胃管后就应重视患者的营养，因为长期昏迷患者，如再有躁动和抽搐，机体消耗很大，可给予糖、牛奶、蛋汤、肉汤、麦乳精、果汁和部分营养药物。注入食物时，其温度不可过高、过低。

3. 重型颅脑损伤患者咳嗽及吞咽反射均减弱或消失，口腔及呼吸道的分泌物量易沉积于肺而引起肺炎，应及时清除口腔和呼吸道分泌物并适当预防性用药。有呼吸困难时，应给氧气吸入，氧流量为每分钟 1～2 L，以改善脑组织氧的供给。对深昏迷或昏迷时间长、呼吸道不畅以及痰液难以吸出的患者要适时做气管切开，并做好气管切开后的术后护理。

4. 高热可使脑损害加重，危及患者生命，护理中要给予足够的重视。中枢性高热为丘脑下部体温中枢受累所致，体温可在 39～40 ℃，主要靠冬眠药物加物理降温，同时给予肾上腺皮质激素治疗。对于感染性发热，可用抗生素治疗，辅以物理降温。对于烦躁患者可加床档，防止坠床。

5. 重型颅脑损伤患者在输液时，速度不宜过快，滴速控制在每分钟 40～60 滴，输液过快易引起肺水肿。高渗脱水剂要快速滴入，20% 甘露醇 250 mL 要求在半小时内输完。治疗中要记录 24 小时出入量。

6. 对长期卧床的患者都要加强皮肤护理，防止压疮的发生，如定时翻身、按摩受压部位、骨隆突部位加软垫、经常更换床单、护理好大小便等。

7. 有尿失禁或尿潴留者可导尿，并留置尿管。

8. 眼睑不能闭合者，应涂眼膏保持角膜湿润。颅底骨折有脑脊液鼻漏、耳漏者，应保持耳道和鼻孔清洁，禁忌填塞、冲洗或滴入药液。口腔护理是针对患者不能进食，细菌易在口腔繁殖的特点，每日可用 1% 硼酸盐水擦拭，如出现真菌性口腔炎，可配制苏打克霉唑混悬液（克霉唑 3 g 加 5% 苏打 100 mL）擦拭口腔。

9. 帮助患者树立战胜疾病的信心，使之积极配合治疗。

（二）病情观察与护理

1. 观察意识、瞳孔、血压、脉搏、肢体活动、各种反射

每 5～10 分钟观察一次，并做好记录。根据病史，临床表现，结合辅助检查，对病情做出初步判断，使之心中有数，以便进行及时、有效的抢救。诊断不明确者更应严密观察病情变化，以利及早明确诊断。

2. 准确记录出入量

颅脑损伤患者常有呕吐、高热、强直抽搐等，容易引起代谢紊乱，加上早期限制水、钠的摄入，脱水利尿剂的利用，患者常有不同程度的脱水，所以要准确记录出入量，及时补充电解质。

3. 其他情况观察

观察有无呕吐、呕吐物性质等。颅内高压引起的呕吐与进食无关，呈喷射状。脑脊液漏是颅底骨折的典型临床表现。重型颅脑损伤患者胃内容物或呕吐物呈咖啡样，或患者出现黑便，提示应激性溃疡。重型颅脑损伤患者出现血尿，应考虑并发泌尿系统损伤或甘露醇、磺胺嘧啶、苯妥英钠等药物损害肾脏所致。若颅脑损伤患者出现血性痰，应考虑肺损害。若颅内血肿清除术后头部引流袋内出现大量新鲜血，应考虑手术区域再出血。

4. 对已发生脑疝患者，应立即抢救。

（三）症状护理

1. 休克

开放性颅脑损伤可因失血而出现休克。应首先处理伤口，有效止血，即刻输血，补充血容量。闭合性颅脑损伤合并休克时，很可能有胸腹内脏损伤或严重骨折。护理人员在观察中切勿忽略复合伤的临床表现。

2. 中枢性高热

严重颅脑损伤时损害了丘脑下部体温调节中枢，使散热作用失灵，出现持续高热即中枢性高热。表现为体温突然升为 39～40 ℃，又突然降为 35 ℃以下。脑干损伤时也可出现中枢性高热。对烦躁不安、高热患者要行低温疗法。

3. 头痛与呕吐

颅内压增高时，刺激、牵拉颅内敏感结构（如脑膜、血管、神经等）而致头痛，刺激呕吐中枢、前庭系统而出现恶心、呕吐。可根据医嘱给予镇痛药，行降颅压治疗。临床上常用 20% 甘露醇 250～500 mL，以每分钟 12.5 mL 的滴速静脉滴入，使颅内压降低，症状缓解。

4. 躁动不安

烦躁患者要有专人护理。加用床档，以防坠床。排除引起烦躁的有关因素，如尿潴留、疼痛、卧位不适等。不可以盲目地应用镇静剂，以免抑制呼吸中枢，或抑制大脑皮质而影响病情观察。

5. 消化道出血

重型颅脑损伤，尤其是丘脑下部损伤，易出现神经源性胃肠道出血。应及时用止血药，输入新鲜血液，补充血容量。

6. 呃逆

重型颅脑损伤或较大颅脑手术后，常因病变累及脑干，出现呃逆，影响患者的呼吸、饮食、体力，严重者可引起胃出血。

7. 脑脊液外漏的护理

1）保持正确的体位：减少脑脊液流出，使漏口早日愈合。清醒患者可取半卧位，保持头部抬高，促进硬脑膜漏口的粘连而封闭漏口，一般头高位应维持到脑脊液漏出停止后 3～5 日，以免复发。意识不清或不配合者应给床头抬高 30°，患侧卧位，防止漏液流入呼吸道而造成误吸，禁止向健侧卧位，以免漏出液流入颅内引起感染。

2）保持局部清洁：注意无菌操作，防止颅内感染，枕头上铺无菌巾。及时清除鼻前庭及外耳道内的血迹、结痂物及污垢，用盐水棉球擦洗，用酒精棉球消毒局部，每日 1～2 次。用无菌干棉球置耳、鼻孔处，以吸附脑脊液，棉球饱和时要及时更换，棉球切勿严堵深塞，防止脑脊液流出不畅，发生逆流。

3）禁做腰椎穿刺：凡脑脊液外漏的患者，一般不做腰椎穿刺，以免引起颅内逆行性感染和颅内积气。

4）病情观察：脑脊液外漏可推迟颅内压增高症状的出现，故应严密观察病情变化，及时发现脑挫裂伤、颅内血肿，以免延误抢救时机。

8. 脑室引流的护理

侧脑室引流可以清除血性脑脊液，减轻头痛和脑膜刺激征，能及时了解颅内压情况，可免去多次腰椎穿刺取液，可代替或减少脱水剂的应用。患者术后接无菌引流瓶悬挂床头，高度为 10 ~ 15 cm。过高引流不畅，达不到治疗目的，放置过低，大量脑脊液流出，使幕上压力突然下降，幕下压力相对高，使小脑中央叶被挤于小脑幕孔上，形成幕孔上疝，危及生命。一般引流 3 ~ 7 天，停止引流前先夹闭引流管 24 小时，观察患者有无头痛、呕吐等。如无头痛，可在无菌条件下拔管，拔管后穿刺道要 "U" 字缝合结扎，以防脑脊液漏。

（四）健康教育

1. 轻型脑损伤患者应尽早自理生活。对恢复过程中出现的头痛、耳鸣、记忆力减退应给予患者适当的解释和宽慰，使其树立信心。

2. 外伤性癫痫患者定期服用抗癫痫药物，症状完全控制后，坚持服药 1 ~ 2 年，逐步减量后才能停药；不可突然中断服药。不能单独外出、登高、游泳等，以防意外。

3. 脑损伤后遗留的语言、运动或智力障碍在伤后 1 ~ 2 年有部分恢复的可能，应提高患者自信心；协助患者制定康复计划，进行功能训练，如语言、记忆力等方面的训练，以提高生活自理能力以及社会适应能力。

（戚丰磊 方爱 陈文渊）

第二节 胸部损伤

胸部损伤无论在平时或战时都比较常见。在战伤中胸部损伤仅次于四肢和头部外伤，居第三位。但在医院中，胸部损伤患者只占 8% 左右，原因是胸部损伤后的严重病理生理改变使许多患者未送抵医院即已死亡。

绝大多数胸外伤患者经包扎、固定、胸部穿刺排气排血或闭式引流等简单处理后可以治愈。但仍有 15% 左右的患者需要开胸探查，处理好这部分患者是降低胸外伤死亡率的关键。

一、分类和病理生理

胸部损伤的发生率和危害程度在创伤中均占有重要的地位。胸部是身体暴露较大的部分，其损伤发生率约占全身损伤的 1/4。而且常伴有复合性损伤。胸腔是心脏、肺等重要脏器的所在部位，一旦遭受外力极易造成伤害，严重的创伤会导致急性呼吸和循环衰竭而危及生命。

胸部损伤一般根据胸膜腔是否经穿破壁层胸膜的创口与外界沟通，分为闭合性损伤和开放性损伤两大类。闭合性损伤多是由于暴力挤压、冲撞或钝器打击胸部引起的钝性伤。损伤轻者只有胸壁软组织挫伤或单纯肋骨骨折；损伤重者伴有胸腔内器官或血管损伤。开放性损伤平时以各种锐器伤为主，战时以火器伤居多。损伤穿透胸腔及腹腔，伤及腔内组织、器官时，伤情多较严重。闭合性或开放性损伤发生膈肌破裂，并造成胸腔和腹腔脏器同时损伤的，称为胸腹联合伤。

二、护理评估

详细询问患者受伤的时间、地点、致伤方式、处理经过。但紧急情况下需立即进行救命性措施，如开放气道、控制大出血、解除心脏压塞和张力性气胸等，再向患者或护送者询问病史，尽可能得到有助于诊断的信息。

三、临床表现

（一）症状

1. 胸痛

胸部损伤的主要症状是胸痛，常位于受损处，伴有压痛，呼吸时加剧。

2. 呼吸困难

胸部损伤后，疼痛可使胸廓活动受限，呼吸浅快。血液或分泌物堵塞气管、支气管；肺挫伤导致肺水肿、出血或淤血；气胸、血胸致肺膨胀不全等均致呼吸困难。多根多处肋骨骨折使胸壁软化引起胸廓反常呼吸运动，更加重呼吸困难。

3. 咯血

大支气管损伤者，咯血量较多，且出现较早。小支气管或肺泡破裂，出现肺水肿及毛细血管出血者，多咳出泡沫样血痰。

4. 休克

胸膜腔内大出血将引起血容量急剧下降；大量积气特别是张力性气胸，除影响肺功能外尚可阻碍静脉血液回流；心包腔内出血引起心脏压塞；疼痛及继发感染等，均可致患者陷入休克状态。

（二）体征

局部体征因损伤性质和轻重而有所不同，可有胸壁挫裂伤、胸廓畸形、反常呼吸运动、皮下气肿、局部压痛、骨摩擦音、伤口出血和气管、心脏移位征象。胸部叩诊积气呈鼓音、积血呈浊音。听诊呼吸音减低或消失。

四、实验室及其他检查

1. X 线检查

如患者伤情许可，应行胸部 X 线检查协助诊断。

2. 胸腔穿刺

胸腔穿刺是诊断胸部损伤的简易手段，疑有血、气胸，胸腔积液，脓胸等均应做胸腔穿刺术，并收集穿刺液标本做检查和药敏试验。

此外，在对胸部损伤紧急处理后，还应对其他部位作详细检查，注意颅脑、腹部、脊椎等的合并伤。

五、急救

(一) 保持呼吸道通畅

及时清除口咽部异物，吸净气管、支气管中的血液和分泌物，防止窒息，必要时作气管插管或气管切开术。心搏骤停者立即行心肺复苏术。如合并多发肋骨骨折、胸骨骨折，可开胸行心肺复苏术。

(二) 补充血容量，纠正休克

对有失血性休克表现的患者，迅速建立两条以上静脉通道，快速输液以纠正休克。

(三) 气胸、血胸的处理

开放性气胸先将伤口闭合，再按闭合性气胸处理。

闭合性气胸的治疗决定于空气的量、肺萎缩的程度、呼吸症状的严重性及有无合并伤等。如积气少，症状不明显，气胸引起25%以下肺萎缩者，一般可等待空气自行吸收，除使患者卧床休息并继续观察外，不需要特殊治疗，气体逐渐吸收，萎陷肺随之而复张，胸膜腔内的压力亦逐渐恢复正常。中量和大量闭合性气胸则应特别注意，随时注意有无张力性气胸的发生，特别是老年人尤应注意。至于这类患者是否采用胸腔穿刺治疗或行胸腔闭式引流，意见不一。

开放性气胸病情危重需要急救处理，首先用无菌凡士林纱布加棉垫封盖伤口，变开放性气胸为闭合性气胸，然后按闭合性气胸依次处理：胸腔穿刺或放置闭式引流，同时给予吸氧、补液、输血、纠正休克。待患者一般情况平稳后再进行彻底清创缝合，必要时可行胸内探查。鼓励或协助患者咳痰。应用抗生素，预防感染。

张力性气胸是可迅速致死的危急重症。入院前或院内急救需迅速使用粗针头穿刺胸膜腔减压，并外接单向活瓣装置；在紧急时可在针柄部外接剪有小口的柔软塑料袋、气球等，使胸腔内高压气体易于排出，而外界空气不能进入胸腔。进一步处理应安置闭式胸腔引流，使用抗生素预防感染。闭式引流装置与外界相通的排气孔外接可适当调节恒定负压的吸引装置，以利于加快气体排除，促使肺膨胀。待漏气停止24小时后，X线检查证实肺已膨胀，方可拔除引流管。持续漏气而肺难以膨胀时需考虑开胸探查手术。

单纯血胸和血气胸，量少者不必特殊处理，可让其自行吸收。大量血胸应尽快放置胸腔引流管作水封瓶引流，不仅可排净血、气，改善呼吸功能，防止并发症（纤维胸及脓胸），而且还可动态观察是否为进行性血胸及掌握单位时间出血量。如开始引流出1 000～1 500 mL或随后每小时引流量为200～300 mL，均应认为系进行性血胸，是手术开胸探查的指征，且术后仍需放置引流管。如患者伴有休克，应先治疗休克，进行补液、输血、给氧。已形成凝固性血胸的患者，全身情况允许时，应尽早手术清除血凝块，并去除肺表面的纤维组织。术后可对胸腔引流管进行负压吸引，促进肺复张。对机化性血胸宜在伤后4～6周行纤维膜剥脱术。血胸并发感染者按脓胸处理。

(四) 肺挫伤的处理

肺挫伤引起的肺出血和水肿有自限性，轻度的单纯性肺挫伤无须特殊治疗，止痛、抗炎、鼓励排痰即可康复。伴有明显呼吸困难的较重肺挫伤，应清除呼吸道分泌物以保持呼吸道通畅，使用抗生素防治感染，吸氧，必要时给予机械通气，应用利尿剂和肾上腺皮质激素有利于肺水肿的消退。肺挫伤治疗基本同血胸和气胸。肺内血肿经非手术治疗多能在 2 周至 3 个月吸收消退。肺内气囊肿也多可经非手术治愈，若继发感染、反复咯血及排脓痰者应予以手术切除。

（五）创伤性窒息的处理

窒息者现场即时进行心肺复苏。呼吸困难者给予吸氧，必要时行机械辅助呼吸。有脑水肿表现者进行利尿、脱水治疗。皮下淤斑及出血点无须特殊处理，多在 1～2 周自行消退。其他治疗包括卧床休息、镇静、止痛和抗生素应用等。

（六）心脏穿通伤的处理

1. 抗休克

1）吸氧：立即大量给氧，保持呼吸道通畅，必要时行气管内插管，加压供氧。

2）补充血容量：迅速输血、补液，建立两条以上静脉通道。最好行中心静脉插管，既可快速补液，又可监测中心静脉压变化。要适量补给 5% 碳酸氢钠，并进行抗休克治疗。

2. 心包穿刺

心脏压塞症状明显者，应做心包穿刺和积极准备手术探查。穿刺时患者取半卧位。局麻下用 18 号针头由剑突下和左肋弓交接角向后上方慢慢刺入，边穿刺边抽吸。针头进入心包腔内即有血液抽出，即使排出少量血液，患者情况亦可立即好转，对心包穿刺后症状未见改善者，近年来多倾向手术治疗，紧急开胸，缝合心脏裂口。

3. 开胸探查

手术清除心包内血液及血凝块，缝合心脏伤口，是最根本的治疗手段。这样可彻底止血，解除对心脏的压迫，并防止日后形成缩窄性心包炎及其他并发症。

4. 心包切除术

度过危险期，日后因心包内血液机化形成缩窄性心包炎的患者，应充分进行术前准备，行心包切除术。

5. 抗感染

给予足量抗生素防治感染。

在闭合性外伤致死患者中，最易被忽略的就是心脏损伤，如在车祸死亡患者中，15%～75% 伴有心脏损伤。故所有胸部闭合伤均应考虑有心脏损伤的可能。闭合性心脏损伤可发展为室壁瘤，室壁瘤明确诊断后应及时手术，以免发生致命的延迟破裂。

穿透性心脏损伤患者在送至医院前有 50%～85% 已死亡。如能幸存到达医院，积极有效的治疗可使刀刺伤患者存活率为 80%～90%，但枪弹伤患者的存活率只有 20% 左右。

（七）胸腹联合伤的治疗

原则是先处理威胁患者生命的损伤。如胸腔内大血管或心脏损伤时，应先做开胸探查止血，再切开膈肌探查腹腔。但大部分胸部损伤不需手术治疗，可放置胸腔闭式引流管引流胸腔积血、积气，改善呼吸和循环功能后，行剖腹探查，重点处理腹腔内脏器损伤。胸、腹部损伤均严重时，则需同时手术。有些较轻的胸腹联合伤也可采用非手术治疗。

六、护理要点

（一）一般护理

1. 根据病情，放置于复苏室或抢救室。

2. 患者取半卧位，保持呼吸道通畅，及时清除呼吸道分泌物或异物。

3. 做好心理护理，安慰患者，使其消除紧张情绪，配合治疗。

4. 对有开放性创伤的患者，应配合医生及时处理伤口，注意无菌操作。对伤口污染或组织破坏较重的患者，可应用抗生素预防和控制感染，并肌内注射破伤风抗毒素1 500 U；血胸的患者如胸膜腔穿刺抽出血性混浊液或穿刺液细菌培养为阳性，应按急性脓胸处理。

5. 如伤后患者不能进食，应给予全胃肠外营养疗法。病情允许能进饮食后，可选用清淡、易消化吸收的食物或要素饮食。

6. 根据医嘱应用镇痛、镇静药物，以尽量减轻患者的痛苦，使其能够得到安静休息和恢复生活起居。

7. 严重的损伤或有明显缺氧现象时，应给予氧气吸入。一般用鼻导管给氧，氧流量3~5 L/min，直至缺氧现象改善，生命体征平稳一段时间后方可停用。

（二）病情观察与护理

密切观察病情变化，做好相应的护理，胸部创伤的严重程度不仅在于伤口的大小，更重要的是在于脏器损伤的严重程度。胸部创伤病情多变，所以密切观察伤情变化对于每一个胸部损伤的患者均十分重要。

1. 对生命体征的观察

观察血压、呼吸、脉搏，一般每15~30分钟测一次，病情平稳后改为1~2小时测一次，次日酌情改为4小时一次。

2. 对休克的观察

胸部损伤严重的患者，常由于急性大失血，剧烈的疼痛以及因胸膜和肺损伤，导致呼吸、循环功能障碍而发生休克。当发现患者烦躁不安，面色苍白，出冷汗，脉快、细弱，脉压小，尿量减少，中心静脉压降低，并有不同程度的呼吸困难则可考虑为休克。应迅速建立静脉通路，补充血容量，给氧，应备好气管切开包、胸穿包，做好术前准备。

3. 对反常呼吸的观察

此种呼吸多发生于多根、多处肋骨骨折造成胸壁软化者。吸气时局部隆起，使患侧肺不能扩张，纵隔随呼吸摆动，若不及时发现，及早处理，可因此导致心肺功能衰竭甚至死亡。发现此种情况除给氧外应局部放置1~1.5 kg沙袋压迫或以厚敷料加压包扎，必要时可做牵引或手术固定。

4. 对张力性气胸的观察

当患者出现呼吸极度困难，发绀，出汗，休克等症状，伤侧胸部向外鼓出，叩诊高度鼓音，听诊呼吸音消失，伴有局部性或广泛性皮下气肿或纵隔气肿时，应考虑为张力性气胸，应立即在患者锁骨中线第二肋间处插针排气，做好闭式引流准备，并协助医生进行抢救。

5. 对咯血的观察

胸部损伤患者常因支气管和肺受损而引起咯血，要注意观察咯血的量及性质。痰中带血丝为轻度肺、支气管损伤，安静休息数日后可自愈。咯血或咳大量泡沫样血痰，常提示肺、支气管严重损伤，对这样的患者首先要稳定情绪，鼓励咳出支气管内积血，以减少肺不张的发生。大量咯血时，行体位引流以防止窒息，并做好开胸探查的准备。

6. 对伤口和切口的观察

对清创前的伤口，除了观察有无渗血和漏气外，还需要观察伤道，了解伤道的路径和可能伤及的器官。例如，对心肌前区的细小伤口也需想到可能伤及心脏。要注意观察有无心脏压塞症状及体征（如血压低，脉压小，颈静脉怒张，心音遥远，静脉压升高，心浊音界扩大等）。

7. 对皮下气肿的观察

皮下气肿在胸部损伤患者中较为多见，气体进入组织间隙中，逐渐向皮下蔓延，局部可有肿胀，压之有捻发音。一般单纯性皮下气肿首先出现于胸部外伤处，而后向四周扩散，患者仅有局部不适和压痛，无其他影响，要向患者解释，免除顾虑，如能除去病因往往不需特殊治疗，一周内气体可自行吸收。如观察不细致，处理不及时，胸腹腔或纵隔的气体压迫血管，尤其是压迫肺静脉时，可引起患者肺水肿及循环障碍，甚至危及生命。

8. 对合并损伤的观察

胸部损伤的患者，多数经纠正呼吸循环障碍后，病情能较快地控制、好转。如经处理后病情仍未好转，又不能用胸部损伤解释者，要注意多发伤的存在。除严密观察生命体征外，应注意观察发现有无合并颅脑、腹、脊柱、四肢等部位的损伤。

（三）症状护理

1. 协助患者咳嗽排痰

手术后清醒的患者，应鼓励其咳嗽，做深呼吸，定时翻身拍背，协助排痰，并注意记录痰的颜色、性质、量。辅助患者咳痰是胸部损伤的重要常规护理工作，对保持呼吸道通畅，促进肺膨胀，减少并发症有重要作用。如血压稳定，咳嗽时患者宜采用坐位或半坐卧位，护士位于患者背后，用两手分别扶住手术切口前后部位，伸开手掌紧贴于切口上，略加压力，嘱患者咳嗽，这种能减轻咳嗽时伤口振动所引起的疼痛，从而使患者有效地咳出痰液。此外，饮些温开水也有助于咳嗽。术后 24 小时内，一般宜每隔 1~2 小时辅助患者咳嗽一次，以后 2~4 小时咳嗽一次，直至双肺呼吸音清晰为止。

2. 注意保持口腔清洁

患者未清醒前，可用棉签协助清洗口腔，清醒后可给予温水含漱。

3. 根据伤情，鼓励患者早期活动

患者意识完全清醒，生命体征平稳，可先做上肢被动活动，以后随着病情的好转逐渐地增加活动量及上、下肢和主动活动。一般情况下，患者拔除胸腔引流管后即可下床活动。全肺切除或心脏手术的患者，应根据情况延长卧床时间。

（四）胸腔闭式引流的护理

胸腔闭式引流又称水封闭式引流。胸腔内插入引流管，管的下方置于引流瓶水中，利用水的作用，维持引流单一方向，避免逆流，以重建胸膜腔负压。胸腔闭式引流的目的：排除胸腔内液体、气体，恢复和保持胸膜腔负压，维持纵隔的正常位置，促使术侧肺迅速膨胀，防止感染。故对胸腔闭式引流的护理是否完善对于患者的病变是至关重要的。

1. 严格无菌操作，防止感染

①胸腔引流装置在术前应准备好，并严格执行灭菌措施；②引流瓶及乳胶管应每日更换一次，严格无菌技术，接头处要消毒，瓶内装无菌盐水；③引流口处敷料应 1～2 天更换一次，如有脱落、污染或分泌物渗湿，则应及时更换；④始终保持引流瓶低于床沿，尤其在搬动患者时，更应注意引流瓶的高度绝不允许高于引流管的胸腔出口平面。

2. 保持引流通畅

①检查引流管是否通畅：如观察到玻璃管内水柱随呼吸而升降，或水封瓶内不断有液体滴出，均说明引流管是通畅的。②患者取半卧位，水封瓶放置于较低的位置。引流管的内径及长度要适宜，上段固定在床沿，下段应保持垂直，勿使引流管扭曲或受挤压。③鼓励患者多变动体位及坐起咳嗽，做深呼吸运动，以利于胸膜腔内积液排出，促进肺膨胀。④定时挤压引流管：可每隔 1～2 小时，在引流管近胸端用手反复挤压（从上往下挤）以防引流管阻塞。

3. 注意观察引流瓶中引流物的量与性质

观察引流液量、性状。如出血已停止，引出胸液多呈暗红色；创伤后引流液较多，引流液呈鲜红色，伴有血凝块；触摸引流管温度高，考虑胸腔内有进行性出血，应当立即通知医生，并准备开胸手术。

4. 胸腔引流管的拔除及注意事项

24 小时引流液小于 50 mL，脓液小于 10 mL，无气体溢出，患者无呼吸困难，听诊呼吸音恢复，X 线检查肺膨胀良好，可去除胸管。拔管方法：安排患者坐在床缘或躺向健侧，嘱患者深吸一口气后屏气拔管，迅速用凡士林纱布覆盖胸部引流口，再盖上纱布、胶布固定。对于引流管放置时间长、放置粗引流管者，拔管前留置缝合线，去管后结扎封闭引流管口。拔管后最初几小时观察患者有无胸闷、呼吸困难，引流管口处有无渗液、漏气，管口周围有无皮下气肿等，并给予处理。

（五）健康教育

1. 胸部损伤患者常需要做胸膜穿刺、胸腔闭式引流，操作前向患者或家属说明治疗的目的、意义，以取得配合。

2. 向患者说明深呼吸、有效咳嗽的意义，鼓励患者在胸痛的情况下积极配合治疗。

3. 告知患者肋骨骨折愈合后，损伤恢复期间胸部仍有轻微疼痛，活动不适时疼痛可能会加重，但不影响患侧肩关节锻炼及活动。

4. 胸部损伤后出现肺容积显著减少或严重肺纤维化的患者，活动后可能出现气短症状，应嘱患者戒烟并减少或避免刺激物的吸入。

5. 心肺损伤严重者定期来院复诊。

（邱凤杰　陈文渊　颜靓靓）

第三节　腹部损伤

腹部占据体表面积最大，含脏器最多，腹部损伤较为常见。据统计，平时腹部损伤患者约占创伤手术患者的1/5。腹部损伤，伤情复杂，腹腔污染严重，尤其是高速车辆事故、高空坠落、高速弹丸等导致的腹部多发伤者，诊治困难。因此，腹部损伤至今仍是威胁患者生命的重要原因。

一、病因和分类

腹部损伤可分为闭合性损伤及开放性损伤，在平时多为闭合性损伤，在战时多为开放性损伤。损伤的严重程度一般与外界的暴力大小有关，但亦与腹腔内脏器解剖特点有关。

闭合性损伤的暴力为直接冲击、突然减速、旋力与剪力。直接冲击可造成明显损伤，其严重程度与暴力大小、冲击过程及接触范围密切相关。突然减速多为车祸及高空坠落，身体已停止运动而内脏仍继续向前运动，因此其较为固定处的血管与组织可撕裂。旋力易造成撕裂伤，剪力往往产生脱手套型损伤，多有大片组织丢失，皮肤与皮下组织丧失来自其下方肌肉的血供。

开放性损伤的致伤原因有锐器伤与枪弹伤两种。锐器伤除直接伤及大血管与生命器官外，很少有致命性结局及严重并发症。枪弹伤则常造成腹内严重破坏，其破坏程度与速度及距离有关。

在诸多致伤因素中，以机械性损伤最多见。平时以坠落伤、撞击伤、挤压伤、压砸伤等多见，且多引起闭合性腹部损伤；战争时则主要为锐器伤和火器伤，多为开放性损伤或多发性复合性损伤。

腹部损伤又可按损伤脏器分为实质性脏器损伤及空腔脏器损伤。实质性脏器损伤可引起腹腔内出血或腹膜后血肿，空腔脏器损伤致内容物外溢可引起腹膜炎。因此对腹部损伤的患者，应当及早做出诊断，积极治疗。

二、临床表现

腹部损伤后临床表现，由于伤情不同，有很大差异，从无明显症状、体征至休克、濒死状态。主要病理变化是腹腔内出血和腹膜炎，表现为腹痛、压痛、反跳痛、肌紧张、肠鸣音减少或消失。

肝、脾、胰、肾及大血管损伤表现为面色苍白，四肢厥冷，冷汗，脉搏加快，血压下降。持续性腹痛，因血液对腹膜刺激较胃液轻，腹痛、腹部压痛、反跳痛、肌紧张较轻。体征最明显处多为损伤所在。肩部放射痛、头低位时加重，提示肝（右）、脾（左）损伤，肝、脾损伤时，出血可积聚在肝、脾周围；或膈肌破裂，肝、脾疝入胸腔时，引起肝、脾浊音界扩大，甚至上升至胸腔。有移动性浊音，提示腹腔内出血已在500 mL 以上，失去早期诊断价值。肾脏损伤可出现血尿。

空腔脏器破裂主要表现为弥漫性腹膜炎。上消化道破裂，漏出的胃液刺激剧烈，伤后立即出现剧烈腹痛及腹肌紧张，重者为"腹部板样僵直"，压痛、反跳痛强烈，肠鸣音消失等典型弥漫性腹膜炎表现。膈肌破裂，胃、肠疝入胸腔，胸部听诊时可闻及肠鸣音。下消化道破裂，漏出的消化液化学刺激较轻，腹膜炎症状及体征较轻、较晚，呈进行性加重；但腹腔细菌污染严重，随腹膜炎发展，逐渐出现发热、腹胀、肠鸣音消失。胃、十二指肠、结肠破裂还可引起肝脾浊音界缩小，乃至消失；十二指肠腹膜后破裂，消化液腹膜后间隙弥散，可引起睾丸痛和阴茎异常勃起。胃、十二指肠破裂还可出现呕血，直肠损伤常见血便。

合并颅脑伤、胸部伤、脊柱伤等多发伤者，可因意识障碍或腹部以外严重伤掩盖腹部症状及体征，造成延误诊断甚至漏诊。

三、实验室及其他检查

腹部损伤实验室检查项目的选择必须注意"必要性"和"合理性"，常需做下列几项化验检查：

1. 血常规、血细胞比容

观察红细胞计数及血细胞比容是否下降，对腹内出血者的诊断有重要价值。必要时应连续检查对比。

2. 尿常规检查

如有肉眼血尿和显微镜血尿，有助于泌尿系器官损伤的诊断。

3. 血清胰淀粉酶测定

在胰腺创伤后 12～24 小时血清胰淀粉酶正常，以后逐渐升高，有助于胰腺损伤的诊断。若胰淀粉酶持续升高超过 6 天，提示有假性胰腺囊肿形成。在严重胰腺创伤，胰腺组织大量毁损，血清胰淀粉酶也可在正常范围。因此，血清胰淀粉酶正常者不能排除胰腺损伤。

4. X 线检查

凡腹内脏器伤诊断已经确定，尤其是伴有休克者，应抓紧时间处理，不必再行 X 线检查，以免加重病情，延误治疗。但如伤情允许，X 线检查还是有帮助的。例如胸腹部 X 线检查可发现膈下游离气体、腹内积液以及某些脏器的大小、形态、位置的改变，是否合并胸部损伤等。此外，对于诊断不能肯定而病情尚稳定的腹部损伤患者，必要时可行选择性腹腔动脉或肠系膜上动脉造影，这对确定实质性脏器（如肝、脾）及腹膜后脏器损伤颇有帮助。钡餐检查对胃的移动和十二指肠壁血肿有诊断价值。钡剂灌肠在腹部损伤的诊断上罕有帮助，如疑有结肠穿孔则钡剂灌肠是禁忌的。

5. B 超检查

可发现腹腔内有无积液，脏器外形是否增大。

6. CT 检查

对于腹部损伤，特别是某些实质性器官（如肝、脾、胰、肾）损伤包括后腹膜血肿，CT检查相当可靠，比选择性血管造影操作简便、安全。

7. 腹腔穿刺

如抽出不凝固血液为实质性脏器损伤，抽出炎性渗液为空腔脏器损伤。

8. 腹腔灌洗

一般在脐下中线处作小切口或直接用套管针进行穿刺，将一多孔塑料管或腹膜透析管插入腹腔 20～30 cm 处。如能引流出血性物即可决定手术。如无液体抽出，则注入生理盐水 1 000 mL（10～20 mL/kg），放低导管另一端并连接无菌瓶，令液体借助虹吸作用缓缓流出至无菌瓶。有下列情况之一即为阳性：①肉眼血性液（25 mL 血可染红 1 000 mL 灌洗液）；②有胆汁或肠内容物；③红细胞计数超过 100 000/ mL 或白细胞计数超过 500/ mL；④淀粉酶测定超过 100 苏氏单位。腹腔灌洗早期诊断阳性率比腹腔穿刺高，还能进行连续观察，而不必多处反复穿刺。

四、诊断

病史和体格检查结果是诊断外科疾病的主要依据，腹部损伤也不例外。但有时因伤情重、时间紧，不允许对患者进行详细的病史询问和体格检查，为了尽可能做到正确的诊断和及时的治疗，这时应该一边询问病史、一边进行体格检查，同时采取一些必要的救治措施，如保持呼吸道通畅、暂时控制出血、输血补液及抗休克等。

无论是开放性还是闭合性腹部损伤，诊断中最关键的问题是确定是否有内脏损伤，其次是什么性质的脏器受到损伤和是否为多发性损伤。很明显，有上述几种情况者，其病情远比内脏损伤者严重，而且一般都需尽早手术治疗，否则，就有可能因延误手术时机而导致严重后果。对于开放性损伤，因为腹部有伤口，诊断一般不困难，从伤口的部位和伤道的方向，结合受伤当时身体的姿势，可以判断腹内有无脏器伤。若伤口内有内脏脱出，流出肠内容物或较多的血液，诊断便可肯定。对于有腹部闭合性损伤的患者，由于在受伤早期，症状和体征表现尚不很明显，此时要确定有无腹内脏器的损伤往往比较困难。对于这类患者应当进行严密观察，反复检查，争取及时做出诊断，防止延误病情。其中以体格检查最为关键，病史也不能忽视，但由于情况较紧迫，不允许全面询问，应重点询问损伤情况。如本人无法诉说，应询问家属及现场目击者。

五、鉴别诊断

主要是实质性脏器损伤与空腔脏器损伤的鉴别。

六、急救

（一）院前急救措施

1. 迅速了解伤情，做出初步判断。

2. 对开放性腹部伤口进行处理，脱出的肠管不宜还纳入腹腔，以免加重损伤和将污染带入腹内。

3. 建立静脉通路，补充血容量，进行抗休克治疗。

（二）治疗要点

1. 非手术治疗

下列情况可考虑非手术治疗：伤后 24～48 小时就诊，无明显腹膜炎征象或内脏损伤症状，或原有的腹膜炎已有局限趋势者，可继续行非手术治疗；一般情况尚好，无明显内脏损伤症状者，应在严密观察下先采用非手术治疗；就诊时已处于重危状态，不能耐受任何手术创伤者。

治疗措施：禁食，必要时做胃肠减压，以减少胃肠内容物外溢及胃肠胀气。应用广谱抗生素，防治腹腔感染。每 15 分钟测量血压、脉搏、呼吸并进行比较分析。每 30 分钟检查一次腹部体征，测量血常规、血细胞比容，并进行对比。必要时进行腹腔诊断性穿刺。诊断未明确不可应用止痛剂。有伤口者需同时注射破伤风抗毒素 1 500 U。临床需注意，在有腹内脏器伤的患者中，约 10% 开始并无明确体征，因此，暂时决定进行保守治疗者，需要由有经验的医生进行连续观察。当反复观察分析仍难以确定有无内脏伤时，宁可及早剖腹，以免坐失时机，造成严重后果。

2. 手术治疗

有下列情况者应考虑剖腹探查：有明确的腹膜刺激征；有腹腔游离气体；腹腔穿刺或灌洗阳性；胃肠道出血；积极抗休克治疗病情不见好转，反而恶化，并且已排除了内科原因；红细胞计数及血细胞比容进行性下降者。一旦决定手术，就应尽快完成手术术前准备，建立通畅的输液通道，交叉配血，留置鼻胃管及尿管。如有休克，应首先快速输入生理盐水或林格氏液，对于循环血容量严重不足的危重病例，应在 15 分钟内输入 1 000～2 000 mL。反复测定中心静脉压，可对补液的量和速度提供极有价值的指导。合理补充有效血容量，会使大多数患者情况好转，此时进行手术，安全性较大，手术死亡率和并发症发生率都会低得多。但如患者有腹腔内活动性出血，上述复苏措施便不会有稳定的疗效，应在积极输血的同时行剖腹检查。不能拘泥于血压在 90 mmHg 以上方能手术，以免延误手术时机。

腹部损伤患者往往面临休克的威胁，因此一般不宜选择椎管内麻醉或硬膜外麻醉。气管内麻醉比较理想，既能保证麻醉效果，又能根据需要供氧，并防止手术中发生误吸。

剖腹探查时一般采取上腹正中切口，开腹后立即吸尽积血，清除凝血块，迅速查明来源，加以控制。首先探查术前最可疑损伤的脏器；凝血块集中处一般是出血的部位，如出血迅猛，可用手指压迫止血，再给有效措施止血。空腔脏器破裂，应进行全面探查，自膈向胆管、胃、十二指肠、小肠、结肠、膀胱检查，绝不能找到一二处损伤而满足，更应探查后腹膜。脏器损伤处理完毕后，应彻底清除腹内异物、食物残渣和粪便等。对腹腔污染严重，应放置有效的引流管。对腹膜后血肿、无继续扩大或搏动者，则不应切开后腹膜。

七、护理要点

（一）急救护理

腹部损伤可合并多发性损伤，在急救时应分清轻重缓急。首先处理危及生命的情况，如心搏骤停、窒息、张力性气胸、大出血等。对已发生休克者应迅速建立畅通的静脉通路、及时输液，必要时输血；对开放性腹部损伤者，妥善处理伤口、及时止血和包扎固定。若有肠管脱出，可用消毒或清洁器皿覆盖保护后再包扎，以免肠管受压、缺血而坏死。

（二）一般护理

1. 绝对卧床休息，若血压平稳，应取半坐卧位，避免随便搬动，以免加重病情。

2. 做好心理护理，消除患者紧张和恐惧心理。

3. 保持呼吸道通畅：检查有无呼吸道梗阻和呼吸功能障碍，消除呼吸道内的分泌物和异物，必要时给予吸氧。

4. 密切观察病情变化：观察内容包括生命体征；周围循环情况；腹膜刺激征的程度和范围；有无腹胀；呕吐的性质和量；肝浊音界是否缩小或消失；有无移动性浊音；肠鸣音是否存在等。发现问题要及时报告医生，并做好记录，在观察期间患者应禁食，禁灌肠，慎用止痛剂，对有烦躁不安者可使用镇痛剂。

5. 做好胃肠减压准备：对于较重的腹部闭合性损伤的患者应尽早做胃肠减压，这样既可减轻腹胀，减少可能存在的肠液外漏，又能间接观察腹内脏器出血情况，为腹部手术探查做准备。

另外，必要时留置导尿管，观察尿量，有休克者按休克患者护理，并协助医生抢救。

（三）症状护理

几乎所有的腹部损伤（除腹壁软组织挫伤外）均需手术治疗。故腹部损伤患者的手术前后护理十分重要。其次，肠瘘是其重要并发症，其专科性较强，也是腹部损伤的护理重点之一。

1. 腹部损伤的术前护理

1）心理护理：向患者及家属做好解释工作，说明手术的必要性以取得合作，消除患者的紧张和恐惧心理。

2）做好输血、补液准备：尽早采血送检、配血，并快速输入平衡液。最好选用上肢静脉补液，因为腹部损伤患者可能有下腔静脉系统的血管损伤，用下肢静脉补液有增加出血的可能。

3）留置鼻胃管，抽出胃内容物，观察有无出血，并持续引流，以防急性胃扩张和吸入性肺炎。

4）一般行剖腹探查术的患者，均宜留置导尿管，有助于了解有无泌尿系器官损伤，有利手术中、术后观察补液情况和预防尿潴留。

5）备皮：按常规备皮。

2. 腹部损伤的术后护理

目的是观察伤情，预防、发现和处理并发症，尽量减少患者痛苦，促进功能恢复。

1）术后护理：接患者回病房后，要平稳和细心地将患者移上病床，尽量减少震动，以免引起血压突然下降。要保护好手术部位和输液肢体，并注意防止体内引流管脱出，了解手术方式以进行相应的护理。

2）加强生命体征的观察：患者在术后 1 ~ 3 天体温皆略有升高，通常较少超过38.5 ℃（术前腹膜炎严重者除外），后逐步降至正常，此为术后反应，不需特殊处理。

如术后第三天体温不降反而升高，应考虑术后感染。脉搏如在每分钟100次以上，且与体温不成比例，血压有下降趋势，应结合全身情况考虑血容量不足或有内出血之可能。应进一步检查和处理。注意呼吸频率及有无呼吸困难，必要时给予吸氧。

3）饮食护理：术后应禁食，可经静脉输液，维持营养和水、电解质平衡。记录每日出入量。一般禁食48~72小时，待胃肠道功能恢复，腹胀消失，排气或排便后，开始进食少量流质饮食，逐日增多，6天后酌情改为半流质饮食。

4）做好各种引流管的护理：腹部损伤重的患者引流管较多，如胃肠减压管、腹腔引流管、胃肠造瘘管、留置导尿管、输液管、胸腔闭式引流管、T形引流管等。能否保持这些管道的通畅，关系到患者的预后及生命安全。因此加强各种管道的护理，是腹部损伤护理的重点之一。

（1）胃肠减压：必须持续吸引至肠蠕动功能恢复为止，对胃肠减压护理要注意以下几点。①胃管与玻璃接管大小要适宜，保持胃管通畅，防止内容物阻塞。②使用胃肠减压器前应检查减压装置有无漏气、是否通畅，吸引力的大小要调整适宜。③插管深度要适宜（成人一般50~55 cm），固定要稳妥，连接要正确。④保持减压管通畅，如有引流不畅现象，应及时处理，确保其通畅，每天用生理盐水冲洗胃管，每次30~50 mL。⑤观察并记录引流液的量与性质，一般胃肠手术后24小时内，胃液多呈暗红色，2~3天渐变浅。如有鲜红胃液吸出，说明有术后出血，应停止胃肠减压，及时与医生联系并协助处理。⑥减压期间禁饮食，若必须经口服药时，应将药物研碎，以温开水调成液状经胃管注入，然后夹管30分钟，以免将药物吸出，影响疗效。

（2）T形管引流：用于胆管手术后，应注意以下几点。①引流管要固定牢，严防脱出。导管的长度要合适，在患者翻身起床时，嘱其注意引流管，不要牵拉，以防脱出。②保持引流管通畅，如分泌物过稠或砂石堵塞引流管，应立即报告医生，必要时可用生理盐水冲洗，但压力不可过大。严格执行无菌操作，以免引起逆行性感染或胆汁外溢扩散感染。③观察并记录胆汁量，包括性质（色泽、浊度）。同时应注意观察患者皮肤、巩膜有无黄染，大便色泽是否正常，以了解胆汁是否已流入肠道。④每日更换引流物及引流瓶，并更换引流口处的敷料，防止引流口感染。⑤T形管一般留置2周左右，当引流物排出的胆汁逐日减少，清晰，呈黄色，大便颜色正常，皮肤、巩膜无黄染时，经造影证实胆管远端通畅，可试行夹管观察，48小时后未出现发热、恶心、上腹胀痛、黄疸等，则可拔管。

（3）腹腔引流：常用的有烟卷引流、管状引流及双套管引流。①烟卷引流：换药时纱布上可见有分泌物，否则很可能是引流不畅，应通知医生，做相应处理，使引流发挥作用。②管状引流（乳胶管引流）：应接无菌瓶，必要时接受负压吸引，引流量不多时也可不接床边瓶，将引流管剪短后以厚敷料包扎即可。③双套管引流：多用于有大量持续渗液或漏液时的引流。如高位肠瘘、胆瘘、胰腺脓肿引流等。一般均需接负压吸引装置。应注意观察各管道是否通畅，保护好腹壁皮肤，使创面干燥。如在负压吸引期间仍有液体自管周溢出，或引流液突然减少，患者出现腹痛、腹胀、发热等征象时，则说明引流管放置不当，或内导管没有发挥应有的作用，应及时采取措施。若吸出血性渗液，可能为组织糜烂致小血管破裂出血或吸力太大造成，需及时查明原因，进行处理。

④腹腔引流物的拔除：应根据分泌物的多少而定。一般术后48小时如无渗液即可拔除。结肠损伤引流物多，在术后3~5天拔出，腹膜后间隙引流物保留时间宜稍长，烟卷引流如需超过5天，应更换新的或其他引流物。为止血用的填塞物可在5~7天，每天抽出一小段，10~12天完全取出。

5）密切观察伤情变化

（1）对伤口的观察：随时观察患者伤口有无出血、渗出，包扎是否严密，敷料有无脱落和移动，局部皮肤有无发红、坏死，伤口疼痛程度等，如有异常情况时应酌情给予处理。手术后2~3天切口疼痛逐渐减轻、加重或一度减轻后又加重，体温、白细胞计数增高，则可能有切口感染，应检查切口情况。如已有早期炎症现象，应尽早使用广谱抗生素和局部理疗等。对于健康情况较差，组织愈合能力差或切口感染的患者，在其咳嗽、呕吐、喷嚏时，应特别注意防止腹压突然增加，可用双手扶住切口两侧腹壁，预防切口裂开，同时也可减轻疼痛，有利于咳嗽。

（2）对腹部症状、体征的观察：主要观察腹痛、腹胀、腹膜刺激征、肠鸣音恢复及肛门排气等情况。当麻醉作用消失后，患者开始感觉切口疼痛。手术后24小时内最为剧烈。为了减轻患者痛苦，术后1~2天应给予镇痛剂及镇静剂。腹部手术后患者常有不同程度的腹胀，但随着胃肠的蠕动恢复，肛门排气后即可缓解。如术后数日，仍未有肛门排气，腹胀明显，肠鸣音消失，可能有腹膜炎或其他原因所致的肠麻痹。后期出现阵发性腹痛、腹胀、排便及排气停止，应考虑为粘连性肠梗阻。大便次数多，体温高，下腹胀痛，要考虑盆腔脓肿。应密切观察，记录并及时报告医生采取措施。

6）鼓励患者早期活动：早期活动可增加呼吸深度，扩大肺活量，促进呼吸道分泌物排出，预防肺部并发症；可促进胃肠道功能恢复，减少腹胀，增进食欲，预防肠粘连；可促进血液循环，减少静脉淤血，预防下肢静脉血栓形成，影响伤口愈合；还可防止尿潴留及便秘等。所以护理上要做到以下几点：①当患者麻醉清醒后即开始鼓励其做深呼吸，协助其咳嗽、翻身和四肢活动。②除有禁忌者外，一般于手术后2~3日，开始在床上活动四肢，注意保暖。拔除胃管后，可酌情下地活动（在护理人员协助下），活动量及活动范围应逐步增加，不可过分活动。

7）加强口腔及皮肤的护理，防止口炎和压疮的发生。

3. 肠瘘的护理

肠瘘护理工作量大，除了病情观察、基础护理外，还要防止压疮及瘘口局部的护理工作，是腹部损伤护理重点之一。

1）高位肠瘘的护理：①发生瘘的初期，由于炎症、水肿的存在，治疗上应充分引流，及时清除消化液，使炎症、水肿迅速消退。保证瘘管通畅，必要时可用生理盐水冲洗，吸引力不宜过大，以免损伤组织，详细记录冲洗液和引流液的量及性质。②经吸引后，已形成完整的瘘管，但未愈合或已形成唇状瘘，为了减少肠液的流失，可进行"堵"。常用的是硅胶片，将其从瘘口放入肠腔将瘘口堵住，使肠内容物不外漏，达到缩小瘘口，维持营养的目的。注意观察其效果，及早防治营养不良。

2）肠造瘘术后的护理

（1）结肠造瘘口的局部护理：造瘘口开放后初期，一般粪便稀，次数多，易刺激皮肤而致湿疹。应以油纱布将外翻的肠黏膜覆盖，四周皮肤涂氧化锌软膏保护，瘘口敷料需及时更换，保持局部及床铺的整洁。待 3～5 天黏膜水肿消退，大便变稠即可用清水洗净皮肤后使用肛门袋收集粪便。肛门袋宜间断使用，否则可致造瘘口黏膜受损。

（2）对瘘口周围伤口很大，不易固定肛门袋的患者，应加强局部吸引。

（3）注意饮食调节，术后肠鸣音恢复即可给予流质饮食，能量不足时可经静脉补充。以后酌情改为半流质至普通饮食。

（四）健康教育

1. 加强对劳动保护、安全生产、安全行车、交通规则知识的宣传，避免意外损伤的发生。

2. 了解和掌握各种急救知识，在发生意外事故时，能进行简单的急救或自救。

3. 发生腹部外伤后，一定要及时去医院进行全面检查，不能因为腹部无伤口、无出血而掉以轻心，贻误诊治。

4. 出院后要适当休息，加强锻炼，增加营养，促进康复。若有腹痛、腹胀、肛门停止排气排便等不适，应及时到医院就诊。

（邱凤杰　颜靓靓　刘燕）

第四节　骨关节损伤

骨的完整性或连续性中断称为骨折。由直接暴力、间接暴力、肌肉牵拉和积累性劳损等原因造成的骨折称为创伤性骨折；由骨骼疾病（如骨髓炎、骨肿瘤等）造成骨质破坏，受轻微外力即发生的骨折称为病理性骨折。本章重点是讨论创伤性骨折。

一、病因

（一）直接暴力

暴力直接作用部位发生骨折，常合并软组织损伤。

（二）间接暴力

暴力经传导、杠杆、旋转或肌肉收缩等方式使受力点以外处发生骨折。

（三）肌肉牵拉

肌肉突然强烈收缩时，可造成肌肉附着部位骨折。

（四）积累性劳损

长期、反复、轻微的暴力作用于肢体某部位，使该处发生骨折，称疲劳性骨折。常发生在第 2、第 3 跖骨和腓骨下 1/3 处。

（五）骨骼病变

骨肿瘤、骨髓炎或骨结核等骨骼疾病导致骨质破坏，在轻微外力下即发生骨折，称病理性骨折。

二、分类

（一）按骨折处是否与外界相通分类

1. 闭合性骨折

骨折处皮肤或黏膜完整，与外界不相通。

2. 开放性骨折

骨折处皮肤或黏膜破损，与外界相通。骨折处通过脏器与外界相通的骨折也属于开放性骨折。

（二）按骨折程度和形态分类

1. 完全骨折

骨的完整性和连续性完全中断。按其形态又分为：

1）横断骨折：骨折线几乎与骨干纵轴垂直。

2）斜形骨折：骨折线与骨干纵轴斜交。

3）螺旋形骨折：骨折线呈螺旋形。

4）粉碎性骨折：骨碎裂成 3 块或 3 块以上。

5）嵌插性骨折：长管状骨骨干的密质骨嵌插入骨骺端的松质骨内。

6）压缩性骨折：骨质因压缩而变形，多见于松质骨。

7）凹陷性骨折：骨折块局部下陷，如颅骨骨折。

8）骨骺分离：通过骨骺的骨折，骨骺的断面可带有数量不等的骨组织。

2. 不完全骨折

骨的完整性或连续性部分中断。按其形态又分为：

1）裂缝骨折：骨质发生裂缝，像瓷器上的裂纹，无移位。

2）青枝骨折：多见于儿童。因儿童骨质较柔韧，骨未完全断裂，如同被折的青嫩树枝。

（三）按骨折的稳定程度分类

1. 稳定性骨折

在生理外力作用下，骨折端不易移位或复位固定后不易再移位的骨折，如横断骨折、嵌插骨折、裂缝骨折和青枝骨折等。

2. 不稳定性骨折

在生理外力作用下，骨折端易移位或复位固定后易再移位的骨折，如斜形骨折、螺旋形和粉碎性骨折。

三、骨折的移位

大多数骨折段均有不同程度的移位。由于暴力的作用，肌肉的牵拉以及搬运和治疗不当，骨折的断端发生移位。常见的有成角移位、侧方移位、缩短移位、分离移位和旋转移位。骨折发生后常常是几种类型的移位同时存在，例如股骨上1/3骨折，在长轴上有缩短，同时还有侧方及旋转移位。

四、骨折的愈合

骨骼是能够再生的。骨折的愈合是借新的骨组织形成，而不是借非特殊性纤维性瘢痕组织形成。骨折愈合的阶段有：

（一）血肿炎症机化期

骨折后骨折处立即发生出血，血液来自骨骼内破裂的血管、撕裂的骨膜及邻近的软组织。24小时内血块开始机化，一个松软、精细的纤维网在骨折处周围形成，让微血管芽及成纤维细胞得以向内生长，血肿发育成肉芽组织。

（二）原始骨痂形成期

骨折后6~10天，肉芽组织转化为原始骨痂。此种原始骨痂是一个由骨及软骨组成的大而松软的质块，比正常骨的直径更宽阔，它能暂时地把骨碎块结合在一起，但是不足以支持负荷重量或对抗拉力。

（三）骨痂改造塑形期

在愈合期的第3周至第10周，原始骨痂通过钙盐的沉积形成永久性骨痂。同时，骨痂也被成骨细胞及破骨细胞的活化再塑形。也就是说，过量的骨由骨痂处被除去和吸收，而应力轴线上的骨痂，获得加强。此种重塑形过程是通过肢体活动和负重来获得的。

五、影响骨折愈合的因素

认识影响骨折愈合的因素，以便利用对愈合有利的因素和避免对愈合不利的因素。

（一）全身因素

1. 年龄

骨折愈合速度与年龄关系密切，不同年龄骨折愈合差异很大。小儿组织再生和塑形能力强，骨折愈合速度较快。老人骨质疏松，功能衰减，骨折愈合速度缓慢。如股骨干骨折的临床愈合时间，小儿需要1个月，成人往往需要3个月左右，老年人则需更长的时间。

2. 健康状况

身体总是动员体内一切力量来促进骨折愈合的。身体强壮，气血旺盛，对骨折愈合有利；反之，慢性消耗性疾病，气血虚弱，如糖尿病、重度营养不良、钙代谢障碍、骨软化症、恶性肿瘤或骨折后有严重并发症者，则骨折愈合时间明显延长。

（二）局部因素

1. 断面的接触多少

断面接触大的愈合较易，接触小则愈合较难。故整复后对位良好者愈合快，对位不良者愈合慢；螺旋形、斜形骨折往往较横断骨折愈合快。若有肌肉、肌腱膜等软组织嵌入骨折断端，妨碍了骨折断面的接触，则愈合困难。

2. 骨折部位的血液供应

这是影响骨折愈合的重要因素。组织的再生需要足够的血液供给，血供好的部位骨折愈合较快，如松质骨部位骨折（股骨转子间骨折等）；而血供不良的部位骨折则愈合速度较慢，甚至发生延迟连接、不连接或缺血性骨坏死（如胫骨下 1/3 部位骨折，远端血供较差而愈合迟缓，股骨颈囊内骨折因股骨头血供较差可发生缺血性坏死，腕舟骨、腰部骨折近端血供差，愈合迟缓等）。

3. 损伤的程度

有大块骨缺损的骨折、严重的粉碎性骨折、一骨数段骨折或软组织损伤严重、断端形成巨大血肿者，骨折的愈合速度就缓慢。骨痂的形成，主要来自外骨膜和内骨膜，故骨膜的完整性对骨折愈合有较大的影响。骨膜损伤严重者，愈合也较困难。

4. 感染

感染可引起局部长期充血、脱钙，使骨化过程难以进行，感染未有效控制，骨折难以愈合。如果感染被控制，骨折是可以愈合的。

5. 骨疾病

某些骨病和骨肿瘤造成的病理性骨折，在其原发病未处理好前，骨折愈合较困难。如果原发病处理好，骨折可以愈合。但恶性肿瘤患者，往往预后不良。

6. 固定

恰当的固定可以维持骨折整复后的位置，防止软组织再受伤和血肿再扩大，保证骨折愈合过程顺利进行。而固定不足，如固定范围过小、固定强度过弱、固定时间过短等，可增加骨折断端的剪力或旋转力，干扰骨痂生长，或破坏愈合中的骨痂，使骨折迟缓愈合或不愈合。反之，固定太过，使局部血运缓慢、骨代谢减退、骨质疏松、肌肉萎缩，对骨折愈合也不利。

7. 清创不当

开放性骨折清创时，若摘除过多的碎骨片，可导致骨缺损，影响骨折愈合。

8. 不适当的功能锻炼

过早或不适当的功能锻炼，可干扰骨折固定、影响骨折愈合。

六、骨折的愈合标准

掌握骨折的愈合标准，有利于确定外固定的时间、功能锻炼计划和辨证用药。骨折的愈合标准可分为临床愈合标准和骨性愈合标准。

（一）骨折的临床愈合标准

1. 局部无压痛，无纵向叩击痛。

2. 局部无反常活动。

3. X 线片显示骨折线模糊，有连续性骨痂通过骨折线。

4. 在解除外固定情况下，上肢能平举 1 kg 重物达 1 分钟，下肢能连续步行 3 分钟，并不少于 30 步。

5. 连续观察 2 周，骨折处不变形，则观察的第一天即为临床愈合日期。

6. 第 2、4 两项的测定必须慎重，以不发生变形或再骨折为原则。

（二）骨折的骨性愈合标准

1. 具备临床愈合标准的条件。

2. X 线片显示，骨小梁通过骨折线。

七、护理评估

应注意询问受伤原因、时间、部位及受伤时的体位。了解暴力的性质，如直接暴力、间接暴力或积累性劳损。还应了解有无伤口、失血量、伤口处理经过、运送方式、是否做过复位及过去有无骨折及其他骨病史。病理性骨折，常无明显外伤史。

八、临床表现

1. 全身表现

1）休克：休克是骨折的常见并发症，多见于多发性骨折、股骨骨折、骨盆骨折、脊椎骨折和严重的开放性骨折。患者常因骨折致大量出血、重要脏器或广泛性软组织损伤以及剧烈疼痛、恐惧等多种因素综合引起有效循环血量锐减，而导致休克。

2）发热：骨折后一般体温正常，只有在严重损伤、有大量内出血、血肿吸收时，体温略有升高，通常不超过38 ℃。开放性骨折如持续性发热，应考虑有感染的可能。

2. 局部表现

1）骨折专有体征：骨折局部可出现3种专有体征。

（1）畸形：骨折段移位后，可发生肢体短缩、成角或弯曲等形状改变。

（2）反常活动：在肢体没有关节的部位出现不正常的活动。

（3）骨擦音或骨擦感：骨折断端相互摩擦可产生骨擦音或骨擦感。

2）骨折的其他表现

（1）疼痛和压痛：骨折后，触诊骨折部位有明显的局限性压痛，未做固定前，移动肢体疼痛更剧，经妥善固定后疼痛可减轻或消失。

（2）局部肿胀

血肿：骨折后，骨髓、骨膜及周围软组织内的血管破裂出血，骨折端周围即形成血肿，如系开放性骨折，血液可从创口流出。

水肿：骨折周围软组织因损伤后的组织反应，发生水肿，伤后1～2天肿胀最明显，可出现张力性水疱，严重时可阻碍静脉回流，造成严重并发症，如骨筋膜隔室综合征。

（3）功能障碍：由肢体的支架功能部分或全部丧失引起，如前臂骨折不能持物，下肢骨折不能行走。

3. 并发症

1）早期并发症

（1）休克：严重创伤或大量出血等情况下可引起休克。

（2）其他组织损伤：如骨折伴发血管、周围神经、脊髓或内脏等损伤。

（3）脂肪栓塞综合征：粗大的骨干骨折时，如股骨干骨折，骨折处髓腔内血肿张力过大，骨髓被破坏，脂肪滴经破裂的静脉窦进入血液循环，导致肺或脑脂肪栓塞综合征。

（4）骨筋膜隔室综合征：骨筋膜隔室是由骨、骨间膜、肌间隔和深筋膜形成的密闭腔隙。四肢骨筋膜隔室内的肌肉和神经因急性缺血而发生的一系列早期症候群即为骨筋膜隔室综合征，好发于前臂掌侧和小腿。常由骨折的血肿和组织水肿使室内内容物体积增加，或外包扎过紧、局部压迫使骨筋膜隔室内压力增高所致。当压力达到一定程度，可形成缺血—水肿—缺血的恶性循环。若不及时处理，可因肌肉坏死形成挛缩畸形，大量毒素进入血液循环甚至可导致患者死亡。

2）后期并发症

（1）压疮：骨隆突处受压后，因局部血液供应障碍而导致压疮，长期卧床患者更易发生。

（2）坠积性肺炎：长期卧床患者易发生，特别是老年、体弱和伴有慢性病者，有时可危及生命。

（3）感染：开放性骨折有发生化脓性感染和厌氧菌感染的危险。

（4）骨化性肌炎：又称损伤性骨化。关节扭伤、脱位及关节附近骨折时，骨膜剥离形成骨膜下血肿，若处理不当，大的血肿机化并广泛骨化，可引起疼痛和影响关节活动。以肘关节最多见。

（5）缺血性肌挛缩：可因上下肢的重要动脉损伤后肢体血供不足，或肢体肿胀和包扎过紧所致，也是骨筋膜隔室综合征的严重后果。典型畸形是爪形手和爪形足，一旦出现无法挽回。提高对骨筋膜隔室综合征的认识并及时处理是预防的关键。

（6）缺血性骨坏死：骨折使某一骨折断端的血液供应被切断导致其缺血性坏死。常见的有股骨颈骨折后股骨头缺血性坏死。

九、影像学检查

1. X 线检查

X 线检查是骨折诊断的重要手段之一。它不仅能对骨折存在与否予以确认，还能显示骨折的类型、移位的方向及程度等。在 X 线检查时应注意以下几个方面：

2. CT

一些结构复杂的骨与关节损伤，常规的 X 线片上难以显示那些隐蔽的骨折，或难以真实反映骨折的移位程度及周围重要结构的关系，此时需使用 CT 检查。如对于常规 X 线片上难以显示的椎体及附件的纵裂骨折、突入椎管内的椎体骨片等，在 CT 片上可清晰显示；骨盆骨折在 CT 片上可清晰显示骨折的移位情况及是否有骶髂关节的脱位或半脱位。

十、治疗

（一）急救

目的是用最简单、有效的方法抢救生命、保护患肢和迅速转运，以便使患者得到妥善处理。

1. 一般处理

首先抢救生命。对休克患者先进行抗休克治疗。凡有骨折可能的患者均应按骨折处理。为避免加重疼痛和损伤，尽量少搬动患者。若患肢肿胀严重，可剪开衣袖和裤腿以减轻压迫。

2. 创口包扎

绷带压迫包扎可止住大多数开放性骨折的创口出血。大血管出血时可用止血带阻断，但每隔 40~60 分钟应松开 5 分钟，以防患肢缺血坏死。创口可用无菌敷料或现场最清洁的布类包扎。若骨折断端已戳出创口但未压迫血管、神经，不应立即复位，以免将污物带进创口深部。若骨折断端自行滑入伤口内，应记录并告知医生。

3. 妥善固定

妥善固定最重要。可用特制夹板固定或就地取材，如树枝、木棍和木板等；也可将受伤的上肢绑在胸部，受伤的下肢同健肢绑在一起。若骨折有明显畸形，并有穿破软组织或损伤附近的重要血管、神经的危险时，可适当牵引患肢，使之复位后再行固定。妥善固定可止痛，避免搬运造成骨折部位进一步损伤，且便于运输。

4. 迅速转运

患者经妥善固定后应迅速运往医院。

（二）骨折的治疗原则

治疗骨折有三大原则：复位、固定和功能锻炼。

1. 复位

复位是治疗骨折的首要步骤，也是骨折固定和功能锻炼的基础。根据骨折情况，选用手法复位、牵引或切开复位。

2. 固定

1）外固定：①夹板固定。夹板固定适用于四肢长骨骨折，尤其是前臂骨折、肱骨骨折、稳定的小腿骨折，结合牵引，也用于股骨骨折和其他不稳定性骨折。使用夹板前，患肢应使用一层薄衬垫，并放置不同类型的纸垫和分骨垫，选用与肢体外形相仿的 4 块小夹板，用 4~5 支布带固定，固定的布带应能上、下移动 1 cm。②石膏固定。不适用于小夹板固定者、脊柱骨折、开放性骨折伤口尚未愈合或局部肿胀严重者，应暂用石膏固定，以利于消肿。

复位、固定后 X 线透视或摄片复查，不断观察肢体的血液循环状况，及时予以调整。

2）牵引复位固定：主要用于手法复位困难、外固定不稳定的股骨干或胫骨斜形骨折以及开放性骨折需要换药者。持续牵引，一靠对抗肌力来纠正短缩移位，二靠被拉紧的肌肉的侧向作用力以纠正侧方移位，三靠牵引力线维持骨折段于力线上，故能起到复位与固定的双重作用。

3）切开复位内固定

（1）适应证：骨折断端有软组织嵌入，手法复位失败者；陈旧性或畸形愈合的骨折；肌肉收缩所致的移位性骨折，如髌骨、尺骨鹰嘴骨折；骨折合并血管神经损伤；要求解剖复位的关节内骨折，如股骨颈骨折；多处骨折，为便于护理，可选择适当部位切开复位内固定。

（2）内固定的材料和方法：材料包括髓内钉、钢板螺丝钉、不锈钢针等。固定方法和材料需根据骨折部位和类型选择。多数内固定手术后尚需外固定。内固定可通过切开整复或在 X 线透视下闭合整复进行。由于切开复位和内固定手术时，软组织和骨膜会受到损伤，影响骨折愈合，且增加感染机会，并需二次手术取出内固定，故应严格掌握适应证。

3. 功能锻炼

功能锻炼是通过肢体自身的运动来防治骨伤科疾病，促使肢体功能得到锻炼，从而加速骨伤疾病康复的一种治疗方法。

功能锻炼是贯彻以"动静结合"为治疗原则的一项重要手段，是治疗骨伤疾病的主要治疗方法之一，尤其是在损伤后遗症的治疗中占有重要的地位，对骨关节疾病和骨关节手术后的康复也有很好的作用，也是伤残患者重新获得生活和工作能力的重要途径。因此，它不仅是骨伤科中的重要疗法之一，在现代康复医学中也占有相当重要的地位。

1）功能锻炼的原则

（1）功能锻炼的活动应以不加重局部组织的损伤为前提。加强有利的活动，避免不利的活动。如骨折的功能锻炼是在不影响骨折固定的前提下，为了骨折的迅速愈合而进行的。因此，应根据骨折的具体情况，对有利于骨折愈合的活动（如使骨折断端紧密相接，互相嵌插）应加以鼓励；对骨折愈合不利的活动（如使骨折断端旋转、成角、分离）需严加防止。

（2）功能锻炼的活动应以恢复和增强肢体的固有生理功能为中心。上肢的各项活动要以增加手的握力，前臂的旋转功能和肘部的屈伸功能为中心；下肢以增强其负重步行能力为中心。

（3）功能锻炼的活动应以徒手锻炼、主动锻炼为主，以器械锻炼、被动锻炼为辅。功能的恢复是骨科治疗的一项重要任务，而肢体功能的恢复必须通过患者的主动锻炼才能获得，任何治疗都无法代替，只能辅助或促进主动锻炼。这是因为，功能的发挥必须由神经支配下的肌肉运动来带动关节和肢体，只有主动锻炼才能恢复肌肉张力，协调肌群运动，防止肌肉萎缩。主动锻炼是由患者自己掌握的，一般不易过度而发生损伤。而被动活动则不然，若有操作不当可造成患肢新的损伤。

2）功能锻炼的作用

（1）加速骨折愈合：骨折后进行局部和全身功能锻炼可以促进血液循环，有利于骨折的愈合。骨组织由骨细胞、骨基质以及胶原纤维和钙盐组成，它和其他组织一样，能不断地破坏和新生，其代谢过程非常活跃。在正常人中，这种代谢受肢体局部及全身功能活动的影响，保持平衡状态。影响骨折愈合的因素是多方面的，但最根本的因素是局部的血液供应。骨折愈合是一个连续的过程，一面破坏清除，一面再生修复。功能锻炼活动有利于增加局部的血运，血运不仅回收骨折局部的代谢产物，而且带来了成骨过程中所必需的氧和其他物质。在氧供充足的条件下，骨折局部的间叶组织细胞分化成骨细胞的数量增多，成骨细胞形成骨基质及其钙化亦可得到保证，新生骨即能迅速形成。另外，功能锻炼的活动对骨折断端以持续性生理压力，可以促进骨组织增生，加速骨折愈合。中西医结合采用小夹板、压垫固定四肢骨干骨折，患者进行主动的功能锻炼，早期适当负重，在骨折断端之间产生周期性应力刺激，有利于骨痂的形成及新骨力线的调整。

（2）促进伤部肿胀的消退：损伤之后，由于组织出血，体液渗出，局部发生淤血、肿胀、疼痛。及时功能锻炼可以发挥肌肉对血液循环的"水泵"调节作用，改善肢体软组织和骨内血液循环，促进淤血肿胀的吸收和消散，疼痛亦随之缓解。

（3）防止肌肉萎缩：骨折、脱位及严重筋伤往往因制动而致肢体废用，必然导致某种程度的肌肉萎缩。积极功能锻炼，进行肌肉的收缩与舒张活动，可以使肌肉始终处于大脑的支配之下并受生理性刺激，因而可以减轻或防止肌肉萎缩。

（4）促进关节功能的恢复：骨科疾病常因失治、误治或关节的长期制动而引起筋的挛缩和粘连，致使关节的主动活动和被动活动受限而出现关节功能障碍，甚至强直。关节囊的挛缩是造成关节外功能障碍的主要原因。关节附近的血肿、水肿的机化，在关节周围各层组织之间形成的瘢痕组织的粘连，亦可引起关节功能障碍。当病变位于某一关节时，为了防止关节功能障碍或恢复关节的正常功能，只有通过局部关节功能锻炼，才是保证关节功能恢复的最理想的办法。

（5）防止骨质疏松：骨质疏松的原因是多方面的，但损伤后患者骨质疏松最主要的原因是由于受伤肢体长期的固定和缺乏活动锻炼所致。在维持骨的正常结构方面，肌肉张力及机械性负荷均起重要作用，尤其是肌肉张力起着更为重要的作用。当肢体长期制动和废用时，骨钙和体液钙与血浆钙之间的交换即发生负平衡，日久可导致全身及局部性骨质疏松。这种失用性骨钙丢失在肢体采用石膏制动及坚强固定时表现得尤为突出。因此，加强功能锻炼则是增强骨质代谢和防止骨质疏松的最有效的措施。

（6）有利于伤残患者重新获得生活和工作能力：机体创伤或某些骨关节疾患后，由于肢体的残缺、功能障碍而致生活能力和工作能力低下，只有进行功能锻炼，才有可能恢复伤残患者的部分甚至全部的功能。对于伤残患者，可根据伤残的等级，患者的职业特征，功能恢复的可能性，制订出重新获得生活和工作能力的功能锻炼措施。充分发挥伤残患者的主观能动作用，通过功能锻炼疗法，调动肢体固有的生理功能和潜在的功能，是改善和恢复他们日常生活自理能力和劳动能力的有效途径。

3）功能锻炼的方法：功能锻炼是治疗骨折的重要环节，患者必须在医护人员的指导下循序渐进，一般分三期：

（1）骨折早期：伤后1～2周，主要是锻炼肌肉自主收缩和放松，原则上除骨折部位上、下关节暂不活动，身体其他各关节均需锻炼。目的是促进患肢血液循环，有利于肿胀消退，防止肌肉萎缩，避免关节僵硬。

（2）骨折中期：损伤后3～6周，此时患肢肿胀、疼痛已逐渐消退，骨折断端已纤维连接，并正在逐渐形成骨痂，患者可在医护人员的帮助下，逐渐活动患肢的上、下关节。

（3）骨折后期：骨折已达到临床愈合的标准，并拆除了外固定。此时应加强伤肢的肌肉和关节的全面活动锻炼，下肢骨折一般可允许在扶拐的保护下逐渐持重行走。锻炼要坚持到骨折坚强愈合，肌肉和关节功能恢复到最大限度或完全恢复正常。一般上肢骨折需要半年以上，下肢一年以上。

十一、护理要点

（一）一般护理

1. 执行外科一般护理常规。

2. 脊柱及四肢骨折、骨牵引、石膏固定者均应卧硬板床，床板中央开洞，以便排便。褥垫可分头中尾 3 片，排便时将中片拉开，便盆置于木板下面，对准洞口。臀部垫一塑料单自洞口下垂至便盆，以保持周围清洁。

3. 四肢骨折患者应注意抬高肢体 20°~30°，颈椎骨折抬高床头 15°~20°，下肢骨折抬高床尾 15°~20°，以利于静脉回流，减轻肿胀。观察患者末梢循环情况，注意患肢颜色与温度。

4. 各种骨折，尤其是脊柱骨折、高位截瘫患者，要按时翻身，翻身时头、颈、躯干成一直线，避免推、拉、屈曲、扭曲，以免椎体错位，加重脊髓损伤。做好皮肤护理，预防压疮发生。

5. 供给患者富含营养的易消化普食，应多吃水果蔬菜，以防便秘。长期卧床易发生骨质脱钙，应多饮水，预防泌尿系结石和感染。

6. 长期卧床或使用外固定的患者，应注意保持肢体功能位置。如肩关节应外展 45°、前屈 30°、外旋 20°，前臂中立位；肘关节应屈 70°~90°，前臂中立位；腕关节应背伸 30°左右；掌指及指间关节应拇指对掌，且各指成半握拳状；髋关节应外展 10°~20°，前屈 15°，外旋 5°；踝关节应屈曲 10°~15°；膝关节应在中立位置，即足与小腿呈 90°角。尤其是截瘫患者，一般在足部使用石膏托或支架以防垂足畸形。

7. 据病情需要选用按摩、被动关节活动、热敷、擦浴、红外线及超短波理疗等，有利于促进局部血液循环及炎症吸收，利于肢体功能恢复。

8. 做好患者的心理护理。骨科患者常因行动困难、治疗时间长或手术后感染长期不愈等，思想负担较重。应关心和安慰患者，使其放下思想包袱，保持心情愉快。热情鼓励和帮助患者进行适当的活动，使患者尽早和最大限度地恢复功能。

（二）骨科患者手术前后护理

除外科围手术期一般护理和骨科患者一般护理外，应重点注意以下问题及工作：

1. 重视术前皮肤准备的特殊方法和术后伤口护理。

2. 为患者提供安全和舒适的护理措施，防止跌倒等意外或病理性骨折。

3. 术后密切观察患肢远端感觉、运动及血液循环情况，发现异常应查明原因，及时处理。

4. 指导患者术后合理的功能锻炼。

（三）骨折外固定患者的护理

1. 小夹板固定患者的护理

1）根据骨折部位选择相应规格的小夹板，准备衬垫物及固定垫。

2）夹板外捆扎的布带，松紧应适度：一般应使捆扎带的带结能向远、近端方向各移动 1 cm。如果捆扎过松会致固定作用失效，捆扎太紧可能造成肢体软组织或血管、神经等受压致伤。

3）小夹板固定前后均应注意观察患肢远端有无感觉、运动及血液循环情况，以防发生骨筋膜室综合征。

4）抬高患肢：有利于肢体血液、淋巴液回流，减轻疼痛与肿胀。

5）功能锻炼：帮助患者按摩舒筋，手法需轻、柔、稳。鼓励患者主动活动，要循序渐进，从肌肉的收缩活动开始，逐步过渡到关节的伸屈活动。

2. 石膏绷带固定患者的护理

医用石膏为白色粉末状的熟石膏，它是天然生石膏加热脱水而成，熟石膏遇到水分后，可重新结晶而硬化，临床上利用该特点来制作骨科患者所需要的石膏及模型，达到固定骨折、矫正畸形、炎症时的局部制动和矫形术后的固定等作用，其使用范围很广泛。

1）抬高患肢，有利于肢体远端血液回流，减轻肿胀。

2）48 小时内注意观察肢体远端血运、感觉、运动情况，了解有无管形石膏局部压迫现象：如有疼痛、麻木、活动障碍等异常表现，应及时通知医生，管形石膏内肢体组织出现疼痛时，勿填塞棉花敷料，勿使用止痛药，必要时需"开窗"检查或打开管形石膏。

3）保持管形石膏清洁，避免受潮，经常检查管形石膏有无松脱或断裂而失去固定作用。

4）指导患者功能锻炼：学会做管形石膏内肌肉的舒缩活动。附近未固定关节的运动锻炼适当增强，防止肌肉萎缩及关节僵硬等。

5）拆除石膏后，温水清洗皮肤，涂搽皮肤保护剂。指导患者继续进行去除固定后的功能锻炼，尽快恢复患肢各关节正常活动。

3. 牵引患者的护理

1）向患者讲清牵引的目的及程序，消除患者恐惧和顾虑。

2）皮肤牵引患者应询问有无胶布过敏史。

3）患者卧于硬板床，患侧肢体垫高，以做反牵引，肢体置于功能位。

4）密切观察患肢血液循环及功能：观察肢端皮肤颜色，毛细血管充盈情况，触摸远端动脉搏动情况和针刺皮肤感觉，高度警惕肢体缺血性肌挛缩的发生，如肢体出现青紫、肿胀、发冷、疼痛麻木、运动障碍、脉搏弱或消失等要及时处理。

5）经常检查皮肤牵引绷带有无松动、滑脱，及时处理。注意皮肤有无炎症或水疱等。

6）牵引的重量依病情而定，不能任意加减甚至暂停牵引。

7）保证牵引重量准确有效，牵引重物要悬空。

8）保持牵引力方向准确，作用力线良好，防止发生骨折部位成角畸形。

9）骨牵引患者要保持针眼处清洁、干燥、不受触碰。注意牵引针是否滑向一侧，严禁把牵引针在骨骼内来回推移，以防感染。如发现牵引歪斜，针眼处皮肤受压而破溃，应及时通知医生。

10）注意预防垂足畸形：要认真倾听患者主诉，观察患者足背伸屈活动，尤其对老年人，更应注意检查和预防。

11）加强基础护理，防止呼吸、泌尿系统并发症及压疮的发生，鼓励患者利用拉手架抬起上身及臀部，促进血液循环，并注意患肢保暖。

12）功能锻炼：患肢应及早开始肌肉的收缩运动，如下肢牵引，应逐渐进行屈膝以及踝部、足部、髌骨活动等。

（四）健康教育

1. 注意安全、加强体育锻炼、合理安排饮食、提高身体的协调性、防止骨质疏松，会减少骨折发生的可能。

2. 骨折治疗周期长，患者情绪波动大，应在整个治疗过程中根据患者的心态，用美好的语言、切实的医疗护理知识、愉快的情绪、友善的态度对患者进行精神上的安慰、支持、疏导等，使患者保持身心健康。

3. 辅导患者逐步地按计划进行功能锻炼，并告之患者，功能锻炼与肌肉萎缩、关节僵硬等并发症的关系，使其长期坚持，并指导患者提高自我护理、自我照顾的能力。

4. 带管形石膏回家继续治疗的患者，应向患者和家属详细说明有关石膏的护理知识，诸如石膏的保护、石膏的清洁、功能锻炼的方法、肢体抬高应高于心脏水平等以及可能发生的问题。如有肢体肿胀或疼痛明显加重，骨折远端肢体感觉麻木、肢端发凉、石膏变软或松动等，应立即回医院复查。

（韩玉珍　刘燕　周俊华）

第五节　眼球穿通伤

眼球穿通伤是指一切在眼球上有穿通伤口的外伤。可由尖锐物体刺伤，异物射入眼球，钝器伤及眼球所致。致伤物贯穿眼造成眼球前后壁均有穿通口称为眼球贯通伤，是眼球穿通伤的一种类型。

一、病因和发病机制

致伤原因以被崩起的铁片刺入或小铁块打入眼内为最多，其次是儿童在玩锐器时被刺伤，也有被树枝、高粱秆或竹子等刺伤者。眼球穿孔伤除直接造成眼组织损伤外，还会因眼内容物脱出、感染、眼内异物以及愈合过程中瘢痕收缩所产生的严重影响而失明，有时还会因发生交感性眼炎而累及健眼。

二、临床表现

细小穿孔和性质稳定的小异物，影响不大，因细小穿孔可自然愈合，小异物可长期安卧眼球内。但一般情况，眼球穿孔伤与眼内异物病情比较重，甚至会毁坏眼球，丧失视力。

1. 组织损伤与球内容物脱出

角膜穿通伤使角膜水肿、混浊，预后为不透明瘢痕代替。较重的穿孔与异物可严重损伤眼内容物（出血、晶状体破裂混浊、玻璃体混浊）及使其大量脱失。

2. 眼内异物的危害

物理性刺激引起肉芽肿，以生物性异物刺激显著。化学性刺激，如铁、铜等可引起铁锈症或铜锈症，终致眼球毁坏，丧失视力。

3. 球内感染

细菌由穿孔进入，或由异物带入，导致感染、化脓，形成眼内炎。

4. 交感性眼炎

一眼穿通伤，引起健眼的葡萄膜炎，称交感性眼炎。伤及色素膜，特别是睫状体，或嵌在伤口，或异物存留均是交感性眼炎的危险因素。伤后 2～8 周是交感性眼炎的易发病期。如不及时救治，则致双目失明。

5. 其他可能出现的体征

①眼压降低；②前房变浅；③虹膜小孔；④瞳孔变形；⑤晶状体混浊；⑥视力下降。

三、实验室及其他检查

行 X 线摄片或 B 超检查，必要时行 CT 检查，以明确眼内有无异物存留。

四、急救

（一）防治感染

眼球穿通伤常由于致伤物将病原微生物直接带入眼内或由于伤口保持开放而以后发生感染。故对眼球穿通伤的患者，首先应注意防治感染。在初步了解受伤部位和伤口情况之后，先清拭眼睑及其周围皮肤，以生理盐水棉签清洁眼部，如疑有污染则以 1：5 000升汞溶液清洁，但不可做冲洗。在进行各种检查和处理后，结膜囊涂抗生素眼膏，必要时结膜下注射抗生素，以无菌纱布包扎。全身应用足量抗生素，并注射破伤风抗毒素。

（二）处理脱出或嵌顿的眼内组织

1. 虹膜

对脱出的虹膜组织，原则上应予以剪除，并防止有污染的眼内组织重新退入眼内引起感染。但如脱出较少，又无污染时，可用抗生素充分冲洗后送回眼内，以防形成多瞳症、瞳孔变形等。

2. 睫状体和脉络膜

睫状体和脉络膜富有血管和神经组织，为了避免出血引起眼球萎缩及诱发交感性眼炎等不良后果，应在应用抗生素冲洗后，尽可能恢复其原来的解剖部位，若损伤严重或有感染时，则需切除。

3. 晶状体和玻璃体应切除。

（三）处理异物

伤口内的异物或其他可自原伤口取出的异物应先摘除，再处理伤口。如异物不能由原伤口摘除，则先处理伤口，二期手术时再摘除异物。

（四）处理伤口

伤口小而又未哆开，对合良好，无眼内容物脱出者，不必缝合。较大的伤口，前房不能自然形成或有眼内容物脱出的伤口，应尽早缝合。角膜伤口不能严密对合，缝合后仍有房水流出者，或角膜破碎难以直接缝合者，可用结膜瓣遮盖修复。创口很大，眼球损伤严重，难以保留者，可考虑眼内容物剜除术或眼球摘除术。

（五）防治出血

患者静卧，伤眼或双眼包扎，避免震动和压迫眼球，应用中西药止血剂等。

（六）防止炎症反应

局部采用散瞳，全身应用皮质类固醇、水杨酸钠等。

（七）其他

积极治疗各种并发症。

五、护理要点

（一）一般护理

1. 对眼外伤的患者及家属需要安抚其情绪，迅速安排急诊、急救。及时了解伤情，向患者及家属解释病情、治疗方法及预后，开导患者消除或减轻焦虑、恐惧和悲哀心理，使患者能够正确面对现实，增强自信心，积极配合治疗和护理。

2. 做好应急处理，原则上不要敞开伤口长途转送，以免加重伤势，增加感染的危险。可采取包扎患眼、防止感染、止血、止痛等必要措施。

3. 给予半流质饮食。

4. 避免咳嗽，以免加重眼内出血及引起并发症。

5. 入院后立即清洁创面，备皮，做普鲁卡因过敏试验，注射破伤风抗毒素，做好手术准备。

（二）病情观察与护理

1. 注意致伤的原因及时间，细致检查全身情况，做好抢救准备。严密观察血压、脉搏、呼吸变化，随时观察患者未受伤眼的视力变化及其临床表现，预防交感性眼炎的发生。发现异常，立即通知医生。

2. 突然头痛、眼胀痛，应考虑是否有继发性青光眼，立即通知医生检查处理。

3. 按医嘱应用抗生素、类固醇激素、止血剂、维生素等药物，预防伤口感染及交感性眼炎。对于角膜、巩膜伤口应尽早缝合。眼内异物患者，要问明异物性质，做好异物定位并配合医生处理。

4. 出院时嘱患者注意健侧眼睛变化，如出现眼痛、畏光、流泪、视力下降，应及时就诊，以排除交感性眼炎。

（三）手术前、后护理

手术者应做好手术前、后的护理，协助医生手术治疗。

（四）健康教育

加强安全宣传，遵守操作规程，改善防护措施，防止意外事故的发生。

（王云　刘琳琳　毕潇潇）

第六节 化学性眼烧伤

化学性眼烧伤由化学物质直接接触眼部引起，生产和生活中均可发生。常见的化学性眼烧伤有酸性烧伤和碱性烧伤。致伤的酸性物质有硫酸、亚硫酸、盐酸、硝酸、醋酸等。碱性物质有氢氧化钠、氢氧化钾、生石灰、氨水等。酸性物质对组织蛋白有凝固作用，接触眼部后，可立即引起组织蛋白凝固，并释放热量引起表层组织炭化，形成一道屏障，阻止酸性物质向深部组织的渗透，病灶相对局限。碱性物质能溶解组织蛋白和类脂质，易向周围及深部组织渗透扩散，因此损伤常较酸性物质化学伤严重。化学物质的性质、浓度、接触眼部的时间是影响化学性眼烧伤严重程度的主要因素，酸碱性越强、浓度越高、接触时间越长，损害越严重。及时发现，及时处理对预后至关重要。

一、病因和发病机制

在生产和生活中，常常由于各种原因使某些化学物质飞溅入眼内或由于气体挥发而致眼化学性损伤。化学物质品种繁多，其中碱性物质在建筑业、工业及日常生活中使用较多。常见的有石灰、水泥、氨水（气）、氢氧化钾、氢氧化钠等。这些物质除液体、气体外，多为固体粉末或颗粒状，作用时间较长，损伤严重。酸性致伤物质有硫酸、盐酸、硝酸等强酸，多见于工业生产和科学研究中的事故和意外。酸性物质溅于眼部与组织接触后，使细胞凝固坏死，蛋白质变性，形成一层不溶于水也不溶于脂肪的凝固蛋白质变性层，它阻断了酸性物质继续向组织深部渗透，保护了位于深层的正常组织。所以酸性物质烧伤较易于对预后作出判断。近年来，在工业和日常生活中各种黏合剂（胶水）的使用日益广泛，误将黏合剂溅入眼部者亦较多见。

二、护理评估

详细询问患者及在场人员有关致眼烧伤物的性质、浓度，致伤的原因，接触时间，是否立即冲洗烧伤眼或做过其他急救处理。

三、临床表现

（一）症状
主要有眼部刺激症状、疼痛、畏光、流泪、眼睑痉挛、分泌物增多等，可有不同程度的视力下降。
（二）体征
1. 眼睑皮肤
化学性眼球损伤，多伴有眼睑皮肤的损伤，表现为潮红、斑丘疹、水疱、水肿、剥脱性皮炎，甚至坏死。

2. 结膜

结膜充血、水肿，严重者苍白（贫血）坏死，晚期可发生眼球粘连，眼缘粘连。

3. 角膜

上皮水肿、剥脱，实质层有不同程度的水肿、混浊、组织坏死脱落。后弹力层皱褶，内皮水肿，角膜溃疡甚至穿孔（酸性物质烧伤可早期发生，碱性物质烧伤多在晚期发生）。

4. 前房

房水混浊，前房积脓、积血等。

5. 不同程度的虹膜睫状体炎和晶状体混浊（酸性物质烧伤较碱性物质烧伤少见）。

6. 继发性眼内炎、继发青光眼及眼球萎缩等（酸性物质烧伤较少发生）。

四、治疗

（一）急救

1. 冲洗

一旦发生化学性眼烧伤，首先要分秒必争，立即充分冲洗，可用自来水、井水、清洁河水、凉开水等充分冲洗患眼约 15 分钟，冲洗时必须开大眼睑，使水直接冲洗眼睛及穹隆部，冲洗必须彻底、干净。然后患者要立即转送至医院进一步治疗。

对受伤后 24 小时内入院患者，无论是否冲洗过，均应立即用生理盐水冲洗，不要因检查而误时（甚至可不做任何检查）。冲洗液不能少于 2 000 mL，冲洗时间不少于 20 分钟，最好用吊瓶，用有冲力的水充分冲洗。一边冲洗，一边去除固体致伤物及坏死组织。必要时可在滴表面麻醉剂后用翻睑钩拉开上下睑，并翻转眼睑暴露上、下穹隆部冲洗，冲洗后用石蕊试纸测试，直到结膜囊 pH 值接近正常为止。

一般酸性物质烧伤可用弱碱性液冲洗，如 2% ~3% 碳酸氢钠等；碱性物质烧伤可用弱酸性液冲洗，如 2% ~3% 硼酸等。这里要注意的是，石灰虽是碱性物质，但不能用酸性溶液冲洗，可用 0.37% 依地酸二钠溶液冲洗，并且必须在角膜和结膜上皮未恢复之前及时应用，才能使眼球表面的石灰残渣溶解而清除出来。冲洗之后仍用 0.37% 依地酸二钠溶液每小时滴眼 1 次，直至角膜和结膜上皮恢复为止。硝酸银烧伤可用盐水冲洗，以便形成不溶性的氯化银沉淀而清除出来。

2. 中和注射

冲洗后，可行中和液球结膜下注射。中和注射可稀释及中和渗入组织的化学物质，使之丧失腐蚀性，停止扩散，保护深部组织不被侵蚀。注射的药液向表层组织扩散，可以挽救已有酸碱存在尚未发生坏死的残部组织。

用作中和注射的药物：酸性物质烧伤用弱碱性药物，如 20% 磺胺嘧啶钠；碱性物质烧伤用弱酸性药物，如维生素 C 注射液。病情重者可重复多次使用。

3. 再冲洗

中和注射后，根据病情，有的需要再冲洗 15~30 分钟，必要时应持续冲洗。

4. 前房冲洗

碱性物质渗透性强，能很快渗透到前房内，引起虹膜睫状体的强烈反应。为去除渗入眼内的化学物质，使眼内恢复正常的酸碱度，必要时行前房穿刺冲洗。前房冲洗一般应在碱性物质烧伤后 1~2 小时进行。否则时间久了，无临床价值。

（二）一般治疗

1. 止痛

为了使患者安静，便于检查和治疗，可局部应用 1% 的丁卡因，口服止痛药、注射止痛剂或行针刺止痛治疗。必要时可行人工冬眠疗法。丁卡因不可多次使用，否则可影响角膜上皮的修复。

2. 抗炎

伤后早期局部滴用 1% 阿托品滴眼液以扩大瞳孔、预防和治疗虹膜炎，并有止痛作用，最好同时滴用消炎止痛药水。

严重的化学烧伤，特别是碱性物质烧伤，应全身应用肾上腺皮质激素，以减轻虹膜睫状体的反应，在角膜上皮已经长好后，为了减少受伤组织的炎症反应和角膜血管新生及肉芽形成等，可局部应用肾上腺皮质激素。

3. 预防感染

局部应用抗生素滴眼液及眼膏，严重病例或体质较差者可同时全身应用抗生素。

4. 改善营养，促进愈合

1）自血疗法：用自血滴眼或球结膜下注射，可供应受伤组织营养，加速其代谢，从而有利于受伤组织修复和再生以及角膜混浊的透明等。

2）复方蜂蜜液滴眼可局部补充葡萄糖。

5. 预防睑球粘连及角膜穿孔

严重的角膜化学性烧伤，结膜已发生广泛坏死，应及时切除坏死组织，早期（伤后 2~3 天）进行黏膜移植，这样可防止碱性物质向深层渗透，防止眼球粘连，改善角膜的营养，促进角膜上皮的愈合。黏膜移植视情况可选择结膜、颊黏膜或口唇黏膜等。

其他预防睑球粘连的方法有消炎眼膏、液状石蜡或鱼肝油精滴眼等。

烧伤早期角膜溃疡变薄有穿孔危险者，应立即行治疗性板层角膜移植术，以防穿孔。

五、护理要点

1. 化学性眼烧伤后现场急救首先要分秒必争，立即用水冲洗，去除致伤物，尽量缩短致伤物与组织接触的时间，减少组织损伤，此乃抢救之关键。冲洗越早，越彻底，预后越好。

2. 重度碱性物质烧伤早期可进行前房穿刺，放出碱性房水，新生房水可起到一定的营养和保护作用。

3. 患眼滴阿托品滴眼液，充分扩大瞳孔，以克服虹膜刺激症状及防止虹膜后粘连。

4. 局部及全身应用抗生素，防止感染。用止痛剂和镇痛剂。

5. 血浆或半胱氨酸等滴眼，有减轻组织水肿、加速组织再生的作用。

6. 石灰烧伤者，常用 0.37% 依地酸二钠滴眼，将石灰中的钙离子析出。由于 0.37% 依地酸二钠溶液为非脂溶性，因此必须在角膜、结膜上皮尚未恢复之前及时应用，才能起到治疗作用。

7. 加强心理护理，创造良好的气氛，疏导鼓励患者等均有助于患者恢复心理平衡，积极配合治疗及护理。加强睡眠、饮食、生活习惯的护理指导，如加强营养、戒除烟酒、预防感冒、保持大便通畅均属必要。

8. 加强教育，严格操作规程，操作时要戴用防护服装、手套和面具。使用各类化学用品的车间、库房、工地要具备清洁的自来水或生理盐水，以便发生事故，立即冲洗。

（王云　刘琳琳　毕潇潇）

第九章　临床常用护理技术

第一节　氧气吸入技术

氧气吸入是一项改善呼吸功能的护理措施，更是一项重要的急救措施。通过给氧，可提高血氧含量及动脉血氧饱和度，纠正各种原因造成的缺氧状态，促进代谢，维持机体生命活动。

一、给氧方法及操作步骤

（一）鼻导管法

鼻导管为一橡胶管，插入的一端有多个小孔。将鼻导管从患者鼻孔经鼻腔底部插入一定深度给氧的方式为鼻导管法。

1. 用物准备

治疗盘内放弯盘，鼻导管，治疗碗，内盛生理盐水，扳手，别针，棉签，胶布。

2. 操作方法

1）向患者解释吸氧的目的：简要介绍插管步骤，告诉患者插管过程中可能稍有不适，望其配合。操作者洗手，检查氧气筒内是否有氧气和有无漏气，并挂上安全标记。

2）安装氧气表：先打开总开关，使小量氧气流出，将气门处的灰尘吹净，随即关好，然后将表向后倾斜，接入气门上，再用扳手旋紧。

3）湿化瓶内冷开水或蒸馏水应为 1/3~1/2。

4）掌握氧气开关方法：关流量表，开总开关，开流量表。

5）连接鼻导管，检查氧气流出是否通畅，全套装置是否漏气，关闭流量表。

6）将备齐的用物和氧气筒推至床旁，向患者做解释。

7）用湿棉签清洁鼻腔，检查鼻腔有无分泌物堵塞及异常。将鼻导管连接于氧气导管上，然后调节氧流量表，成人轻度缺氧者每分钟 1~2 L，中度缺氧者每分钟 2~4 L，严重缺氧者每分钟 4~6 L，小儿每分钟 1~2 L，检查氧气流出是否畅通。

8）将鼻导管前端放入盛有生理盐水的治疗碗中湿润后，从鼻孔轻轻插入 1 cm 左右。

9）观察患者有无不适，然后将导管环绕患者耳部向下放置并调节松紧度，或用胶布将鼻导管固定于鼻翼两侧及面颊部。嘱患者不要张口呼吸，以免影响氧浓度。

3. 鼻导管法的优、缺点

1）优点：操作简便，固定较好不易脱出，适合于持续吸氧患者。并可通过吸入氧流量计算吸入氧浓度，公式为：吸入氧浓度（%）=21+吸入氧流量（L/min）×4。

2）缺点：鼻导管长时间放置会刺激局部黏膜，且易被鼻腔分泌物堵塞，故每 8 小时需更换鼻导管一次。

（二）面罩法

先检查面罩各部功能是否良好，然后将面罩边缘充气，连接呼吸气囊及氧气，打开流量表，流速一般为每分钟 3～4 L。

（三）鼻塞法

用鼻塞代替鼻导管，鼻塞大小以恰能塞入鼻孔为宜。连接鼻塞与长胶管，接通氧气，将鼻塞置于鼻孔。

（四）口罩法

以漏斗代替鼻导管，连接橡皮管，调节好流量。将漏斗置于口鼻处，其距离 1～3 cm，用绷带适当固定，以防移动。此法较简便，且无导管刺激呼吸道黏膜的缺点。但耗氧量大，一般每分钟 4～5 L。多用于婴幼儿及气管切开术后的患者。

（五）氧帐法

氧气帐虽有能控制温度、湿度、氧浓度等优点，但帐内氧浓度不易维持恒定，需定时换气，否则有二氧化碳蓄积之虑。对于高浓度氧治疗的患者，此法常不理想，因为必须给予高流量（大约 20 L/min）才能提高帐内氧浓度，且往往需要 30 分钟才能达到 60%。若氧帐漏气，氧浓度便会下降。同时护理不便，价格昂贵。目前已很少应用。改进式的氧头帐，节省了耗氧量（10～20 L/min），在患者肩部及颈部用胶布固定，使之不漏气，氧浓度可为 60%～70%。但清醒患者不能很好耐受，且有重复吸入、二氧化碳蓄积的缺点，临床上应用亦不广。

（六）氧枕法

以氧枕代替氧气筒，先将枕内充满氧气，枕角的橡胶管连接于鼻导管，输给患者枕内的氧气。适用于短途转运中的重危患者给氧。

（七）人工呼吸机给氧法

此法用于无自主呼吸的危重患者或极度衰竭的患者，控制潮气量及呼吸频率，或虽有自主呼吸，但通气不足需要机械辅助以增大潮气量的患者。使用时需熟悉人工呼吸机的性能与掌握使用方法。

（八）气管插管加压给氧

用于突然呼吸骤停或突然窒息的患者，行气管插管，连接呼吸气囊或呼吸机加压给氧。此法用于紧急抢救的患者。

（九）氧气管道法

氧气管道法是一种用管道供氧的方法。医院设氧气总供应站，通过管道输送到各用氧单位（如急诊室、病室、手术室等）。供应站设总开关、压力表和有关装置，负责供应管理。各用氧单位必须有一般用氧装置，如病室患者用氧，病床床头设一氧气开关，通过湿化瓶，供患者用氧。用时可先打开床头氧气开关，再打开氧气流量开关，调节流量，接上导管供患者用氧，其余方法同鼻导管法。

二、氧气治疗中的注意事项

1. 要有高度的责任心，严格执行操作规程，做好"四防"，即防火、防热、防震、防油。

2. 用氧过程中，需调节流量时，应先分离导管或移开面罩进行调节，防止大量氧气突然冲入呼吸道，损伤肺部组织。

3. 给氧一般应从低浓度、低流量开始（1~2 L/min），尤其肺部疾患所致的呼吸衰竭更为重要，因其常伴有二氧化碳潴留，故在吸氧开始阶段，易引起呼吸抑制。

4. 用氧过程中，要经常观察缺氧状况有无改善，氧气装置有无漏气，是否通畅。持续用氧应经常检查鼻导管管口是否被鼻腔分泌物堵塞，并每 8~12 小时更换导管一次，由另一鼻孔插入，以免局部黏膜因受氧的刺激而发生糜烂。

5. 氧气筒内的氧气压力为 150 kg/cm^2，筒内压力很高，因此在搬运时切勿震动、倾倒撞击，以免引起爆炸。氧气助燃，使用时周围应禁烟火，至少离明火 5 m，离暖气 1 m。氧气表及螺旋口上勿涂油，也不可用带油的手装卸，以免引起燃烧。

6. 氧气筒内氧气不可用尽，压力表上指针降至 5 kg/cm^2 时，即不可再用，以防止灰尘进入筒内，于再次充气时引起爆炸危险。

7. 对未用或已用空的氧气筒，应分别悬挂"满"或"空"的标志，以便于及时调换氧气筒，并避免急用时搬错而影响抢救速度。

8. 给氧是抢救患者常用的技术操作，护理人员不但要熟练掌握给氧的方法，而且要了解氧对人体的重要性和缺氧对人体的危害性，还要善于发现缺氧的早期症状，严格掌握给氧的浓度、流量和时间，做到及时准确地给氧，才能使患者转危为安。

9. 给患者供氧，必须按医嘱执行，不可随意乱用，例如严重的肺源性心脏病合并肺性脑病有 CO_2 麻醉状态的患者，如大量给氧则会抑制呼吸中枢而导致死亡，因此必须慎重。

（方爱　陈晨　刘凤）

第二节　静脉输液港植入技术

静脉输液港植入技术是将一种静脉输液装置即植入式静脉输液港（VPA），简称输液港，植入皮下以长期留置，保证长期静脉输液的技术。该静脉输液装置是留在体内的完全管通道系统。主要由两部分组成：一部分为注射座，置于皮下；另一部分是三向瓣膜式硅胶导管中心静脉。该输液装置使用期限长，可使用 19 年（按穿刺隔膜能让 19 G 的无损伤穿刺针穿刺 1 000 次，蝶翼针连笔使用 7 天来计算）。可用于输注各种药物、补液、营养支持治疗、输血、血样采集等。

一、适应证和禁忌证

（一）适应证

1. 需长期或重复静脉输注药物的患者。

2. 外周血管穿刺困难的患者。

3. 缺乏外周静脉通道。

（二）禁忌证

1. 任何确诊或疑似感染、菌血症或败血症的患者。

2. 患者体质或体型不适宜植入式静脉输液港。

3. 确定或怀疑对输液港的材料有过敏的患者。

4. 经皮穿刺导管植入法禁忌证：①严重的肺阻塞性疾病；②预穿刺部位曾经做过放射治疗；③预插管部位有血栓形成迹象或血管外科手术既往史。

二、静脉输液港穿刺操作规程

（一）评估

1. 评估患者病情、年龄、意识、同侧肢体活动能力、输液港周围皮肤情况，告知患者治疗目的，询问用药史、过敏史等。

2. 静脉用药的目的，药物的量、性质、作用及不良反应。

3. 患者对静脉输液港日常维护的认识、依从性及合作程度。

（二）用物准备

1. 治疗盘内备：治疗包1个，包内含镊子、无菌换药盘、无菌剪刀、孔巾、无菌透明敷贴、无菌棉球（或棉块）、无菌纱布、输液港专用无损伤针、充满无菌生理盐水的10 mL注射器、带有导管夹延长管、肝素帽、无菌（无滑石粉）手套2副、肝素盐水、生理盐水、5%碘伏、75%酒精。

2. 输液泵（必要时）、输液架。

3. 治疗车下层准备以下物品：污物桶3个，一个放置损伤性废弃物（用过的注射器针头等），一个放置感染性废弃物（用过的注射器、棉签等），一个放置生活垃圾（用过的注射器、棉签等外包装）。

（三）环境准备

环境整洁、安静，光线充足或有足够的光照，按需要拉床帘等进行遮挡。

（四）操作步骤

1. 同密闭式输液法。

2. 协助患者取舒适卧位，暴露穿刺部位，评估穿刺部位皮肤情况，必要时使用表面麻醉剂。

3. 打开治疗包，戴手套，应用无菌技术。

4. 将无损伤针接好延长管，用10 mL注射器中的无菌生理盐水排气，然后夹闭延长管。

5. 用75%酒精棉球清洁、脱脂，以输液港为圆心，向外用螺旋方式擦拭，其半径为10～12 cm，待75%酒精干后，再用5%碘伏棉球消毒3次待干。

6. 更换无菌手套，铺孔巾。

7. 用一手找到输液港注射座的位置，此手的拇指与食指、中指形成三角形，将输液港固定，确定此三指的中点。

8. 将输液港拱起，轻柔地从输液港中心处垂直刺入穿刺隔（不要过度绷紧皮肤），直达储液槽基座底部。

9. 依实际情况确定纱布垫的厚度，将剪裁好的无菌纱布垫在无损伤针尾下方，用无菌透明敷贴固定无损伤针，并注明时间。

10. 打开延长管夹子，抽回血，以确定针头位置无误。

11. 用脉冲方式以生理盐水冲洗输液港，夹住延长管并分离注射器，连接输液器，放开夹子输液，调节流速。

12. 连接输液泵压力要小于 25 psi *。

13. 观察注射部位有无渗血、渗液等渗漏现象。

14. 输液完毕，拔除针头后，皮肤穿刺点按压止血，用无菌敷料覆盖。

15. 脱手套，洗手并记录，按医疗垃圾分类处理废弃物。

16. 向患者及家属解释日常护理要点并确认。

（五）注意事项

1. 严格执行查对制度和无菌技术操作规范。

2. 必须选择输液港专用的无损伤针头穿刺。

3. 输注两种有配伍禁忌的药物之间或输液结束后进行冲管，可将输入的药物从导管腔内清除，防止药物间发生配伍禁忌或药物残留。每次输液结束后必须先进行冲管，然后封管。治疗间歇期进行输液港的维护，可防止血流回流，减少血管通路堵塞的危险。

4. 根据患者的情况正确选用冲、封管液体，常用的封管液有：①0.9% 氯化钠溶液，每次 10～20 mL，输液期间每隔 6～8 小时冲管 1 次；治疗间歇期每隔 4 周冲管 1 次。②肝素稀释液，浓度为 100 U/ mL，每次用 2～5 mL，冲管后使用。

5. 使用脉冲式冲管，正压封管法。冲管过程中发现推注不畅顺时，不能强行冲管，以免将血栓推进循环系统中，应查找原因，是否与体位有关，或存在堵管等其他问题。

6. 冲、封管过程中注意观察输液港座周围皮肤有无肿胀、疼痛；患者是否有寒战、发热等不适症状出现。

三、并发症的护理

1. 气胸/血气胸

主要发生在置港过程中，主要为穿刺过程中损伤胸膜或血管破裂出血所致。患者常表现为突发一侧胸痛，有时伴有背痛、呼吸困难、憋气、烦躁。

处理：应立即停止穿刺，给予镇痛、吸氧，酌情给予胸腔穿刺/闭式引流，必要时使用抗生素治疗。置港过程中应安慰患者，指导患者放松双肩，穿刺过程中避免咳嗽，上肢制动，同时注意观察患者呼吸情况。

2. 输液不畅或无法回抽的处理

最常见的表现是回抽无回血或推注阻力很大，不能输液。

处理：明确蝶翼针是否完全穿过硅胶膜进入港座底部，如怀疑是由于蝶翼针插到港

---

* 1 psi = 6.89 kPa。

体侧壁上或是蝶翼针插入过深或过浅导致，则应重新插入；如回抽仍无回血可能是导管末端贴于血管壁上，让患者活动上肢、咳嗽或改变体位，并可注入 5 mL 生理盐水，使导管头端漂浮于血管内，再用 20 mL 注射器回抽，若仍不成功，则可使用纤维蛋白溶解药物（如 5 000 U/mL 的尿激酶，3 mL 静脉注射 20 分钟后回抽，同法应用尿激酶 1 ~ 3 次）。如果导管发生堵塞，不应强行冲洗，因压力过大可能导致导管断裂。

3. 感染

包括局部表现和全身感染。

1）局部感染主要发生在穿刺部位、隧道和囊袋，表现为局部红、肿、热、痛甚至皮下积脓等。

处理：分泌物培养，局部感染部位用碘酒、酒精消毒，更换敷料并可局部使用抗生素。

2）全身感染主要表现为发热、血象升高等，此时需监测外周血与导管血培养，观察生命体征，输液港导管内应用抗生素，必要时全身应用抗生素。

预防：在输液港使用过程中，要严格执行无菌操作及输液港操作规程，进行输液港无损伤针穿刺前注意评估局部皮肤情况，输液前后严格消毒各连接处，长期输液者严格按要求更换无损伤针及敷贴，无损伤针每 7 天更换 1 次，每周更换 1 ~ 2 次敷贴，保持敷贴平整、干燥，固定良好。并注意观察局部皮肤有无红肿，认真听取患者主诉，有无发热等症状。

4. 港外漏

又称旋转综合征，指输液港座偏移原来位置发生倒置或裸露在皮肤外面，主要是由于患者皮下组织的松弛导致港座旋转，脱离原来位置。

预防：手术医生根据输液港的型号分离皮下组织，掌握好皮下埋置的厚度，是可以预防的。护士穿刺前应仔细评估输液港注射座局部皮肤及其形状，如发现皮肤较薄或皮肤异常时停止使用输液港，通知医生，及时处理，可以给予二次缝合或更换港座置入部位。

5. Pinch - off 综合征

又称导管夹闭综合征，主要是由于导管经锁骨下静脉穿刺置管时进入第 1 肋骨和锁骨之间的狭小间隙，受第 1 肋骨和锁骨挤压而产生狭窄或夹闭而影响输液，持续的夹闭活动最终可致导管破损或断裂。导管发生不全断裂，锁骨区域会有液体外渗而引起肿胀和不适，多数表现为液体不滴或滴速减慢，只有患者在胳膊或肩部上抬或保持某种体位时方可输液；导管完全断裂，可表现为无法抽回血，并且推注困难，断裂的末端导管可能会脱落至右心房从而引起突发胸痛，甚至危及患者生命。

预防：关键在于置港时远离锁骨和第 1 肋间的位置，或置港选择颈内静脉或其他静脉穿刺。

6. 液体外渗

输液港液体外渗可以发生在其任何部位，多见于导管与港座相连接处，与术中固定不牢固有关，从而导致导管锁脱落，连接点断裂。另外输液过程中不正当的反复穿刺硅胶膜导致压力过大亦可导致连接部位液体外渗。还有导管头端纤维蛋白鞘形成，逐渐包裹整个输液港导管，造成输液时液体通过纤维蛋白鞘和导管之间腔隙反流导致液体外渗。

预防：由经过培训的医护人员进行输液港的植入及蝶翼无损伤针的穿刺，输液过程中注意观察输液港局部有无肿胀、疼痛，液体有无外渗，询问患者有无憋胀感，如怀疑液体外渗时应立即停止输液，行胸片检查是否异常，防止输液港液体外渗。

7. 导管脱落或断裂的预防与处理

1）预防：①应使用 10 mL 以上注射器，执行各项推注操作。②应正确实施冲、封管技术。

2）处理：①出现导管脱落或断裂时，应立刻通知医生，并安抚患者。②医生根据患者的具体情况采取不同方法，修复或将断裂的导管拔除。

四、健康指导

1. 告知患者按期维护，静脉输液港的维护应由经过专门培训的医护人员进行。

2. 教会患者自行观察输液港注射座周围皮肤情况，保持局部皮肤清洁、干燥，注意观察输液港位置，港体植入处周围皮肤有无肿胀及分泌物，如有异常应及时就诊。

3. 植入部位不能以重力撞击，以免港体移位、翻转或损伤。

4. 避免做可能引起港体周围皮肤张力增大的运动，如上肢的外展及扩胸运动；插针后避免剧烈活动，以防插针脱出、移位。

5. 植入输液港的患者不能接受磁共振检查。

（方爱　吴平霞　孙亚平）

第三节　导尿技术

导尿是由尿道插入一导管至膀胱内，以便引流膀胱内的尿液、滴注药物至膀胱内、固定尿道及预防尿道阻塞的方法。导尿是一种有潜在伤害的操作，应尽量避免使用，必须使用时，要严格掌握无菌技术。导尿的主要危害有：①泌尿道感染，是最常见的导尿并发症。其中以老年人、病情危重者及女性易合并，且发生率与导尿管留置的时间直接相关。②其他，包括下尿路创伤、膀胱张力丧失、膀胱痉挛及形成瘘与溃疡、皮肤完整性受损等。

一、评估患者并解释

了解病情及诊断，估计患者的合作程度；了解患者的导尿目的。

导尿目的：

1. 当其他措施无效时，导尿是解决尿潴留的最后方法。

2. 下腹或骨盆手术前及术中排空膀胱，避免误伤膀胱或术后膀胱减压。

3. 昏迷、尿失禁、会阴或肛门附近有伤口不宜自行排尿者，以保持局部清洁干燥。

4. 为下尿路阻塞或麻痹（神经性膀胱炎）患者提供排尿的方法。

5. 膀胱内注入药物。

6. 测量膀胱容量、压力以及检查残余尿容量，鉴别无尿及尿潴留。

7. 抢救危重或休克患者时，正确了解尿量，以观察肾功能。

二、用物准备

无菌导尿包（小方盘，内盛数个消毒液棉球袋，镊子，纱布，手套，孔巾，弯盘，气囊导尿管，内盛4个消毒液棉球袋，带无菌液体的10 mL注射器，润滑油棉球袋，标本瓶，纱布，集尿袋，方盘，外包治疗巾），弯盘，一次性垫巾或小橡胶单和治疗巾1套，浴巾，手消毒液。

三、实施步骤

1. 女患者导尿术

女性成人尿道短，为4~5 cm，富有扩张性，直径0.6 cm左右，尿道口在阴蒂下方呈矢状裂。

1）在治疗室准备好用物，洗净双手，戴口罩，治疗车推于患者床旁。

2）关闭门窗或用屏风遮挡患者，向患者解释操作目的，取得其合作。

3）站于患者右侧，松开被尾，患者平卧屈膝，将远端裤腿脱下，盖于近侧腿上，远侧用盖被遮挡。

4）将小橡胶单、治疗巾垫于患者臀下，放好弯盘，于近外阴处，消毒双手，核对检查并打开导尿包，一只手戴上手套。

5）外阴初步消毒：用镊子夹取消毒液棉球消毒外阴，顺序如下：阴阜（用棉球一个）、对侧及近侧大、小阴唇（每侧各用棉球一个），最后尿道口。消毒小阴唇及尿道口时需用戴手套的手分开大阴唇，用过的棉球置于弯盘内，消毒完毕脱下手套置于弯盘内并将其移至床尾处。

6）消毒双手后检查导尿包，在患者两腿之间打开导尿包，打开治疗巾形成无菌区。

7）戴好无菌手套，将孔巾铺在患者外阴部，以扩大无菌区。

8）将一弯盘移至会阴下方，用润滑油棉球润滑尿管前端，按需要连接集尿袋的引流管，同时将消毒液棉球夹到弯盘内。

9）将无菌纱布叠放于阴唇上方，左手拇指、食指分开小阴唇，暴露尿道口，右手持镊子夹消毒液棉球消毒，由内向外，分别消毒尿道口、双侧小阴唇、尿道口，自上而下各用一棉球擦洗消毒，尿道口消毒2次。每个棉球只用一次，用后污棉球放于床尾弯盘内。

10）嘱患者张口呼吸，右手持镊子将尿管对准尿道口缓缓插入4~6 cm，见尿液流出后再插入1 cm左右，松开左手，固定导尿管，使尿液流入弯盘，若需做培养，用无菌标本瓶留尿后盖好瓶盖。将弯盘内的尿液倒入量杯，观察尿液性质。

11）导尿完毕，用纱布按在尿道口，轻轻拔出导尿管，擦净外阴，撤去洞巾，脱去手套，消毒双手后协助患者整理衣服被褥，安置患者休息。

12）如需留置导尿者（应先剃去阴毛），尿管末端反折，用无菌纱布包好，用胶布固定尿管。必要时记录尿量及尿液性质。

2. 男患者导尿术

男性成人尿道长 18～20 cm，有 2 个弯曲，即活动的耻骨前弯和固定的耻骨下弯，3 个狭窄部，即尿道内口、膜部和尿道外口。

1）物品准备：治疗碗内放置无菌纱布一块，其余同女患者导尿术。

2）操作方法

（1）初步消毒前操作步骤同女患者导尿术。

（2）术者站于患者右侧，一手持镊子夹取消毒棉球依次消毒阴阜、阴茎、阴囊，然后戴手套的手用无菌纱布裹住阴茎将包皮向后推，暴露尿道口，自尿道口向外向后旋转擦拭尿道口、龟头及冠状沟。

（3）将污棉球、纱布置弯盘内，移至床尾，脱下手套。

（4）消毒双手后打开导尿包和治疗巾，戴好手套，铺孔巾时，铺在外阴处并暴露阴茎。

（5）按女患者导尿术中准备用物后再次消毒，一手用纱布包住阴茎向后推，暴露尿道口，另一手以镊子夹消毒棉球再次消毒尿道口、龟头、冠状沟。污棉球、镊子放床尾弯盘内。

（6）插管时将阴茎提起与腹壁成 60°角使尿道耻骨前弯曲变直，用镊子夹尿管头端，另一端留在弯盘内，将尿管缓缓插入 20～22 cm，或见尿后再插入 1～2 cm。若插管时遇有阻力，可能系肌肉收缩所致，可稍停片刻，嘱患者做深呼吸，再徐徐插入，切忌暴力，以免损伤尿道黏膜。视病情需要，留取标本，以备送检。

（7）导尿完毕，取出尿管，用纱布擦净尿道口，整理用物，穿好衣裤，安置患者休息。

（8）如需留置导尿管者，用蝶形胶布固定尿管，尿管末端反折，用无菌纱布包裹。

四、注意事项

1. 用物必须严格消毒灭菌，并按无菌操作进行，杜绝医源性感染。

2. 保持导尿管的无菌，为女患者导尿时，如误入阴道，应更换导尿管重新插入。

3. 插管时，动作要轻柔，以免损伤尿道黏膜。

4. 遇尿道狭窄患者，可选用新的小号导尿管，变换方向试插，亦可用注射器自导尿管注入液状石蜡，增加润滑度，以增加成功率。尿道痉挛者，可注入 2% 普鲁卡因 2 mL，5 分钟后再行导尿。

5. 膀胱高度膨胀患者及极度衰弱者，首次放尿不应超过 1 000 mL。因大量放尿，可导致腹腔内压力突然降低，大量血液滞留于腹腔血管内，引起血压突然下降，产生虚脱。另外，膀胱突然减压，可引起膀胱黏膜急剧充血，发生血尿。

6. 导尿前，应向患者了解有无尿道狭窄和损伤史，并注意选择导尿管。

7. 留置导尿者，应注意尿道口护理，应用抗生素，进行膀胱冲洗，减少感染机会。

（陈文渊　韩楠　李凤莲）

第四节 导尿管留置技术

导尿后将导尿管保留在膀胱内,以引流尿液,避免多次插管引起感染以及反复插管造成患者的痛苦。

(一)护理评估

下列情况均需留置导尿管。

1. 抢救危重、休克患者时,需正确记录尿量、比重,借以观察病情。

2. 盆腔脏器手术前,行导尿术并留置导尿管,使膀胱空虚,有利于手术并避免术中误伤膀胱。

3. 某些泌尿系统的脏器手术前导尿并留置导尿管,便于术后持续引流和冲洗,并可减轻手术切口的张力,有利于愈合。

4. 昏迷、尿失禁或会阴部有损伤者,留置导尿管,以保持会阴部清洁、干燥。

(二)用物准备

除导尿用物外,另备一次性无菌集尿袋(引流袋)、胶布、橡皮圈、安全别针。

(三)实施步骤

1. 常规导尿法前剃去阴毛,以便于固定导尿管。

2. 按导尿术导尿。

3. 见尿液后再插入 7~10 cm,夹住导尿管尾端,连接注射器根据导尿管上注明的气囊容积向气囊注入等量的无菌溶液,轻拉导尿管有阻力感,即证实导尿管固定于膀胱内。

4. 导尿管固定后将导尿管末端和玻璃接管相连,接管另一端和橡胶引流管相连,引流管末端置于集尿袋中,用安全别针固定橡胶管于床单上,橡胶管需留有一定长度,防止患者翻身时将导尿管拉出。

(四)评价

1. 指导患者注意保持尿液引流通畅,避免因尿管脱出、受压、扭曲、堵塞等,影响尿液引流。为防止感染,可用无菌生理盐水冲洗膀胱,每日两次。

2. 集尿袋内尿液应及时倾倒,引流管和集尿袋应保持清洁,定时观察和记录尿量、颜色、比重、性状,如有异常及时送检并报告医生及时处理。

3. 保持尿道口清洁,防止逆行感染。每日清洁消毒一次,男患者尿道口周围涂抗生素药膏,女患者加强会阴部护理,固定尿管的胶布保持清洁。

4. 每周更换导尿管一次(更换前排空膀胱,休息 4~6 小时再行插入),玻璃接管、橡皮管、集尿袋每周更换或消毒一到两次。

5. 长期留置导尿管的患者,应鼓励患者多饮水及经常更换卧位,以防产生泌尿系结石。要定时服用氯化铵、维生素 C 等,免使尿液变为碱性。及时反映各种异常感染如烧灼、疼痛等膀胱激惹症状，观察引流出尿液的质和量并及时记录。如男性患者尿道口有脓性分泌物时，可用手自阴茎根部向前轻轻按摩，以利于尿道分泌物排出。

6. 长期持续引流的患者，定时做间歇性引流夹管，预防膀胱因无尿液充盈而致痉挛，并可锻炼膀胱反射功能。

（颜靓靓　吴华凤　王云）

第五节　内镜检查技术

一、支气管镜检查术

支气管镜检查是呼吸内科重要的诊断和治疗技术。现在电视支气管镜已逐渐取代传统的纤维支气管镜，电视支气管镜能获得优秀的支气管内图像，且能以多种数字化形式储存，并可用作教学活动。现对支气管镜临床应用的适应证、禁忌证和有关操作与护理问题做扼要叙述。

（一）适应证

1. 不明原因的咯血，尤其是 40 岁以上者，持续 1 周以上的咯血或痰中带血。支气管镜检查有助于明确出血部位和出血原因。在大咯血时一般不宜进行检查，痰中带血时检查易获阳性结果。

2. 不明原因的慢性咳嗽，支气管镜对于诊断支气管结核、气道良性和恶性肿瘤、异物吸入等具有重要价值，但对支气管扩张等慢性炎性疾病的诊断价值受到限制。

3. 不明原因的局限性哮鸣音，支气管镜有助于查明气道狭窄的部位及性质。

4. 怀疑有基础疾病（如肿瘤致气道阻塞）的肺炎患者或肺炎与其他疾病（如肺结核）的鉴别诊断。

5. 对于经其他检查不能明确原因的胸腔积液应考虑行支气管镜检查，有时可发现气道内的新生物。

6. X 线检查发现纵隔及肺部有阴影，但性质不明，需确定部位或进行活检等。

7. 痰内找到分枝杆菌及瘤细胞，而 X 线检查不能定位者。

8. 需分别收集各段、叶支气管分泌物或活检标本，做细胞学、细菌学、病理学、生化、免疫检查者。

9. 经支气管进行肺穿刺者。

10. 支气管、肺部治疗效果的随诊观察。

11. 咯血、支气管异物、支气管淹溺、支气管内分泌物堵塞等局部治疗，激光或高频电刀治疗肿瘤或肉芽肿。

（二）禁忌证

1. 严重心、肺功能不全。

2. 全身情况极度衰竭。

3. 恶性病变颈椎转移。

4. 有凝血异常的血液系统疾病。

5. 主动脉瘤有破裂危险者。

6. 上呼吸道及肺部有急性炎症；有精神病不能配合者。

7. 大咯血患者、喉及气管狭窄时应慎重。

（三）术前准备

向患者说明检查用意，做好患者思想工作，解除其顾虑，取得合作。详细了解病情，如病史、体检、胸片、心电图、血气分析及肺功能等情况，有目的地进行检查。检查前禁食 4 小时，检查前 15 分钟肌内注射阿托品 0.5 mg、地西泮 10 mg，去掉义齿。备齐药品及用物，如纤维支气管镜、吸引器、冷光源、活检钳、细胞刷、注射器、喉头喷雾器、药物（2% 利多卡因、阿托品、地西泮、肾上腺素、生理盐水、抢救药品）及抢救物品。

（四）操作方法

1. 麻醉

用 2% 利多卡因麻醉咽喉部后，在支气管镜引导下用利多卡因在气管内麻醉，总量一般不超过 15 mL。

2. 体位

多选用仰卧位，病情需要者亦可选用半卧位或坐位。

3. 插入途径

一般经鼻或经口插入。

4. 直视观察

应有顺序地全面观察可见范围的鼻、咽、气管、隆突和支气管，然后再重点对可疑部位进行观察。必须重视对亚段支气管的检查，以免遗漏小的病变。

5. 活检

在病变部位应用活检钳夹取组织，应尽量避开血管，夹取有代表性的组织。活检出血时可用下列方法止血：

1）经支气管镜注入冰盐水。

2）经支气管镜注入稀释的肾上腺素（肾上腺素 2 mg 加入生理盐水 20 mL 内，每次可注入 1~2 mL），或稀释的麻黄碱。

3）经支气管镜注入稀释的凝血酶（凝血酶 200 μg 加入生理盐水 20 mL 内，该制剂绝对不能注射给药）。

4）必要时同时经全身给止血药物，此外，出血量大者尚可进行输血、输液等。

5）支气管镜的负压抽吸系统一定要可靠有效，以保证及时将血液吸出，不使其阻塞气道。

6. 刷检

对可疑部位可刷检送细胞学检查，同时行抗酸染色以寻找分枝杆菌，尚可用保护性标本刷获取标本做细菌培养。

7. 冲洗、留培养标本

可注入生理盐水 20 mL 后经负压吸出送细菌培养、结核分枝杆菌培养和真菌培养。

8. 治疗

对感染严重、分泌物黏稠者可反复冲洗以达到清除脓性分泌物的目的，并可局部注入抗生素，配合全身给药治疗。

（五）注意事项及护理

1. 要严格掌握适应证。

2. 低氧血症患者，术前应吸氧 15～30 分钟，术中吸氧，若 $PaO_2 < 50$ mmHg 要慎重。

3. 按规程操作，不能粗暴，如插入纤维支气管镜过分用力或用力方向不正确。

4. 年龄 >50 岁有心律失常的患者，急诊纤维支气管镜检查时，应进行血气分析和心电图监测。

5. 术后 2 小时禁食禁水，尽量少说话，避免声音嘶哑。

二、上消化道内镜检查

上消化道内镜包括食管、胃及十二指肠的检查，亦称胃镜检查。

（一）适应证

1. 凡有上消化道疾病症状，经一般检查未能确诊者。

2. 经 X 线钡餐检查发现有溃疡、微生物、腔型狭窄或僵硬，需行内镜检查证实。

3. 上消化道大出血，急诊内镜检查确定出血病因，并进行内镜治疗。

4. 需要进行内镜治疗者。

5. 需要随访的病变如萎缩性胃炎伴不典型增生或肠化生。

6. 身体其他部位发现转移癌怀疑来自上消化道者。

（二）禁忌证

1. 严重心脏病，如重度心功能不全、活动期心肌梗死、严重心律失常、严重高血压未予纠正者。

2. 严重的呼吸衰竭、哮喘者。

3. 精神失常不能配合者。

4. 腐蚀性食管炎、胃炎的急性期者。

5. 降主动脉病患者。

6. 多种咽喉部疾患，影响内镜插入者。

（三）内镜检查前准备及护理

1. 对患者做好解释工作，说明检查的目的和过程，取得患者的合作。

2. 检查当天需禁食 6 小时，如有幽门梗阻，则停止进食 2～3 天，必要时洗胃。

3. 术前给予咽部麻醉剂，减少咽喉反应，有利于内镜顺利插入，对精神紧张的患者术前 15 分钟可肌内注射地西泮 10 mg；为减少胃肠蠕动，术前 10 分钟可肌内注射山莨菪碱或阿托品。

4. 患者取左侧卧位，松开领扣和腰带，如有活动性义齿应取出。

（四）操作方法

上消化道内镜检查有单人操作及双人操作法。单人操作更简便、安全。方法如下：嘱患者咬住口圈，操作者站于患者左侧，左手持操作部，右手握住镜身前端，沿着舌根的弯曲度顺利向下推进，到达近食管入口部时，嘱其做吞咽动作，轻轻推进内镜，勿暴力推进，在内镜插入食管后，一边推进，一边先做大致观察，退镜时再做细致观察。内镜的定位观察：食管的定位为内镜视野上方为小弯，下方为大弯，左侧为前壁，右侧为后壁。

（五）并发症

虽已证实内镜检查有很高的安全性，但也会发生一些并发症，严重者可导致死亡。

1. 心血管意外

内镜检查可诱发心绞痛、心肌梗死、心律失常、心搏骤停。

2. 吸入性肺炎

由于吸入唾液或局部麻醉、外伤产生轻度、暂时的咽部运动功能失调。

3. 菌血症、感染或败血症。

4. 穿孔

由于操作粗暴，盲目插镜引起损伤，穿透性病变注气过多，胃内压力过高。

5. 其他

还可见下颌关节脱臼、喉头痉挛、内镜嵌顿黏膜撕裂、脑出血、腮腺肿大等。

（六）术后护理

检查完毕，患者最大不适是咽喉部疼痛和上腹部胀气，休息后可自行恢复。但护士应注意观察以下几点：

1. 咽喉部麻醉 1～2 小时消失，为避免食物误入气管，应在检查后 2 小时方可进食。静脉麻醉者需留观至清醒为止。

2. 凡给予活检者，术后嘱进软食，并注意观察大便颜色及有否腹痛等症状。

3. 嘱患者不能用力反复咳嗽，以免损伤咽喉部黏膜而引起出血。

4. 注意观察术后并发症的发生，发现有严重并发症如心脏意外、消化道穿孔、严重感染等，应及时报告医生并协助处理。住院患者应注意做好观察，对门诊患者应向患者或家属交代术后注意事项，如有异常，立即就诊。

三、胸腔镜检查

虽然胸腔镜的临床应用有近 90 年的历史，但是由于早期胸腔镜视野狭小，光线微弱，器械简陋，使该技术长期停留在分离胸膜粘连和肺、胸膜活检等简单的手术操作水平。近几年来，电视摄像技术的引入和内腔镜手术器械的发展，大大地推动了胸腔镜外科更广泛的临床应用，胸腔镜手术适应证不断扩大。从开始较为简单的肺大疱切除术到几年后的肺叶及全肺切除术，发展非常迅速。最近，已有人使用胸腔镜在冠状动脉搭桥术等心脏外科领域做了一些有益的尝试。但是，应该指出的是，现代胸腔镜外科发展历史很短，手术操作技术和术式尚不成熟。与常规开胸手术比较，某些手术的优越性和手术效果仍然需要经过长时间的临床观察才能得出结论。

（一）诊断性胸腔镜手术适应证

1. 胸膜疾病

胸膜疾病的诊断性胸腔镜手术包括：①不明原因的胸腔积液；②性质不明的胸膜占位性病变。胸腔镜除可以直接观察病变外，还可以切取较大标本送检，并结合肉眼和镜下观察得出明确诊断。同时，可以根据胸膜占位性病变的性质、范围选择治疗方法。

2. 肺疾病

肺疾病的胸腔镜诊断包括：①弥漫性实质性肺疾病；②周围型肺癌。

3. 胸内恶性肿瘤

胸内恶性肿瘤，如肺癌、食管癌、纵隔恶性肿瘤，术前的胸部 X 线和 CT 检查常不能准确预测肿瘤的分期和手术切除的可能性。此类患者可以先行胸腔镜手术探查。

4. 心包疾病

心包疾病主要表现为心包膜增厚性改变或心包积液，常有明确的病因。但少数患者病因不明，需行心包活检术。胸腔镜可以显露大部分心包，切取心包组织、收集心包积液送检，获得明确诊断。

5. 严重胸外伤

在严重胸外伤并发有血、气胸的患者，判断有无进行性胸内出血或者气管、大支气管壁有无损伤时常发生困难，往往需要放置胸腔闭式引流后观察数小时，甚至数天后方能确定。胸腔镜手术可以及时探明出血的部位和严重程度以及气胸发生的原因。

（二）治疗性胸腔镜手术适应证

1. 胸膜疾病

1）局限性胸膜肿瘤：局限性胸膜肿瘤，如胸膜间皮瘤、胸膜转移瘤等，未侵及胸壁及邻近器官者，可以经胸腔镜将胸膜病变完整切除而达到治疗的目的。

2）恶性胸水：经胸腔镜进行胸膜固定术可以抑制胸水的产生，减少体液丢失，缓解心、肺压迫症状。此类患者宜早期手术。晚期常因增厚的纤维膜包裹肺组织难以剥离，术后肺不能复张，与胸膜粘连而导致手术失败。

3）急性脓胸：胸腔镜手术可以进行脓胸清创，清除胸内纤维膜和脓苔，消除残腔，并且可以选择适当部位放置冲洗引流管，供术后脓腔冲洗和引流，加快脓腔的闭合，促进脓胸的痊愈。

2. 肺疾病

1）自发性气胸：自发性气胸发作 2 次以上和长期气胸不愈者（3 天以上）为胸腔镜手术适应证。

2）肺良性疾病：肺脏良性肿瘤，如肺错构瘤、肺腺瘤病、肺炎性假瘤以及肺结核瘤、支气管扩张症等，可以经胸腔镜行肺楔形切除术或肺叶切除手术。

3）肺转移癌：单发的肺转移瘤，或病灶呈多发但局限于一叶者，为胸腔镜肺楔形切除术或肺叶切除术的手术适应证。

4）肺癌：早期的原发性肺癌，可考虑行胸腔镜肺叶或全肺切除术。但是因为经胸腔镜行淋巴结清除仍有一定难度，其远期效果尚待临床进一步观察，故应慎重选择。

3. 纵隔肿瘤

纵隔良性肿瘤，如胸腺瘤、畸胎瘤、心包囊肿及神经源性肿瘤，均可以经胸腔镜切除。但是，如果肿瘤体积过大，则肿瘤基底部因显露不良而不易剥离。过大的肿瘤切除后需破碎后方能从胸腔取出，易污染胸腔。所以手术选择直径 <6 cm 的肿瘤为宜，或辅以小开胸切口，切除及取出肿瘤。

4. 食管疾病

1）食管良性肿瘤：食管良性肿瘤，即食管平滑肌瘤，可以行胸腔镜食管肿瘤摘除术。

2）贲门失弛缓症：贲门失弛缓症可经胸腔镜行食管下段肌层切开术，伴有反流者，可同时行抗反流手术。

3）食管癌：食管癌三切口切除术，胸段食管可经胸腔镜游离。此方法适用于肿瘤周围组织无粘连浸润，无淋巴结转移的早期食管癌。

5. 心脏疾病、心包积液

心包炎、恶性肿瘤侵及心包所致的心包积液，可以经胸腔镜行心包开窗术，将心包积液引流至胸腔，以缓解心脏压塞症状。

1）动脉导管未闭：动脉导管未闭可以经胸腔镜施钛钉夹闭治疗。有人认为此手术适宜于 7 岁以下小儿，年龄较大者或成人动脉导管管壁弹性较差甚至硬化，用钛钉夹闭时，易切割血管壁，造成术中大出血。

2）冠心病：近来已有人报告在胸腔镜辅助下，小切口行冠状动脉搭桥术，此手术适用于左冠状动脉单支病变，用左乳内动脉搭桥。因操作技术目前尚未完善，有待于临床进一步研究探讨。

（三）胸腔镜手术禁忌证

1. 肺功能严重损害者，如通气储量 <60%，术中不能耐受单肺通气，术后易发生呼吸衰竭，应视为手术禁忌证。

2. 并发有严重心脏疾病者，如不稳定型心绞痛近期内（3 个月内）有心肌梗死发作史，严重的心律失常如频发室性期前收缩，各种原因引起的心功能不全（Ⅲ级以上），应暂缓手术，经内科积极治疗，病情稳定后再考虑手术。

3. 既往有同侧胸部手术史或者胸腔感染史，尤其是曾经行胸膜固定术，胸膜肥厚粘连严重者，为胸腔镜手术禁忌证。

4. 年龄 <6 个月，体重 <8 kg 的小儿患者，因呼吸频率快，肺不能很好地萎陷，而影响手术野的显露，不宜行胸腔镜手术。

（四）胸腔镜的手术器械

早期胸腔镜手术器械很简陋，除直视胸腔镜外，仅有分离器、探针、活检钳等几种简单的器械。现代内腔镜外科引入了高清晰度的摄像技术，大大开阔了手术者的视野，再加上内镜自动缝合切割器等手术器械的问世，极大地简化了内镜下的手术操作，使得完成。

1. 摄像及光源系统

胸腔镜摄像及光源系统包括胸腔镜、摄像头、转换器、监视器、光缆及光源等。标准的胸腔镜身，长度为 30 cm，直径为 10 mm，镜面分 0°或 30°两种，视角为 70°。小儿用胸腔镜可以选择直径 5 mm 镜身，另有一种前端可弯曲 90°的镜身，通过转动手柄，调节视野角度，扩大了手术野的可视范围。带操作孔的镜身称为操作镜，适用于胸膜、肺活检术及胸交感神经切除术等简单的手术操作。摄像系统的优劣主要在于其分辨率的高低，分辨率越高，图像越清晰。目前临床多使用二维图像摄像系统，给精细的手术操作带来诸多不便，现已推出了三维摄像系统，使手术者在立体图像下操作，为内腔镜手术更为精确的操作创造了条件。

2. 手术器械

胸腔镜手术需配备包括套管、牵引、分离、剪开、切割、缝合、施夹、电灼活检、冲洗吸引等不同功能的器械，有反复使用和一次性使用两种。前者为不锈钢制成，可以反复消毒灭菌使用，后者部分部件为塑料制品，仅为单次使用。一些器械，如内镜自动缝合切开器、圈套器等只有一次性使用一种。术者可以根据不同情况分别选用。

1) 套管：胸腔镜手术一般使用开放性套管，有 5 mm、12 mm 等不同规格。术者应根据手术所用的器械外径选择。成人多采用 12 mm 套管，小儿可选用 5 mm 套管，原则上尽量选择较细的套管，以减少肋间组织的损伤。另有一种椭圆形软套管，其形状是根据肋间组织的解剖特点而设计，在不增加肋间组织损伤的同时扩大了手术入路，方便了手术器械的置入和操作。

2) 抓钳和分离钳：胸腔镜抓钳与腹腔镜大致相同，术中作抓持、牵拉组织之用。因胸内组织器官较脆弱，以选择细齿抓钳为宜。牵拉肺组织最好使用内镜肺叶钳，以免撕裂肺组织造成漏气、渗血。头端渐细且有一定弧度者为分离钳，作分离组织之用。术者可根据手术操作需要选择。

3) 圈套器：圈套器为一次性使用的血管结扎器，其前端为一预制好的套环，尾端牵拉时，利用中空推杆推动套结将其扎紧，适用于较细小的血管和肺大疱结扎。但基底较大的肺大疱结扎时，在术毕膨肺时有可能使结扎线滑脱。

4) 内腔镜自动缝合切开器：内腔镜自动缝合切开器为胸腔镜手术中必备的一次性器械。其前端设计 4~6 排缝钉，排钉中部可推进切割刀片，当扣动扳机时，排钉夹闭组织，同时刀片沿排钉将已钉合的组织切开。该器械最初为腹腔镜手术中切割和吻合胃肠道而设计，后引用到胸腔镜手术中，用来切割肺组织、肺门大血管和支气管。其可以更换钉仓并击发 8~10 次。切割长度有 35 mm、45 mm 和 69 mm 等不同规格。不同规格的钉仓又分别有蓝色、绿色和白色三种，蓝色钉仓适用于缝合切割较厚的组织，如肺、支气管、胃和食管等；绿色钉仓适合厚组织，如胃空肠吻合；白色钉仓适用于缝合切割较大血管及较薄的组织。

3. 手术室的布置和手术器械的准备

1) 术者和器械护士一般位于手术台左侧，第一、二助手站手术台右侧。亦可根据习惯或术中需要交换位置。

2) 胸腔镜摄像和光源系统必须使用单独插座，并保证畅通。避免手术操作中电源突然中断而发生手术意外。

3) 术前一日应检查仪器设备是否完好，并根据不同手术，挑选手术器械消毒备用。不锈钢手术器械可以用高温高压消毒灭菌，塑料器械可以选择甲醛熏蒸消毒或消毒液浸泡消毒。

4）器械护士和巡回护士应熟悉仪器设备的调试方法和手术器械的使用方法，以配合手术顺利完成。

5）除准备胸腔镜手术的器械和设备外，需准备常规开胸手术器械包，以备中转开胸之用。

（五）胸腔镜手术的麻醉与监护

胸腔镜手术对麻醉的要求较高，除普通胸外科手术要求外，术中要求行单肺通气以增加操作空间，保证手术野开阔。循环、呼吸需保持平稳，特别要防止低氧血症的发生。为保证患者术中安全需进行必要的监测。

（六）胸腔镜手术的麻醉方法

胸腔镜手术皆需在全身麻醉下进行，与普通胸外科手术的麻醉并无明显区别。

（七）并发症及其护理

1. 低氧血症

胸腔镜手术要求全身麻醉健侧单肺通气，若患者术前即有呼吸功能不全，或麻醉时气管插管不当，健侧肺通气不良，术中易发生低氧血症，表现为动脉血氧分压和血氧饱和度持续下降。低氧血症易发生心、脑并发症，麻醉师需间断双肺通气，而过于频繁的双肺通气影响手术操作，甚至因此而中转开胸。为防止术中低氧血症的发生，术前应充分评估患者的呼吸功能，尤其是健侧肺功能。如肺功能损害主要在健侧肺，估计患者不能耐受健侧单肺通气，应视为手术禁忌。术中麻醉插管应力求准确无误，以保证健肺通气良好。必要时可以提高吸入氧浓度，使用呼吸末正压或呼吸道持续正压方式改善通气功能，纠正低氧血症。

2. 套管损伤

在插入胸腔套管时，因胸膜粘连或用力过猛，会将套管内芯刺入肺组织，造成组织裂伤而发生出血和漏气。小量的出血和漏气不需特殊处理，较大的出血和漏气需行肺修补术。术者最好选择内芯前端圆钝的塑料套管。插入第一套管前，先嘱麻醉师行健侧单肺通气，并使患侧支气管与大气相通。切开皮肤后，止血钳钝性分离肋间肌时动作要轻柔。当止血钳刺破胸膜时，患侧肺因弹性回缩而很快萎陷，然后再插入套管。若怀疑胸膜粘连，应在止血钳刺破胸膜后，先插入手指探查并用手指分离粘连。其余的套管应在胸腔镜监视下置入，这样可以避免套管造成的肺损伤。胸腔置入套管时易发生的另一种损伤是肋间血管破裂出血。因为后外侧胸壁肋间隙较窄，所以肋间血管损伤多发生在腋后线附近的套管切口。术者应在肋间隙的中点分离肋间肌并选择较细的套管置入。一旦发生出血可先利用套管压迫止血，待手术后再仔细检查，如套管压迫下仍有活动性出血，则需先行止血，电灼或施钛钉止血。必要时扩大切口，缝合血管止血。另外，由于套管壁的压迫可致肋间神经损伤，造成术后该肋间神经感觉分布区域的麻木和疼痛。除手术尽量选择较细的套管外，还应避免过度扭动套管，减少套管壁对肋间神经的挤压和捻搓损伤。肋间神经损伤所致的胸壁疼痛，一般在1个月内自行缓解，疼痛显著者可给予止痛药对症处理。

3. 胸腔内组织和器官的误伤

因为内腔镜手术是通过二维间接图像进行远距离操作，术者在掌握操作的距离和幅度方面有一定的难度，术中易因动作幅度过大，角度和方向不当发生组织或器官的损伤，严重者可发生大出血而被迫中转开胸。所以，术者应经过正规的内镜操作训练，掌握内镜手术操作技巧。初开展者应在电视监视下插入手术器械，以免因插入方向不对刺破胸内组织器官。电灼器脚开关应由术者掌握，电灼器暂不使用时需退出胸腔，避免因术者与助手配合不当或误踏开关造成误伤。

4. 手术器械故障

胸腔镜手术对手术器械的依赖性很强，因为手术器械故障而发生的组织损伤或出血是胸腔镜所特有的手术并发症，尤其是一次性自动缝合切开器，由于其设计和材质的原因易发生损坏。若钉合失灵，击发后，未钉合的组织或血管被切开而发生出血，这在切断肺门部大血管时尤为凶险，一旦发生易导致不可避免的大出血。所以使用前应该掌握该器械的性能及操作方法，根据所切割组织的厚度选择不同的型号，处理肺门血管最好使用新开启的器械，以保证手术安全。当缝合切开肺组织，器械失灵而不钉合时，应尽快使用肺叶钳或卵圆钳夹持肺残端，然后使用新的缝合器或者直接缝合修补肺组织。若有肺门大血管出血，应使用无创性血管钳夹闭，并迅速中转开胸止血。有人提出在处理肺血管时先将切割刀片取出，待击发后确认钉合无误，再将血管切开，可以防止因自动缝合切开器失灵造成大出血。

5. 心律失常

心律失常也是胸腔镜手术常见并发症之一。术中刺激迷走神经可以发生心动过缓。麻醉过浅、二氧化碳潴留及纵隔移动均可导致窦性心动过速。术中、术后缺氧可诱发心房颤动。在心脏周围使用电灼器有可能发生严重的心律失常，如窦性心动过速甚至心室颤动。在心包开窗时，电灼心包、膈神经或心脏，易发生心室颤动。所以手术中应尽量避免刺激迷走神经。使用双极电灼器可减少室性心动过速、心室颤动的发生率。在心包开窗术中，预置除颤电极，以便在心室颤动发生后及时除颤。术中、术后加强呼吸管理，避免低氧血症和二氧化碳潴留，也是减少心律失常并发症的有效措施。

6. 复张性肺水肿

复张性肺水肿常发生在手术后期或术后早期，肺大疱并发自发性气胸患者发生率较高。其发生机制目前尚不清楚，有人认为肺长时间萎陷后，突然膨胀，导致反射性肺毛细血管通透性增加，继而发生肺水肿，也有人认为与胸膜固定时使用滑石粉导致过敏反应有关。表现为患侧肺通气后，经气管插管吸出或咳出大量粉红色泡沫样痰，听诊有啰音，X 线检查示患侧肺大片状云絮样密度增高影。手术中患侧肺间断缓慢的通气可减少复张性肺水肿的发生率。治疗可采用呼吸正压通气，并经静脉注入地塞米松 10 mg，呋塞米 20 mg，多数患者可在数小时内缓解。

7. 术后出血

胸腔镜术后出血常见原因为套管切口出血、粘连剥离面渗血、电灼结痂或结扎线脱落出血。术中应严密止血，必要时扩大切口止血，确认无活动性出血后方可结束手术。术后监测血压脉搏变化及胸腔引流量。少量渗血可给予止血药对症处理。若有进行性出血，应再次胸腔镜探查止血。

8. 肺漏气

胸腔镜手术中，使用自动缝合切开器处理肺或支气管残端，一般不会发生气胸。如器械型号选择不当，特别是切割肺组织过厚时，有可能因钉合不良或排钉边缘肺组织撕裂而发生气胸。另外，若有胸膜粘连、分离中层次不清，也易伤及肺组织。所以术中应注意选择适合型号的自动缝合切开器，并且仔细操作，尽量避免不必要的损伤。术后小的气胸可推迟拔胸管时间，待其自行修复。若漏气严重，可考虑再次胸腔镜修补肺组织。

9. 感染

由于胸腔镜手术创伤小，术野暴露较少，胸腔及切口感染发生率较开胸手术明显降低。但是摄像系统及一些手术器械由于设计和材料等原因不能进行高温高压消毒灭菌，多数医院不具备先进的照射消毒设施，手术器械仅能使用消毒液浸泡或甲醛消毒。如果手术器械消毒处理不当，难免发生手术野的污染或传染性疾病的传播。因此，术后手术器械应使用大量清水刷洗，洗净后晾干备用，使用前严格按规定消毒，以杜绝手术野的污染，避免术后感染的发生。一旦发生胸腔或切口感染，治疗与开胸手术相同。

四、纵隔镜检查

纵隔镜为一类似胸腔镜之金属制短管直镜。Carlens 于 1959 年提倡用纵隔镜检查，其主要适应证是查明肺癌病例是否已有纵隔淋巴结转移，为肺癌分期诊断和制定治疗方案提供重要参考资料。此外，对不明原因的肺门和纵隔淋巴结肿大病例，经过检查可能明确病变性质，得到诊断。

（一）适应证

主要适应证为肺癌患者检查判断纵隔淋巴结有无转移；另外，对纵隔肿物可进行活检，明确病理学诊断。包括诊断和治疗两方面。

1. 诊断性适应证

1）纵隔淋巴结活检。

2）原发性肺癌。

3）转移性肿瘤。

4）食管癌。

5）头颈部肿瘤。

6）淋巴瘤。

7）炎性和肉芽肿性疾病，如结节病、结核病。

8）肺尘埃沉着病。

9）纵隔肿瘤、囊肿和异位器官：如胸腺瘤、水囊状淋巴管瘤、间皮囊肿和支气管囊肿、畸胎瘤（包括皮样囊肿）、异位颈纵隔器官、胸内甲状旁腺、纵隔内甲状腺肿。

2. 治疗性适应证

1）重症肌无力患者进行胸腺切除。

2）对异位甲状旁腺瘤患者进行探查。

3）切除纵隔囊肿。

4）抽吸或排除纵隔积液，如血肿、乳糜液或脓液。

（二）禁忌证

1. 主动脉瘤。

2. 心、肺功能不全。

3. 严重贫血或出血趋向。

4. 颈椎关节炎，患者颈部不能做适当的后伸，颈部正中切开和插入纵隔镜甚为困难。

5. 患者身材太小，如婴幼儿和少儿，其颈部无足够的空间插入纵隔镜。

6. 已进行经皮气管造口术的患者。

（三）检查技术

术前仔细阅读 CT 片。手术要在全身麻醉下进行。患者取平卧位，头部略后伸，在颈前胸骨上约 1 cm 处做横切口，切断颈阔肌，纵向切开颈前肌肉，将甲状腺峡部向上牵开，切开气管前筋膜，用食指分离气管前及右侧无名动脉、左侧主动脉弓，使之形成一通道。仔细探查气管旁淋巴结、气管支气管淋巴结。退出食指，用一长 Allyce 钳导引，插入纵隔镜，将淋巴结取出活检，有疑问时可穿刺，以排除血管等结构。再次取出气管旁淋巴结及气管支气管淋巴结。一般不取隆突下淋巴结，除非 CT 显示该处淋巴结已很大。如有出血，可用电灼或银夹止血，也可局部热敷止血。出血停止后，按层缝合颈前切口。

（四）并发症及护理

纵隔镜检查术的病死率在 0.5% 以下，并发症发生率为 1.5%。主要有以下并发症：

1. 出血

小量出血常与淋巴结的分离和切除有关，尤其是由支气管动脉供血的隆突下淋巴结。干纱布压迫、放置吸收性明胶海绵、烧灼或钳夹止血均有效。任何模糊纵隔镜视野的出血均较严重。最为严重的是主动脉或无名动脉出血，常发生在钳夹活检肿瘤组织时，有时血液可涌出纵隔镜。盲目通过纵隔镜压迫止血往往无效，最好的办法是立即取出纵隔镜，插入手指压迫出血点，并进行胸骨切开术，开胸修补动脉。静脉出血，常为奇静脉损伤，通常发生在钝性分离时，尽管情况严重和紧迫，但在大部分患者可通过纱布压迫控制出血，严重时胸骨切开术亦有必要。右肺动脉出血非常罕见。如使用较粗的穿刺针穿刺肺动脉导致出血，控制出血需长时间纱布压迫，故应避免使用较粗的穿刺针。

2. 声带麻痹

位于左侧气管支气管角的左侧喉返神经常肉眼可见，活检淋巴结时如操作粗暴极易损伤该神经。如肿瘤存在，左侧喉返神经可显示不清，活检时可能会损伤。

3. 气胸

气胸可发生在任何一侧，但常出现在右侧。可在术后常规胸部透视发现。肺萎陷在20% 以下，无呼吸困难者，可绝对卧床休息，并密切观察病情变化。如肺萎陷程度较重，症状明显，可行胸膜腔穿刺抽气或胸腔闭式引流术。

五、结肠镜检查术

结肠镜均为前视式内镜，活检钳道较大，大多为 3.2 mm，因而外径较胃镜粗，约 13 mm。目前常用结肠镜依工作长度不同分三种类型：①短型结肠镜（S 型），工作长度约 90 cm，比较适宜于左半结肠检查，较少用；②中型结肠镜（Ⅰ型），工作长度约 130 cm，用于全结肠检查，有时甚至可进入回肠末端 10~30 cm，是全结肠检查的首选镜型；③长型结肠镜（L 型），工作长度 160~180 cm，适用于全结肠检查，有助于较高部位回肠疾病的诊断治疗，但镜身长，操作不便，容易损坏。

此外，还有一些特殊类型的结肠镜。①双管道治疗型结肠镜：可同时插入两种手术器械，方便内镜下手术的进行；②小儿肠镜：外径细小，镜身柔软，适用于小儿及老年人，但活检钳道细，影响取样活检及治疗，肠内残渣也不易清除；③放大结肠镜：能将物像放大许多倍，将诊断提高到细胞水平。

（一）适应证

1. 原因不明的下消化道出血和慢性腹泻久治不愈者。

2. X 线检查提示结肠病变而不能确定诊断者。

3. 结肠息肉要进一步明确息肉部位和数量以及息肉的性质。

4. 息肉电凝套切。

5. 息肉套切术后及结肠手术后观察。

（二）禁忌证

1. 有心脏病或体质虚弱者，检查时需在内科医生监护下进行，并做好应急措施。

2. 腹膜炎及下消化道有急性炎症（憩室炎、暴发性溃疡性结肠炎等）和肛周感染者。

3. 肠道狭窄病变，妨碍内镜通过者。

4. 肠道粘连或曾行放射治疗而有坏死性肠炎者。

5. 高血压病及高血压危象，肺功能不全及脑循环障碍者。

6. 精神病和传染性疾病者。

7. 妇女月经期及肠道准备不彻底，暂不行检查。

（三）术前准备

1. 检查前 3 天，患者进少渣或无渣半流质饮食，前 1 天进流质饮食。

2. 术前 4 小时将聚乙二醇 20~30 g 溶于 2 000~3 000 mL 水中，口服，直至排出液清亮为止。

3. 术前肌内注射地西泮，术前 30 分钟阿托品 0.5~1.0 mg 或山莨菪碱 10 mg、安定 10 mg 肌内注射。

（四）操作方法

1. 嘱患者取左侧卧位，术者先做直肠指检，助手在示教镜配合下将镜管插入肠腔，逐步逆行推进，并仔细观察肠壁黏膜有无病变。

2. 到达病变部位，助手用活检钳协助取活检。

3. 退镜时重复查各肠段黏膜情况，并抽出气体。

（五）注意事项

1. 循环进镜，尽量避免盲目滑进，以防肠穿孔。

2. 注气过多，患者腹胀明显时要抽气，以使肠腔变窄，肠管缩短，便于进镜。

3. 进镜时腹痛剧烈，各种方法不能进镜时应终止检查，以防穿孔。

4. 月经期间最好不检查，以免产生疼痛。

5. 有腹水及出血性疾病而确需检查者，应谨慎从事。

6. 曾行过盆腔手术或患者盆腔炎又确需检查者，应十分小心。

7. 溃疡性结肠炎及痢疾急性期，不要勉强向纵深插入。

（六）术后护理

1. 检查术后患者一般留观 15 ~ 30 分钟。

2. 检查术后患者如出现明显的腹痛、腹胀，要警惕肠穿孔、脾破裂等的发生，并及时通知医生处理。

3. 患者若检查后出现血便，应嘱患者卧床休息，应用止血剂，补液、禁食。必要时经纤维结肠镜用高频电凝或微波止血。

4. 检查术后患者休息 30 分钟即可进半流质饮食，第二天进普食，检查后常规休息 3 ~ 4 天。

六、经内镜逆行胰胆管造影术

通过纤维十二指肠镜，在电视透视观察下操作，将导管插入乏特壶腹口部后，缓慢注入造影剂，可显示胰管、胆总管、胆囊的形态，协助诊断十二指肠、胰腺、胆道疾病。近年来，随着纤维镜器械插管技术的进步，经内镜逆行胰胆管造影（ERCP）检查的成功率亦逐年提高。目前已有 90% 左右，为胰腺、胆道及肝脏疾病的诊断提供了一个新的重要手段。

（一）适应证

1. 原因不明的梗阻性黄疸。

2. 疑有胰腺疾病者。

3. 胆总管结石、慢性胆囊疾病等。

4. X 线或内镜检查疑有来自胃或十二指肠外部压迫者。

5. 有症状的十二指肠乳头旁憩室。

6. 疑有胃癌胰腺转移者或原发灶不明的转移性腺癌，怀疑来自胰腺、胆道者。

7. 有上腹部疾病症状，但常规检查未能证实有胃、十二指肠、肝脏病变而怀疑胰腺疾病者。

（二）禁忌证

1. 有内镜检查禁忌证者。

2. 胰腺炎急性发作活动期。

3. 胆管有急性炎症或化脓性感染者。

4. 碘过敏者。

（三）术前准备

1. 向患者介绍检查目的及注意事项，争取主动配合。

2. 检查白细胞计数、分类及测血淀粉酶。

3. 做碘过敏试验。

4. 术前禁食 8 小时，备 60% 泛影葡胺。

5. 术前 15 分钟给阿托品 0.5 mg 皮下注射，哌替啶 50 mg 肌内注射，放入纤维内镜前作咽喉部表面麻醉。

（四）操作方法

1. 患者采取左侧卧位于 X 线检查台上，按胃镜检查方法插镜，迅速通过胃腔、幽门进入十二指肠降段。此过程尽量少注气。

2. 首先在十二指肠降段内侧壁找到十二指肠纵行皱襞，再沿肛侧小带或口侧隆起找到乳头。

3. 将十二指肠乳头调至视野中央，看清其开口，乳头开口大致可分为颗粒型、绒毛型、裂隙型及单孔型。开口的辨认极为重要，是插管成功与否的先决条件。将造影导管对准之，迅速插入导管。欲使胰管显影，要垂直肠壁插入乳头开口。欲使胆管显影，则由乳头开口向口侧隆起插入即可。拉直镜身，有助于胆管显影。

4. 当导管插入 2~3 标记时，开始注入造影剂（泛影葡胺或胆影葡胺）。一般胆管造影剂量为 10~30 mL。

5. 在 X 线透视下或电视荧光屏上仔细观察，胰胆管充盈满意时，左侧卧位或俯卧位摄片。

6. 退出导管，拔出纤维十二指肠镜后，仰卧位和立位各摄片一张。然后，立位或半立位观察胆管排空情况，必要时摄片记录。

（五）注意事项

1. 为防止感染，纤维镜的器械管道或造影导管要彻底消毒。

2. 插入造影导管时，切勿盲目插管，以免刺激肠蠕动而增加插管的困难。

3. 拔管前可注入抗生素，以防逆行感染。

（六）术后护理

1. 术后应观察有无腹痛、发热，术后第 4 与 24 小时各查血清淀粉酶 1 次。升高者，每日复查 1 次，至正常为止。

2. 根据病情用抗生素 2~3 天，并观察体温和血象变化。一旦发生腹痛或发热，应积极处理。

3. 术后 3 天内，宜食用清淡饮食。

4. 偶可发生胆管炎、败血症、急性胰腺炎、肠穿孔及消化道出血等。如发生应积极处理。

七、色素内镜检查术

色素内镜是指通过各种途径（口服、直接喷洒、注射）将色素（染料）导入内镜下要观察的黏膜，使病灶与正常黏膜颜色对比更加明显，从而有助于病变的辨认及目的性活检的检查方法。

（一）适应证

1. 食管疾病

食管癌、巴雷特食管、食管炎、食管消化性溃疡。

2. 胃部疾病

胃癌、肠上皮化生、幽门螺杆菌感染。

3. 结肠疾病

结肠息肉、扁平腺瘤、黑斑息肉病、结肠糜烂或溃疡、结肠癌。

（二）禁忌证

1. 对所使用的染料过敏者。

2. 甲状腺功能亢进者禁用碘。

3. 有内镜检查禁忌者。

（三）仪器设备

1. 纤维、电子、放大内镜均可，后二者尤佳。

2. 一般冲洗管、喷洒管、黏膜注射针、照相及录像设备。

（四）术前准备

1. 常规内镜术前准备，术前应用解痉药。

2. 某些染料可能发生过敏反应（包括过敏性休克等严重反应），如卢戈氏碘液、ICG、荧光素等，静脉给药时必须先行过敏试验以策安全。

3. 有些染料，特别是在经口给予时，应术前使用黏液清除剂，其目的是除去干扰的黏液或给予较好的呈色环境。黏液清除剂的主要成分为糜蛋白酶等消化酶、甲基硅油等。

（五）操作方法

1. 选择常规内镜，确定所要行色素内镜的部位，选择适当的染料。

2. 必要时应用黏液清除剂及冲洗技术。

3. 导入染料，待充分反应后观察。

4. 根据染色所显示的病灶取活检。

（六）注意事项及护理

1. 食管、胃黏膜染色前需充分冲洗、抽吸，有利于色素与食管、胃黏膜更好地接触。

2. 亚甲蓝与胃黏液需有充分的接触时间，时间不少于5分钟。用1%～5%卢戈氏碘液为染料时，因碘褪色迅速，应及时观察。

3. 冲洗染剂要彻底，以免误将未冲洗干净的染剂认为着色而取材，混淆病变区，影响诊断符合率。

4. 导管应选择喷洒型，使病变区着色均匀，以免造成假象。

5. 甲苯胺蓝经肾脏排除使尿液变深，事先应向患者交代。

八、放大内镜检查术

临床上常规电子内镜检查对绝大部分上消化道疾患都能做出准确的诊断，但对一些微细病变，仍不易察觉，容易造成漏诊。放大内镜作为一种诊断用内镜，其放大倍数介于肉眼和显微镜之间，与实体显微镜所见相当，能发现黏膜的微细病变，提高疾病的早期诊断率。

（一）适应证

1. 食管病变

与卢戈氏碘液染色相结合便于发现微小病变，如早期食管癌；通过对微小血管的观察有助于分辨正常黏膜和病变黏膜；了解食管鳞癌的浸润深度；巴雷特食管的诊断。

2. 胃黏膜病变

幽门螺杆菌感染的判断；早期胃癌的诊断；消化性溃疡愈合过程的观察；肠化、萎缩性胃炎、良性增生性息肉与腺瘤型息肉的诊断。

3. 结、直肠病变

结、直肠平坦型病变或凹陷型病变的诊断，如大肠侧向发育型肿瘤的发现。

（二）禁忌证

1. 有普通内镜检查禁忌证者。

2. 若同时行色素内镜检查，有色素内镜检查禁忌证者。

（三）术前准备

1. 常规内镜术前准备，术前应用解痉药。

2. 若同时行色素内镜检查，参见色素内镜的术前准备。

（四）操作方法

1. 普通内镜检查是最基本的，放大内镜只是作为辅助诊断手段，因此应先行普通内镜检查，否则放大内镜会使内镜医生陷入见木不见林的误区。

2. 在行放大内镜观察前，必须用清洁剂冲洗放大观察的部位。

3. 若同时行色素内镜检查，参见色素内镜的方法。

（五）注意事项及护理

参见色素内镜检查术注意事项及护理。

九、消化道出血内镜治疗术

急性消化道出血可在 12～24 小时行急诊内镜检查，发现活动性出血灶后，可视不同情况，采取相应的内镜下止血措施。止血方法有高频电凝止血、激光光凝止血、局部注射止血药及局部喷洒药物止血。

（一）药物喷洒法

1. 适应证

适用于消化性溃疡、急性胃黏膜病变、贲门黏膜撕裂综合征等活动性渗血者。

2. 术前准备

1）患者准备：按普通内镜常规做术前准备，可于术前 15 分钟肌内注射地西泮

10 mg、丁溴东莨菪碱 20 mg。对伴有大量出血休克者，应先输血、输液纠正休克，血压稳定后，再做紧急内镜检查。大出血患者需插管洗胃后再做内镜治疗。

2）器械和药物准备

（1）器械准备：前视或前斜式治疗用上消化道纤维内镜及冲洗、注药用塑料导管。

（2）药品准备：去甲肾上腺素溶液（8 mg/100 mL）、5% ~ 10% 孟氏溶液、凝血酶。

3. 操作方法及护理

当内镜检查发现渗血病灶，从活检管插入塑料导管，先用蒸馏水冲洗病灶表面血块及渗血，然后在距离病灶 1 ~ 2 cm 处，直接喷洒上述一种止血药物。去甲肾上腺素溶液，每次喷洒量 20 ~ 40 mL。5% ~ 10% 孟氏溶液 5 ~ 10 mL。凝血酶按 5 000 U/40 mL 生理盐水配制为宜。孟氏溶液可使胃肠道平滑肌强烈收缩，剂量过大可致剧烈腹痛和呕吐，个别患者由于食管和喉头痉挛，以致胃镜拔出发生困难。

（二）局部注射法

1. 适应证

1）食管静脉曲张破裂出血，内科治疗无效。

2）食管静脉曲张非出血期。

3）溃疡病出血或小灶性糜烂出血。

2. 术前准备

1）患者准备：同药物喷洒法。

2）器械及药物准备：内镜专用注射针，5 mL 注射器，最好选用侧视或前斜视内镜。常用的药物有：无水乙醇、高渗钠—肾上腺素溶液、凝血酶、5% 鱼肝油酸钠及 1% 乙氧硬化醇。

3. 操作方法及护理

1）静脉曲张性出血

（1）先用三腔管压迫胃底，再用盐水冲洗积血和血凝块并抽吸干净。

（2）经前视式纤维内镜将硬化剂注入出血静脉内及其周围。每处注射 1 mL，注射深度不超过黏膜下层。每点注射应 <2 mL，过多易形成溃疡。为防止再出血，可间隔 7 ~ 10 天重复注射。注射硬化剂的副作用有溃疡形成、血凝块脱落后继发性出血、菌血症等。

（3）注射结束拔出针头时常有渗血，可用三腔管气囊压迫 12 ~ 24 小时，亦可用注射针套管压迫止血。

2）溃疡病等出血：常规插入内镜，发现溃疡病出血或小灶性糜烂出血，可用内镜注射针将无水乙醇或高渗钠—肾上腺素溶液注射于出血灶周围即可止血；局部注射硬化剂亦颇有效。

（三）高频电凝止血

电凝止血主要用于血管显露性出血及有直接出血征象之出血性病变。

1. 适应证

消化性溃疡、消化道息肉切除后再出血、消化道血管畸形等活动性出血。

2. 禁忌证

食管胃底静脉曲张、弥漫性胃黏膜糜烂、深溃疡底部出血不宜使用本法止血。

3. 术前准备

1）术前必须询问病史，进行体格检查，以便对出血原因做出临床估计。

2）休克患者应迅速输血、补液。必要时可作静脉切开。

3）在病情允许情况下，可行冰水洗胃，使视野清晰。

4）认真做电凝止血模拟试验。

4. 操作方法及护理

1）进镜发现适于本法治疗的活动性出血病灶后，首先冲洗、清理病灶，插入电凝电极接触出血点，选用单纯凝固电流，电流强度 2.5 ~ 3.5 mA 为宜，通电时间 2 ~ 3 秒钟，可重复通电，直至局部黏膜凝固发白、出血停止为止。为了加强止血效果，拔镜前可向创面喷洒止血剂或黏附剂。

2）术后可口服止血剂、黏膜保护剂及抗生素，以防治电凝创面感染及促进愈合。

（四）激光光凝止血

1. 适应证

1）胃、十二指肠溃疡出血。

2）出血性胃糜烂及胃镜检查后出血。

3）食管静脉曲张破裂、血管瘤、血管发育不良。

2. 术前准备

1）患者准备：术前准备同常规内镜准备，并于术前肌内注射地西泮 10 mg 及丁溴东莨菪碱 20 mg，以减少胃肠蠕动及恶心、呕吐等反应。对失血性休克者应补充血容量。如胃内有大量积血，应插入较粗胃管，将积血抽吸干净。

2）器械准备：前视或前斜视型纤维内镜。若用氩离子激光，最好用双孔道内镜。内镜激光器及部件：氩离子激光或 Nd：YAG 激光。光导纤维：长度可 2 ~ 3 m，不应过长，以免损耗功率。光纤可通过活检孔直径为 2.8 mm 的纤维内镜。若用 Nd：YAG 激光，单用 400 ~ 600 μm 的石英光导纤维即可。

3. 操作方法及护理

1）可选用氩离子激光或 Nd: YAG 激光；内镜以双孔道前视治疗镜为佳。

2）常规插入内镜，进镜见到病灶后，将激光光导纤维经内镜插入至病灶 1 ~ 3 cm 处，对准病灶进行照射，氩离子激光采用输出功率 4 ~ 6 W，每次照射时间 5 ~ 15 秒，Nd: YAG 激光采用输出功率 45 ~ 90 W，脉冲 0.5 ~ 1 秒钟。照射至直视下出血停止，再观察 5 分钟，无再出血即可拔镜。

（五）微波凝固止血法

1. 适应证

用于消化性溃疡、急性胃黏膜病变、消化道息肉、肿瘤以及血管畸形引起的活动性出血。

2. 术前准备

1）患者准备：同激光光凝止血。

2) 器械准备：前视及前斜视式纤维内镜及附件，微波发生器及传导装置。

3. 操作方法及护理

1) 紧急内镜检查，清除胃肠道积血，明确出血部位及病变性质。

2) 将电极经内镜活检道插入至头部超出镜面 2~3 cm。动静脉血管瘤破裂出血用球状电极紧贴暴露的血管，以 80~100 W 的功率点灼病灶，每次 3~5 秒钟，见病灶发白，出血停止，3~4 次；溃疡病出血者，采用球状电极行"熨烙法"沿溃疡四周治疗，微波功率 60~80 W；息肉出血时将息肉灼除，出血即停止；对食管癌、胃癌出血，选用针状电极，插入出血灶周围，以 60~80 W 的微波功率进行凝固止血。

十、上消化道异物取出术

（一）适应证

吞服异物停留于上消化道，无内镜禁忌证者。

（二）术前准备

1. 同上消化道内镜检查，但咽部麻醉要充分。

2. 儿童或不合作者以及取出困难者，可用全身麻醉。

（三）操作方法及护理

1. 选用前视或斜视式内镜，根据异物的形状和性质，选用取异物器械。

1) 对长条形棒状异物用圈套器取出较为适宜，将圈套器沿内镜活检孔伸入食管或胃腔内，套住异物的一端随内镜一并退出。

2) 对圆形、光滑块物如胃石、果核等异物，宜用网兜形取出器，在内镜直视下兜住异物随内镜一并取出。

3) 对扁平形异物如硬币、小刀、鱼骨、缝针、发卡等，应用异物钳或活检钳随内镜一同取出。

2. 取异物时应使异物纵轴与胃或食管的长轴平行，钝端在前，锐端在后。

3. 异物自胃腔通过贲门时，应调节角度钮，旋转镜身，使异物端部无阻地退入食管。

4. 退出异物时，务必使异物端部贴近镜头。如留有较大的间隙，当异物端部退至食管入口部时因缩咽肌收缩，可能卡住间隙部而不能退出或损伤食管。

5. 异物退至咽部前，应嘱患者头部后仰，使咽、食管、口腔呈一直线，以利于退出。如异物端部抵住门齿不能取出时，可用手指协助取出。

6. 残留缝线用活检钳拉出，如果缝线结圈则需用拆线器或剪刀切断缝线，然后取出。

十一、经内镜胃肠息肉切除术

胃肠息肉是一种良性病变，但有恶变倾向。为明确息肉性质及有无微小癌灶，防止恶变，息肉切除是必要的。

（一）术前准备

应首先确定息肉性质并测定血小板计数及凝血酶原时间，必要时可于术前 3 天肌内

注射维生素 K_1 10 mg，每日 1 次，无凝血机制障碍者方可施行。术前常规行交叉配血试验备血。

（二）圈套器电切法

此法方法简便，痛苦少，是临床常用的方法。常规插入内镜，发现息肉后，把电烙圈套器插入内镜活检钳通道，接近息肉顶部，将圈套器套入息肉底部或蒂的中段，先电凝，后电切，而后边电凝电切，边拉紧圈套器，直到切下息肉。可按息肉类型、蒂的粗细而决定电凝功率和通电时间。一般应用高频电凝电切术以电凝指数 3 ~ 4.5，电切指数 1 ~ 3 来调整，3 ~ 5 秒钟切下。息肉切除后创面如有渗血，可电灼止血，或局部喷洒止血药物止血。息肉切除后应回收息肉，行病理组织检查。

术后应卧床休息 4 ~ 6 小时，2 天内进软而少渣的饮食，保持大便通畅，以减少出血等并发症。

（三）微波治疗

沿活检孔送入同轴电极，在内镜直视下，用针型电极插入息肉组织进行凝固，使小息肉气化消失，大息肉变性、萎缩，有蒂息肉脱落。微波输出功率依息肉大小而定，一般采用 40 ~ 100 W，时间 5 ~ 10 秒钟。较大的息肉需要多次治疗方可完全脱落。多个息肉亦可逐个治疗。术中应注意吸引，清除烟雾。

（四）热活检钳

烧灼术与电凝圈套器电切相同，只是所用器械为热活检钳。此法适用于直径0.5 cm以下的无蒂息肉，也适用于小灶性血管出血，可用热活检钳咬住电凝止血。

（五）激光治疗

常规插入内镜，沿活检孔穿入光导纤维。激光的输出功率调为 20 ~ 70 W。接触法的照射距离一般为 0.2 ~ 1 cm，脉冲时间多为 0.5 ~ 1 秒钟，但应根据息肉大小及照射效果具体选择。

（六）无水乙醇注射

用特制的注射针接上装有无水乙醇的注射器，将针头插入内镜活检钳通道，把针头插入息肉。注射纯乙醇，使息肉坏死而脱落。适用于广基无蒂小息肉。

（于小玉　邱凤杰　韩玉珍）

第六节　无菌操作技术

一、概念

1. 无菌技术

无菌技术是指在医疗、护理操作中，防止一切微生物侵入人体和防止无菌物品、无菌区域被污染的操作技术。

2. 无菌物品

无菌物品指经过物理或化学方法灭菌后，保持无菌状态的物品。

3. 无菌区

无菌区指经过灭菌处理且未被污染的区域。

4. 非无菌区

非无菌区指未经过灭菌处理，或经过灭菌处理但又被污染的区域。

无菌技术是医疗、护理操作中预防医院感染的一项重要而基本的技术，它是根据科学原理制定的，任何一个环节都不能违反，每个医护人员都必须加强无菌观念，熟练掌握这一技术，严格遵守操作规程，以保证患者安全。

二、无菌技术操作原则

1. 保持环境清洁、宽阔，并根据需要控制人员流动。进行无菌操作前半小时停止清扫工作，减少不必要的走动，防止尘埃飞扬，治疗室每日用紫外线消毒一次，每次 2 小时。

2. 进行无菌操作前要戴好口罩、帽子，衣帽要整齐，防止微生物通过头发上的灰尘、头屑以及飞沫等途径造成污染。操作前修剪指甲，并根据需要认真地洗手刷手、戴手套等，必要时穿无菌衣、戴无菌手套。

3. 在无菌技术操作时首先应明确无菌区和非无菌区。无菌物品与非无菌物品应分开放置，并定期检查。无菌物品不可暴露在空气中，必须存放于无菌包或无菌容器内。如果无菌物品被非无菌物品接触过或放置在视觉看不到的地方，或在护士的腰部以下时，则成为非无菌物品。

4. 取无菌物品时，必须核对灭菌日期，使用无菌持物钳夹取，无菌物品取出后虽未使用，亦不能再放回原处。进行无菌操作时，如疑有污染或已被污染，则不可使用。

5. 凡未经消毒的手和物品，不可触及或跨越无菌区，保持手臂在腰部或治疗台面以上。取、放无菌物品时应面向无菌区，且身体与无菌区保持一定距离。

6. 无菌容器及无菌包外应注明物品名称、消毒灭菌日期，放在固定处，并保持清洁干燥。

7. 执行无菌操作的地方要宽阔、平坦、干燥，以防无菌物品被污染。

8. 一套无菌物品，只供一名患者或一处伤口使用，以免发生交叉感染。

9. 手术室内需保持窗户遮蔽或关闭，不要向无菌区打喷嚏或咳嗽，尽量少讲话。

10. 流动的空气能携带微生物，在进行无菌操作的过程中，要保证关好门尽量减少人员流动。

三、无菌操作的基本方法

（一）目的

保持无菌物品及无菌区域不被污染，防止病原微生物侵入或传播给他人。

（二）评估

1. 操作项目及目的

如进行护理操作及各种诊疗技术等。

2. 操作环境

操作区域是否整洁、宽敞、安全；操作台是否清洁、干燥、平坦。

3. 无菌物品

无菌物品存放是否合理，无菌包或容器外标签是否清楚、有无失效。

（三）计划

1. 目标/评价标准

1）患者明确无菌操作重要性，有安全感，愿意配合。

2）无菌物品和无菌区域未被污染。

3）患者和工作人员得到保护，未见交叉感染。

2. 用物准备

1）无菌持物钳：常用无菌持物钳有三叉钳、卵圆持物钳和长、短镊子4种。

无菌持物钳浸泡在大口有盖容器内，容器深度与持物钳长度比例适合，消毒液面浸没轴节以上2~3 cm或镊子长度的1/2，每个容器只能放置一把无菌持物钳。另有干燥法保存，4~8小时更换一次。

2）无菌容器：常用的无菌容器有无菌盒、罐、盘及储槽等。无菌容器内盛治疗碗、棉球、纱布等。

3）无菌包：内包无菌治疗巾、敷料、器械等。

4）无菌溶液、启瓶器、弯盘。

5）无菌橡胶手套。

6）治疗盘、小手巾、小纸条、签字笔。

（四）实施

1. 无菌持物钳的使用

无菌持物钳是用于夹取和传递无菌物品的器械。常用的无菌持物钳有卵圆钳、三叉钳、长短镊子等。

无菌持物钳的使用方法及注意事项：

1）无菌持物钳应打开关节浸泡在盛有消毒液的大口容器内，容器的底部垫以无菌纱布，消毒液浸过钳的1/2（关节上2~3 cm），每个容器只能放置一把无菌持物钳，容器应加盖。

2）无菌持物钳只能夹取无菌物品，不能触碰未经消毒的物品，也不能用以消毒或换药。如有污染或疑有污染时，应重新消毒。

3）放取无菌持物钳时，应将钳端闭合，不可触碰容器口及边缘。

4）使用无菌持物钳时，钳端向下，不能倒转向上，以免消毒液倒流，污染钳的无菌部分。

5）如到远处夹取物品，应将容器一同搬移，用完后立即放回容器中，不可在空气中暴露过久。

6）无菌持物钳与浸泡容器每周清洁消毒 2 次，并更换消毒液。

7）不可用持物钳夹取油纱布，以免油污粘于钳端而影响消毒效果。

2. 无菌容器使用法

无菌容器用于存放无菌物品，应保持其无菌状态。

1）打开无菌容器盖时，盖的内面（无菌面）朝上，置于稳妥处，用后需立即将容器盖放回、盖严，避免无菌物品在空气中暴露过久。

2）从容器中夹取物品时，无菌持物钳不可触碰容器边缘。手持无菌容器时，应托住底部，不可将手碰到容器的内面和口缘。

3）浸泡消毒器械时，应在容器盖上注明器械名称和浸泡时间，达无菌时间后，方可使用。

4）无菌容器应每周消毒 1 次。

3. 取用无菌溶液法

取用无菌溶液时，应注意下列事项。

1）操作前洗手，戴帽子、口罩。

2）取用无菌溶液时，先将瓶外擦净，核对标签上的药名、剂量、浓度及有效期，检查瓶盖有无松动，瓶身有无裂痕，药液有无变质、沉淀。

3）除去铝盖，消毒瓶塞，待干后用双手拇指将瓶塞边缘向上翻起，再用拇指和食指把瓶塞拉出，用食指和中指套住瓶塞，注意手不可触及瓶口和瓶塞内面。

4）倒溶液时标签朝向掌心，先倒出少许溶液于弯盘内，以旋转冲净瓶口，再由原处按所需量倒入无菌容器内。如液瓶中尚余溶液，倒后即将橡胶塞对准塞紧。在瓶签上注明开瓶日期及时间并签名，放回原处。已打开的溶液瓶，保存 24 小时。余液只作清洁操作用。

5）如打开烧瓶装的无菌溶液时，先解开系带，手持杯口盖布外面，不可触及盖布内面及瓶口，倾倒溶液方法同密封瓶。

6）不可将敷料或器械直接放入无菌溶液瓶内蘸取，以免污染；已倒出的溶液不可再倒回瓶中。

4. 无菌包的使用

无菌包应选用质厚、致密、未脱脂棉布制成的双层包布。包布内面为无菌面，外面为污染面。

1）包扎法：选用质厚、致密、未脱脂的棉布制成双层包布。将物品放置于双层包布中央，并把包布的一角盖在物品上并将角尖端反折；然后盖好左右两角，同法将角尖端反折；最后一角包好后用化学指示胶带贴妥，再贴上注明物品名称及灭菌日期的标签。

2）打开方法

（1）取出无菌包时，先查看无菌包名称、无菌日期、有效期、灭菌标识，检查无菌包有无潮湿或破损。

（2）将无菌包放在清洁、干燥、平坦处，解开系带卷放在包布下。

（3）用拇指和食指先揭开布外角，再揭开左右两角，最后用无菌持物钳揭开内角。

（4）用无菌持物钳取出所需物品，放在事先备好的无菌区域内，如包内物品一次用不完，则按原折痕包起扎好，注明开包日期及时间，24小时后仍未用完需重新灭菌。

（5）如需要将小包内物品全部取出，可将包托在手上打开，另一手将包布四角抓住，稳妥地将包内物品放入无菌容器中或无菌区域内。

5. 无菌盘的铺法

将无菌治疗巾铺在清洁、干燥的治疗盘内，形成一个无菌区域，其中放置无菌物品，供短时间内存放无菌物品，以便无菌操作。

1）一般用半铺半盖双折治疗巾铺法。先打开无菌包，用无菌持物钳取出治疗巾，放在治疗盘内。

2）双手握住治疗巾上层两角的外面，轻轻抖开，双折铺于治疗盘上（内面为无菌面，注意勿污染）。

3）将上层呈扇形折至对侧，开口向外。

4）放入无菌物品后，双手捏住扇形折叠层治疗巾外面，遮盖于物品上，边缘对齐盖好。将开口处向上翻折2次，两侧边缘向下翻折1次，露出治疗盘边缘。

5）无菌盘不宜放置过久，有效期不超过4小时。

6. 戴无菌手套法

1）洗净擦干双手，核对无菌手套袋外的手套号码及灭菌日期，检查包装是否完整、干燥。

2）将手套袋平放于清洁、干燥的桌面上打开。

3）以一手掀起手套袋开口处，另一手捏住手套反折部分（手套内面），取出手套，对准五指戴好；同法用未戴手套的手掀起手套袋另一侧开口处，已戴好手套的手指，插入另一只手套反折内面（手套外面），取手套以同法戴上。戴好手套后保持手在腰部以上水平、视线范围内。

4）戴好手套后使手套和手贴合，不可强力拉扯，以免撕破，如有破损立即更换。

5）再将手套翻转处套在工作衣袖外即可。

6）脱手套前应将其上脓、血等冲净，再自手套口端向下翻转脱下，不可强拉手套边缘或手指部分，以免损坏，注意勿使手套外面接触到皮肤；脱手套后应洗手。

（周俊华　李风玲　王云）